U0235429

眼表疾病临床系列

近视矫治相关并发症

病例图解与诊疗思维

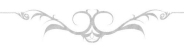

主　　编　张丰菊　孙旭光

副 主 编　唐　炘　史雪辉

主　　审　魏文斌

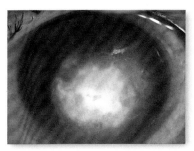
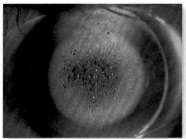
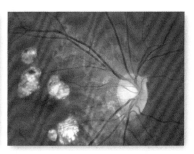

人民卫生出版社

图书在版编目（CIP）数据

近视矫治相关并发症病例图解与诊疗思维 / 张丰菊，孙旭光主编 . —北京：人民卫生出版社，2018

ISBN 978-7-117-26910-0

Ⅰ.①近… Ⅱ.①张…②孙… Ⅲ.①近视 – 防治 – 图解 Ⅳ.①R778.1-64

中国版本图书馆 CIP 数据核字（2018）第 121379 号

人卫智网	www.ipmph.com	医学教育、学术、考试、健康，购书智慧智能综合服务平台
人卫官网	www.pmph.com	人卫官方资讯发布平台

近视矫治相关并发症病例图解与诊疗思维

主　　编：张丰菊　孙旭光
出版发行：人民卫生出版社（中继线 010-59780011）
地　　址：北京市朝阳区潘家园南里 19 号
邮　　编：100021
E - mail：pmph @ pmph.com
购书热线：010-59787592　010-59787584　010-65264830
印　　刷：北京盛通印刷股份有限公司
经　　销：新华书店
开　　本：787×1092　1/16　印张：19
字　　数：474 千字
版　　次：2018 年 7 月第 1 版　2018 年 7 月第 1 版第 1 次印刷
标准书号：ISBN 978-7-117-26910-0
定　　价：198.00 元
打击盗版举报电话：010-59787491　E-mail：WQ @ pmph.com
（凡属印装质量问题请与本社市场营销中心联系退换）

编 者

（以姓氏笔画为序）

王丽强　中国人民解放军总医院
尹　奕　首都医科大学附属北京友谊医院
尹连荣　中国中医科学院眼科医院
邓世靖　首都医科大学附属北京同仁医院
龙　琴　北京协和医院
史雪辉　首都医科大学附属北京同仁医院
刘立洲　首都医科大学附属北京同仁医院
孙旭光　首都医科大学附属北京同仁医院
牟大鹏　首都医科大学附属北京同仁医院
李　玉　首都医科大学附属北京同仁医院
李　莉　首都医科大学附属北京儿童医院
李　莹　北京协和医院

李建军　首都医科大学附属北京同仁医院
李绍伟　北京爱尔英智眼科医院
李海丽　北京大学第一医院
何燕玲　北京大学人民医院
宋彦铮　首都医科大学附属北京同仁医院
张丰菊　首都医科大学附属北京同仁医院
陈跃国　北京大学第三医院
罗　岩　北京协和医院
唐　萍　首都医科大学附属北京同仁医院
唐　炘　首都医科大学附属北京同仁医院
崔燕辉　首都医科大学附属北京儿童医院
董　喆　首都医科大学附属北京同仁医院

编写秘书　宋彦铮　首都医科大学附属北京同仁医院
　　　　　　李　玉　首都医科大学附属北京同仁医院

主编简介

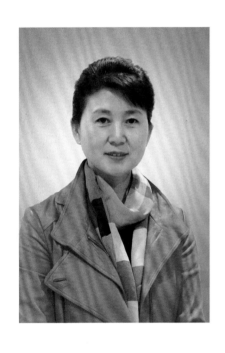

张丰菊　教授，主任医师，医学博士，首都医科大学附属北京同仁医院、北京同仁眼科中心博士研究生导师。1983—1992年本硕博保送连读于中国医科大学，获眼科医学博士学位。1999年获国家教委资助公派赴瑞典卡罗林斯卡医学院附属眼科医院（Karolinska Institute St.Erik's Eye Hospital）做博士后研究。现任中华医学会眼科学分会眼视光学组副组长，中国医师协会眼科分会眼视光学专业委员会副主任委员，中国中药协会眼保健中医药技术专业委员会副主任委员，中国老年医学学会眼科分会副主任委员，中国女医师协会视光学专业委员会常委，中华医学会北京分会眼科学会委员，北京医师协会眼科专科医师分会视光学专业委员会委员，中国健康管理协会接触镜安全监控与视觉健康专业委员会副主任委员，美国白内障与屈光手术学会会员。《中华眼科杂志》《中华眼视光与视觉科学杂志》《中华医学杂志》《中国实用眼科杂志》《医学与哲学》《中国医师进修杂志》《大连医科大学学报》、*Asia-Pacific Journal of Ophthalmology* 等杂志编委。2015—2018年亚太眼科学会屈光手术专业学组秘书。

从事眼科工作28年，多年来一直致力于近视眼和白内障临床治疗和相关基础的研究工作。先后多次获省、市级表彰的荣誉称号，获市级政府津贴。2013年获北京市卫生系统"215"高层次人才项目学科带头人，2017 年获 APAO 亚太眼科学会个人成就奖。先后主持承担了四项国家自然科学基金面上项目、国家"十一五"、"十二五"科技攻关课题合作项目、科技部"十二五"支撑合作项目及北京市教委重点项目、北京市自然基金各一项。获国家教育部成果奖、省科技进步二、三等奖及市科技进步一等奖等。在国内外刊物发表学术文章百余篇，尤其近年来在中华系列杂志撰写发表多篇专家述评类文章，为国内临床激光角膜屈光手术安全、有效、稳步、健康的推进提供积极的参考资料。主编《实用角膜屈光手术教程》；主译《眼科疾病的发病机制与治疗》及《LASIK：角膜屈光手术新进展》；副主编《个体化全激光角膜屈光手术教程》《飞秒激光角膜屈光手术学》及《白内障与屈光手术学》；参与编写全国高等学校"十三五"国家级规划教材《屈光手术学》《晶状体病学》、*Mastering the Techniques of IOL Calculations*、*Mastering Advanced Surface Ablation Techniques* 等国内外学术专著多部。同时秉承授之以鱼不如授之以渔的理念，循循善教，已经培养了60余名研究生成为全国各地相关领域的中坚力量，先后两届被评为首都医科大学附属北京同仁医院眼科中心的优秀导师。

近年来，在国内青少年近视防控及激光角膜屈光手术个性化治疗的安全性质量控制继续教育、技能培训、知识普及和治疗的合理、规范化实施专家共识方面做了大量的引领、推进工作，坚持不懈地为近视的规范诊疗、合理干预及质量提升而努力探索，为近视患者保驾护航。

主编简介

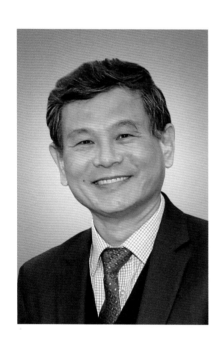

孙旭光 山东省莱阳市人,北京同仁眼科中心、北京市眼科研究所基础部主任、眼科微生物室主任、研究员、博士生导师。主要从事角膜病及感染性眼病的临床与基础研究工作。

1982年毕业于南京医学院医疗系,1986年从北京401医院眼科考入解放军总医院眼科,师从宋琛教授,进行角膜外伤研究,1989年获得眼科硕士学位;1991年从北京军区总医院眼科考入北京医科大学基础医学院,师从张昌颖教授,进行葡萄膜炎研究,1994年获得医学博士学位;同年进入北京同仁医院眼科、北京市眼科研究所进行博士后工作。1997年分配在北京市眼科研究所眼微生物室工作。

现任中华医学会眼科学分会专家会员、亚洲干眼协会理事。共发表专业文章百余篇,主编专著5部。

副主编简介

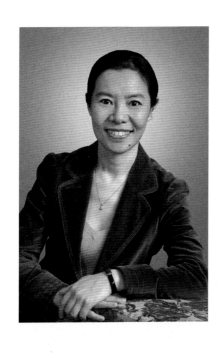

唐　炘　女,主任医师,首都医科大学附属北京同仁医院眼科副主任,青光眼专家。中华医学会激光医学分会眼科学组委员,中国医师协会眼科医师分会青光眼学组委员,中国医药教育协会眼科专业委员会副主任委员,北京医学会激光医学分会眼激光学组副组长,北京市住院医师规范化培训眼科专科委员会委员。从事眼科临床科研、教学工作32年,擅长疑难青光眼诊治和复杂青光眼白内障联合手术。主持省部级以上科研课题3项,多项临床研究负责人,主持课题获科研成果奖5项。主编《青光眼治疗学》(第2版)、《青光眼诊断图谱》,参与编写眼科专著10余部。

副主编简介

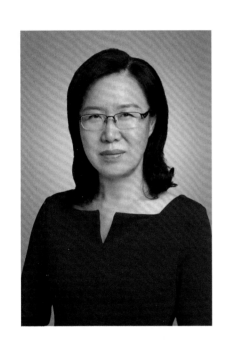

　　史雪辉　首都医科大学附属北京同仁医院眼科中心主任医师,副教授,眼科学博士,中国医药教育学会眼科学分会委员。从事眼底病专业工作,擅长眼底影像学诊断及进展的研究,重点从事各种眼底病的个性化激光治疗。先后参加全军"十五"科研基金资助项目一项、国家自然科学基金及北京市自然科学基金项目5项。在"十一五"国家科技支撑计划项目中,承担"激光眩目技术研究课题——弱激光致伤机理及评估标准"。在核心期刊发表论文30余篇,编著《同仁眼底激光治疗手册》,副主编及参编《OCT血流成像图谱》《眼底病鉴别诊断学》等多部著作。

主审简介

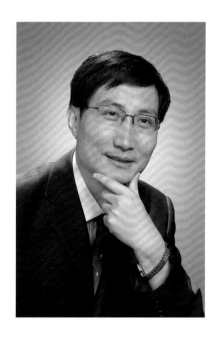

魏文斌 医学博士,北京同仁医院眼科主任,眼科中心副主任,主任医师,首都医科大学教授、博士生导师,眼科学院副院长。

享受国务院政府津贴,中央保健会诊专家。入选首批国家级和北京市新世纪百千万人才工程。从事眼科临床工作28年,擅长眼底病的临床诊断和治疗,尤其在视网膜脱离、眼内肿瘤的诊断和治疗方面积累了丰富的经验,完成复杂性玻璃体视网膜显微手术10 000余例,是国内知名的中青年眼底病专家。

在全国性专业学术期刊发表学术论文100余篇,指导下级医生完成论文100余篇,主编或副主编专著19部,参编专著12部。获北京市科技进步二等奖2项,北京市科技进步三等奖2项,获中华医学会一等奖和二等奖4项。现任《中华医学杂志英文版》等近十种专业杂志编委,亚洲神经眼科学会会员,《中华眼科杂志》《实用防盲技术》《眼科》《国际眼科纵览》杂志副主编。中华医学会眼科学分会常委,中华中医药学会眼科分会常委、中华医学会眼科学分会眼底病学组委员、中国医师协会眼科医师分会委员,北京市中西医结合学会眼科专业委员会副主任委员。

序　一

闻悉《近视矫治相关并发症病例图解与诊疗思维》一书即将出版,我感到十分欣慰,此书的出版将为我国近视的诊治提供不可多得的专著。

近视是世界上导致裸眼远视力减退最重要的原因,到 2050 年,全球近视及高度近视的发病率会显著增加,近视及高度近视人口数可能会分别增加至近 5 亿及 1 亿。亚洲国家更是近视多发,近视在亚洲人的发生率是同年龄白种人的 2 倍;同时,近视发病率也在不断增加,尤其是在亚洲青少年中。占世界人口 1/4 的我国更是一个近视大国,约 1/3 人口被近视困扰,这个比例还在不断增加。每年有百万患者接受各类手术治疗,数千万计患者接受非手术治疗。随着我国全面建成小康社会的步伐日益逼近,人们生活条件不断改善,近视患者已不仅仅满足于"看得见",更要求"看得好","看得美";再加上一些普遍受关注的情况,如考试、考工、当兵、招飞体检时往往将裸眼视力正常作为录取或录用的合格标准。因此,摆脱眼镜的角膜和眼内屈光手术,以及可以延缓青少年近视、散光发展的角膜塑形镜配戴越来越受到青睐。每年近百万的临床手术病例及广泛的角膜塑形镜应用证明了它们的安全性及有效性。但是,此类手术是锦上添花的手术,要求手术医师更精准细致。因此,如何提高手术治疗效果,防患并及时发现、救治手术或角膜塑形镜配戴所带来的并发症成为一个需要重点关注的领域。目前关于近视诊治的专著书籍并不缺乏,但以图解病例为引导的实战分析类专著却是凤毛麟角。

这本书浸透了作者们的心血,每个病例的收集都需要花费大量时间,完整的病例收录则更为困难。本书共收编了来自临床的 76 个病例,500 多幅临床图片与影像。每个病例每张图都是作者的汗水心血之作。更难能可贵的是他(她)们将这些病例以知识的方式奉献给广大眼科医生和读者,让我发自内心地敬佩和感激。相信所有读者也一定会有同样的感受。当下,医生们工作十分繁忙,能牺牲自己的业余时间来编写一本有益于同行发展的专著是一种奉献。此书从酝酿到编写历时两年余,没有奉献和坚持是做不到的。在此对所有作者致谢。

本书的特色在于汇集了日常临床工作中所遇到的与近视治疗相关的各种病例,以简要病史及体征的描述为主线,着重以清晰的图像及影像学特征显示其病变,简明扼要地提出诊断依据及治疗要点,最后重点突出地阐述该病例的诊疗思维及并发症的防范策略。所以此书是一本包含临床思维和思辨的专著。同时,采用图解形式可生动地诠释每个病例,使病例更引人入胜,容易引起读者的共鸣与思考。因此,这本书是一部极具临床指导意义的书籍,它将会成为广大读者的良师益友,并且为提高手术质量和安全性作出重要贡献。

最后,希望所有的著者再接再励,今后继续为广大读者奉献更多好的作品,为我国近视眼防控作出卓越贡献。

2018 年 5 月于北京

序 二

我认识张丰菊教授已有好多年了,记得第一次见面是在 2000 年美国旧金山,当时我和她不约而同去参加同一个眼科学术活动,那时张丰菊教授还很年轻,但她的美丽、知性、睿智和热情,尤其是对新事物的敏感和对知识的渴求都给我留下了深刻的印象,她灿烂的笑容和热情的话语至今历历在目。近二十年过去了,我们一起奋斗在国家的眼视光领域。无论她是在大连医科大学,还是在现在的北京同仁医院,我都注意到她工作很努力,学术上很活跃,并做出了不少成绩。尤其值得一提的是,她担任了两届我们中华医学会眼科学分会眼视光学组的副组长,这期间她热爱、关心学会学组工作,不仅自己身体力行,还带领大家在学术上共同进步,并且在制定我国眼视光学的标准共识方面投入颇多,成效显著。我知道她最近在倾心撰写一本《近视矫治相关并发症病例图解与诊疗思维》专著,并请我为她的这部专著写一个序,基于我上面所提到的和对她做人做学问的了解,尤其是在专业方面多年共事合作的友谊情义,我很高兴也很乐意,欣然应允。

张丰菊教授的《近视矫治相关并发症病例图解与诊疗思维》作为一本涉及近视诊疗方面的专著,首先是满足了健康领域视觉健康近视防控和干预的重大需求,因此意义深远。众所周知,近视已成为全球,尤其是中国主要的视觉损害之一,也是发病率最高的疾患之一。我国近一半人口罹患视觉疾患,尤其令人担忧的是除了中低度近视量大面广,影响人口素质和生产力,更重要的是高度近视尤易引发病理性近视而致视力低下甚至致盲。近期已有研究预估高度近视病理性近视将很快上升为致盲的第一杀手。人们常说乒乓球是中国的国球,而将近视称为中国的"国病"也说明了它的严重性,因此亟需引起高度重视,而张教授的此本专著此时出版发行,应对尤为及时,实属难能可贵。

这本专著包括了作者在临床一线诊治的丰富的近视相关并发症病例,并对诊疗思维进行阐述。对于近视角膜屈光手术及眼内屈光手术的相关问题病例,通过合理的诊疗思维,及时救治,达到较好的临床转归,值得从事屈光手术的医生、视光师及其他亚专业的眼科医生借鉴。虽然角膜塑形镜和硬性角膜接触镜在临床青少年近视防控中起到了重要作用，在临床应用中，还需特别关注相关的问题。另外，与近视相关的眼病，包括白内障、青光眼和眼底病的合理诊治，同样是眼科医生需要掌握的基本临床知识。可以说此书无论在内容上，还是形式上都有许多创新，是近年来在屈光及近视矫正方面难得的一本好书。

在这本专著中，值得称道的还有张丰菊教授的魄力和胆识，她对许多新技术、新方法除了积极努力推广外，在此书中并不隐讳所涉及的一些术后并发症，包括一些感染性并发症，这在当下是著书者、写论文者下笔时常需斟酌思量的抉择，而张教授本着对真理和科学实事求是的态度，将多种近视眼术后及配戴角膜接触镜后发生的感染性并发症收录其中，其中还包括最近几年在国内普遍开展的飞秒激光手术后的感染性并发症，以此敲响警钟，提醒业界高度重视；并且分析客观，丝丝入扣，告知大家只要重视加上科学防范，这些并发症是可以避免的。这也引发了我的思考，医学是一类具有高风险的职业，只有直面困难，解决问题，才能让患者有获得感和幸福感。正像汽车飞机给人们的出行带来了极大的便利，但偶尔也会发生事故，人们并没有因此而停用汽车飞机，关键是通过不断总结经验，不断创新来提高安全性，从而保障有效性。这也是此书的亮点之一。

我也写过书，深知写书的劳累和难度，尤其是想写一部有价值的好书确实更是难上加难，今天在此书即将面世之际，我也在想象张丰菊教授此时的感受，是如释负重？是欣喜、是快乐？还是有遗憾？而我，只有赞许钦佩，只有衷心祝贺，并以此心情写毕此序。

2018 年 5 月于温州医科大学学院路校区

前　言

近视是世界范围内的常见眼病,其发病率在亚洲居高,我国更是"近视大国",尤其在青少年当中,近视发病率呈逐年攀升的趋势。近视的发生与遗传、环境等多种因素密切相关,尽管国内外同道们一直在致力于近视病因的苦苦探究,但迄今为止,仍未找到明确的病因,以致至今也尚无根治的有效方法。

目前,临床的各种治疗方法仅限于近视的控制及矫正,主要包括框架眼镜、角膜接触镜、角膜及眼内的屈光手术等。近年来,随着科技的发展与应用,近视矫正的方法日益更新与改进,其中,以角膜及眼内屈光手术发展最为迅速,也受到了广大患者的青睐,每年近百万的临床手术病例验证了这些手术方法的安全性及有效性。此外,夜戴型角膜塑形镜及日戴型的硬性角膜接触镜,在控制青少年近视发展及不规则角膜散光的矫正中也起到重要作用,并逐步得到了较广泛的应用。

著者在多年的临床一线工作中,接诊了相当数量的与近视矫正相关的并发症病例,在积极有效地处理这些问题的过程中,积累了一定的经验。为了能够与同道们分享我们的治疗经验,并有效地规避类似并发症的发生,我们编写了此专著。它以近视相关疾病及近视治疗过程中所发生的并发症案例为主线,以图解的形式细致分析病例的发生、演变及处理过程,以期整理出一条清晰的诊疗思路,更好地指导临床合理地防范相关疾病,从而能更有效地精准治疗。

本专著汇集了与近视治疗相关的各种病例76余例,包括500多幅图片,并将其分别归纳在近视激光角膜屈光手术并发症病例、近视眼内屈光手术并发症病例、近视角膜接触镜验配相关并发症病例,以及与近视相关的眼病病例6个章节中。每个病例从简要的病史及体征描述开始,附以清晰的图像及影像学特征资料,简明扼要提出诊断依据及治疗要点,最后重点突出地阐述该病例的诊疗思路以及防范策略。

本专著所涉及的病例不仅包括了与近视的接触镜配戴、各类激光手术及眼内人工晶状体植入等各种矫正方法相关的病例,而且收集了与近视相关的白内障、青光眼及近视相关的眼底病变的诊治病例。本著图文并茂,图解详尽,贴近一线工作实践,是一本为临床视光学专业的医务人员、中青年眼科医生及基层的全科医生提供的实用性诊疗参考书。

本专著在编写及出版的过程中,得到北京市卫生系统"215"高层次人才项目学科带头人基金的资助,以及北京同仁眼科中心王宁利教授、魏文斌教授、孙旭光教授、唐炘教授及李建军教授的悉心指导;在病例搜集和撰写过程中,北京同仁眼科视光中心的同事们、眼科中心的史雪辉教授、董喆教授、邓世靖教授、唐萍教授、牟大鹏医师、刘立洲医师,眼科微生物室的张阳博士及我的学生宋彦铮博士、李玉博士等给予了大力支持;本专著在编写中还得到了北京市多所医院的专家与同行们的积极支持,包括李莹教授、陈跃国教授、李绍伟教授、李莉教授、李海丽教授、何燕玲教授、罗岩教授、龙琴教授、尹连荣教授、尹奕教授、王丽强教授、崔燕辉教授,在此一并表示诚挚的感谢。

在此著付梓之际,特别感谢我的视光学专业引领恩师瞿佳教授对我多年来的关心、培养和指教,在本著作的编写与出版中,瞿老师所给予我的鼓励和教诲,使我受益终身。

最后,衷心感谢人民卫生出版社的各位老师对本专著顺利出版给予的默默支持。

本专著经历了两年多的酝酿和编写,每位参编者均付出了辛勤的劳动,但每一次修改时总会感到仍存在不尽完善、尚需润色及改进之处,同时,也难免存在错误和不当之处,故恳请各位同道予以指正为盼!

张丰菊

2018 年元月于北京

常见英文缩写中文释义

LASEK
laser-assisted subepithelial keratomileusis

准分子激光上皮下角膜磨镶术

PRK
photorefractive keratectomy

准分子激光角膜切削术

TPRK
trans-epithelial photorefractive keratectomy

经上皮的准分子激光角膜切削术

SBK
sub-Bowman-keratomileusis

前弹力层下准分子激光角膜磨镶术

LASIK
laser-assisted in situ keratomileusis

准分子激光原位角膜磨镶术

Epi-Lasik
epipolis laser in situ keratomileusis

微型角膜刀准分子激光角膜上皮瓣下磨镶术

FS-LASIK
femtosecond laser in situ keratomileusis

飞秒激光制瓣准分子激光角膜基质磨镶术

SMILE
small incision lenticule extraction

飞秒激光小切口角膜基质透镜取出术

PTK
phototherapeutic keratectomy

准分子激光治疗性角膜切削术

FS-RK
femtosecond laser assisted relaxing arcuate
  keratotomy

飞秒激光角膜松解弧形切开术

IC-PIOL
iris-claw phakic intraocular lens

虹膜固定型有晶状体眼人工晶状体

ICL implantable collamer lens	有晶状体眼后房型人工晶状体
ICL-V4c	中央孔型有晶状体眼后房型人工晶状体
Toric-ICL Toric implantable collamer lens	散光矫正型有晶状体眼后房型人工晶状体
OK 镜 orthokeratology	角膜塑形镜
RGP rigid gas permeable contact lens	硬性透气性角膜接触镜
BC base curve	中央基弧
RC reverse curve	反转弧
AC alignment curve	平行弧
PC peripheral curve	边弧
MGD meibomian gland dysfunction	睑板腺功能障碍
DLK diffuse lamellar keratitis	弥漫性板层角膜炎
GCD granulated corneal dystrophy	角膜颗粒性营养不良
IFS interface fluid syndrome	角膜层间积液综合征
POAG primary open angle glaucoma	原发性开角型青光眼
CNV Choroidal neovascularization	脉络膜新生血管

目 录

第一篇　近视屈光手术术后并发症病例分析

第二篇　近视硬性角膜接触镜并发症病例分析

第三篇　近视合并其他眼病病例分析

扫一扫,观看网络增值视频

第一篇

近视屈光手术术后并发症病例分析

第一章
近视激光角膜屈光手术并发症病例图解

第一节
激光角膜屈光手术之表层手术病例（PRK，LASEK，TPRK）

病例 1　LASEK 术后细菌感染

❉ 病例介绍 ❉

【简要病史】

患者因近视散光行双眼准分子激光上皮下角膜磨镶术（laser-assisted subepithelial keratomileusis，LASEK），术后第 3 天开始出现左眼眼红、眼疼、畏光、流泪、视力下降等症状。

追问病史，患者在术后第 1 天洗头时眼部曾有少量进水，有足部真菌感染病史。

【眼科检查】

裂隙灯下可见左眼混合充血，角膜中央区域上皮水肿，局部有浅基质层浸润（图 1-1-1-1）。

术后第 5 天，眼部症状未缓解。曾在外院行角膜上皮瓣周边部刮片，涂片结果未见病原菌，角膜共聚焦显微镜检查可见左眼有呈"串珠样"圆形高亮反光影，可疑棘阿米巴感染，未见真菌菌丝（图 1-1-1-2），2 天后再次复查共聚焦显微镜。

【临床诊断】

左眼 LASEK 术后细菌性角膜炎

【处理】

1. 将摘除的绷带镜和结膜囊分泌物进行涂片，结果未找到病原菌。同时进行巧克力、血和麦康培养平皿接种培养以及肉汤增菌，3 天后结果回报阴性。

2. 即刻给予米诺环素（美满霉素）0.1g 口服，每日两次，首剂加倍，妥布霉素滴眼液、左氧

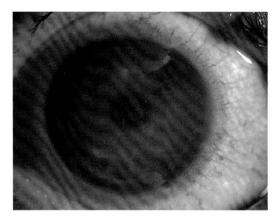

图 1-1-1-1　裂隙灯照相显示左眼混合充血,角膜中央区域上皮水肿,局部有浅基质层浸润(箭头所示)

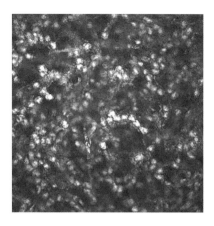

图 1-1-1-2　术后第 5 天,角膜共聚焦显微镜检查显示左眼角膜 108μm 层面有呈"串珠样"圆形的高亮反光影,可疑棘阿米巴感染? 未见病原体

氟沙星滴眼液交替 1 小时 1 次,氧氟沙星眼膏睡前使用。

3. 停用糖皮质激素和双氯芬酸钠滴眼液。

治疗 3 天后,裂隙灯下可见左眼混合充血加重,中央角膜上皮水肿,角膜上皮瓣周边出现多发点灶样浸润(图 1-1-1-3),再次角膜刮片结果:偶见杆菌,多量水肿上皮细胞,较多炎性渗出细胞,中心粒细胞 100%,抗酸染色阴性,细菌培养结果阴性。立即改用阿奇霉素口服,睡前使用阿托品眼药膏,阿米卡星 20mg 结膜下注射,每日 1 次,连续 3 天。2% 阿米卡星和0.3% 加替沙星滴眼液频繁交替使用,每小时 1 次。

治疗两周后细菌感染完全控制,抗生素滴眼液改为每日 3 次,并给予 0.1% 氟米龙滴眼液每日 2 次,消除瘢痕反应。

术后半年查左眼裸眼视力 1.0,裂隙灯下可见轻度角膜云翳(图 1-1-1-4)。

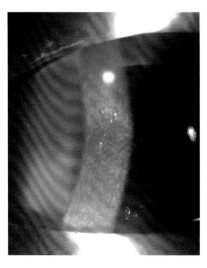

图 1-1-1-3　术后第 6 天,裂隙灯照相显示左眼结膜混合充血加重,中央角膜上皮水肿,角膜上皮瓣周边出现多发点灶样浸润

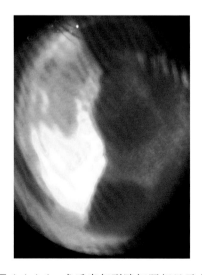

图 1-1-1-4　术后半年裂隙灯照相显示左眼结膜无充血,角膜上皮愈合,角膜中央轻度角膜云翳

※◈※ 病例解析 ※◈※

1. 诊断依据

(1) LASEK 术后患者出现眼红、眼疼、畏光、流泪、视力下降症状。

(2) 裂隙灯检查发现混合充血,角膜中央区域上皮水肿,局部有浅基质层浸润,后期出现多发点灶样浸润。

(3) 角膜刮片结果:可见杆菌,多量水肿上皮细胞,较多炎性渗出细胞。

(4) 使用抗生素治疗有效。

2. 细菌感染可能原因分析　术后角膜上皮未愈合期间,失去正常的角膜屏障后细菌容易直接浸润角膜基质层。

可能的危险因素包括:眼周及附属器的感染,如睑缘炎、泪囊炎等;眼睑内翻、倒睫;术中不注意无菌操作、术中使用器械消毒不严格等;结膜囊、泪道正常菌群在术后也可能成为致病原。

3. 治疗原则与方法

(1) 怀疑感染性角膜炎(infection keratitis),在尚未明确病原体前,及时联合使用1~2种广谱抗生素滴眼液频繁点眼(0.5~1 小时 1 次,24 小时不间断),密切观察病情变化,同时及时停用糖皮质激素滴眼液。需进一步寻找病原体,细菌、病毒、尤其注意排除真菌或是棘阿米巴。明确病原才能进行更有针对性的有效治疗。

(2) 非结核分枝杆菌为嗜酸性杆菌,为条件致病菌,广泛存在于周围环境中,正常人群可以携带。准分子术后角膜细菌感染的鉴别诊断中,应注意该菌的感染。阿米卡星是首选的抗生素,但近年来报道其对角结膜上皮有明显的毒性作用,易产生耐药株。第四代氟喹诺酮类抗生素如加替沙星对分枝杆菌有较强的抗菌活性,可与阿米卡星联合应用[1]。

(3) 如感染难以用药物控制,则可去除坏死、水肿的角膜上皮瓣。

(4) 感染控制、角膜上皮愈合后,可给予低浓度糖皮质激素滴眼液减轻角膜瘢痕反应。

根据报道,LASIK 术后细菌感染常见为革兰氏阳性菌,其次为非典型分枝杆菌。LASEK 术后杆菌感染报道不常见,而且相对 LASIK 层间感染,LASEK 感染容易控制。分枝杆菌感染一般为慢性及隐匿性病程,发展并不迅猛,裂隙灯下表现为多灶性浸润(multifocal infiltration),浸润边缘不规则,实验室检查可见抗酸染色阳性的分枝杆菌。涂片抗酸染色镜检可为临床提供初步实验室诊断。

4. 防范策略

• 术前预防性使用抗生素滴眼液。

• 术前治疗眼睑、结膜、眼附属器感染,重视术前干眼、睑板腺功能障碍(meibomian gland dysfunction,MGD)、角膜上皮损伤等眼表疾病的处理。

• 术前患者眼部消毒到位,尤其是结膜囊及睑缘。

• 术中严格消毒手术器械,保证无菌操作,避免液体反流。

• 术后嘱患者注意个人卫生,预防性使用抗生素滴眼药,如有异常症状及时就诊。

(尹　奕)

参考文献

1. 梁庆丰,孙旭光.激光原位角膜磨镶术后非结核分枝杆菌性角膜炎的研究现状.中华眼科杂志,2005,41 (5):477-480

病例2 LASEK术后角膜上皮细胞功能障碍

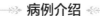

病例介绍

【简要病史】

患者因双眼近视散光行LASEK,术后第6天复查时,双眼视物模糊。追问病史,患者未遵医嘱,自行频繁使用0.5%氯替泼诺眼药,每日10次以上。

【眼科检查】

术后第6天,视力:右眼0.4,左眼0.4。裂隙灯下见角膜上皮瓣愈合线粗大,周围上皮粗糙,边界清晰,右眼重,双眼角膜基质层无明显异常。

【临床诊断】

LASEK术后双眼角膜上皮细胞功能障碍(corneal epithelial dysfunction)

【处理】

1. 摘除角膜绷带镜,予0.1%玻璃酸钠点眼,每日4次,晚上涂夫西地酸眼膏,2天后患者出现双眼畏光、流泪等刺激症状,裂隙灯下可见右眼角膜中央出现1mm裂隙样上皮缺损,双眼角膜上皮粗糙,再次给予双眼角膜绷带镜配戴治疗。

2. 术后第11天,双眼视力0.5,裂隙灯检查可见右眼中央角膜上皮裂隙样缺损消失,出现中央长约4~5mm大小上皮粗糙,角膜混浊(图1-1-1-5),更换角膜绷带镜。

3. 术后第13天,患者双眼出现急性眼红、眼疼、畏光、流泪、睁眼困难等刺激症状。裂隙灯下可见双眼混合充血,角膜中央区域上皮堆积、水肿(图1-1-1-6)。共聚焦显微镜检查双眼角膜中央上皮层组织结构紊乱,可见大量炎性细胞,上皮层下神经纤维缺如,浅基质层细胞肿胀,深基质层及内皮层细胞结构尚可,未见典型病原体(图1-1-1-7)。给予去除角膜绷带镜,0.1%氟米龙滴眼液每日2次,小牛血去蛋白提取物眼用凝胶,每日4次,晚间涂妥布霉素眼膏抗炎及角膜营养性药物治疗。1周后角膜上皮愈合裂隙灯下可见上皮下雾状混浊(Haze)形成(图1-1-1-8)。

病例解析

1. 诊断依据

(1) LASEK术后6天起患者陆续出现视物模糊、畏光、流泪、睁眼困难。

(2) 裂隙灯发现持续性角膜上皮粗糙、缺损、不良增生及水肿。

(3) 角膜共聚焦显微镜检查显示双眼角膜中央区上皮层组织结构紊乱,未见病原体。

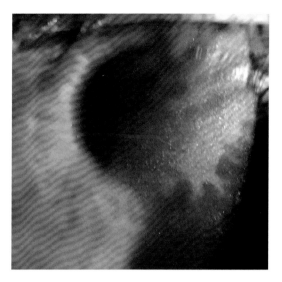

图 1-1-1-5　裂隙灯照相显示右眼中央角膜上皮裂隙样缺损消失,可见中央长约 4~5mm 大小上皮粗糙,角膜混浊

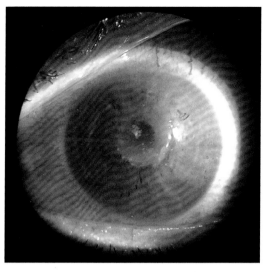

图 1-1-1-6　裂隙灯照相显示右眼混合充血,角膜中央区域上皮粗糙增生及水肿

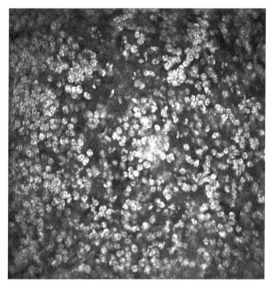

图 1-1-1-7　角膜共聚焦显微镜检查显示右眼角膜中央区上皮层组织结构紊乱,可见大量炎性细胞,上皮层下神经纤维缺如,浅基质层细胞肿胀,深基质层及内皮层细胞结构可,未见典型病原体

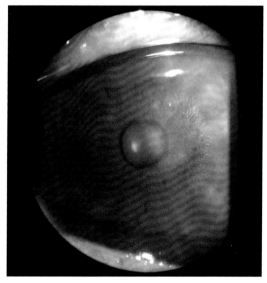

图 1-1-1-8　裂隙灯显示右眼角膜上皮愈合后出现 Haze 反应

　　2. 上皮功能障碍可能原因分析[1]
　　(1) 眼科手术,如白内障、屈光手术等对角膜上皮损伤。
　　(2) 代谢性疾病,如糖尿病。
　　(3) 角膜营养不良,如角膜基底膜营养不良。
　　(4) 角膜变性,如大泡性角膜病变。

（5）围手术期用药及处理不当,包括消毒液、表麻剂以及术后糖皮质激素类眼药等。

（6）眼表疾病,如睑缘炎、睑板腺功能障碍(MGD)、干眼等。

本例患者自身角膜上皮细胞功能障碍原因并不十分明确,考虑术前存在 MGD,术后 6 天时上皮愈合缓慢,加上患者术后眼部不适,未遵医嘱而频繁使用 0.5% 氯替泼诺眼药(每日 10 次以上,连续 2 周),角膜上皮不良增生发生,并使病情加重。

3. 治疗原则与方法

（1）术后早期发现角膜上皮细胞功能障碍时,可适当延长角膜绷带镜使用时间。本例患者术后 6 天时继续使用角膜绷带镜或许更有利于上皮愈合。

（2）给予不含防腐剂的人工泪液或其他角膜营养药如小牛血去蛋白提取物眼用凝胶或自体血清。

（3）注意调整糖皮质激素的使用频率和浓度。早期应局部低浓度、低频率使用,减轻炎症反应,待角膜上皮愈合后,适当延长糖皮质激素的使用时间以防止 Haze 反应的发生。临床应注意角膜上皮愈合延迟的患者术后较容易发生 Haze 反应。

（4）角膜上皮未愈合期间,注意预防和警惕感染性角膜炎的发生。

（5）对于角膜上皮不良增生必要时也可以采用局麻下刮除水肿、坏死、堆积的角膜上皮,配戴角膜绷带镜,并给予自体血清促进上皮愈合的方法治疗。

4. 防范策略

• 术前注意全身是否有代谢性疾病,如糖尿病等。发现 MGD、睑缘炎、干眼等眼表疾病及时防治。

• 角膜上皮愈合早期较为关键,术后加强观察,如发现角膜上皮细胞功能障碍,可适当延长角膜绷带镜的配戴时间。

• 角膜上皮未愈合期间警惕细菌感染,如有炎症需停戴绷带镜,预防性应用抗生素滴眼液。

• 注意围手术期药物的正确使用方法。角膜上皮细胞功能障碍引起的术后眼部不适,往往导致患者频繁点药以期缓解症状。应注意询问病史,嘱患者用药遵医嘱。

（尹　奕）

参考文献

1. 孙旭光,曲景灏,王智群,等.白内障摘除术后角膜上皮功能障碍临床病例分析.中华眼科杂志,2017,53, (3):188-192

病例 3　LASEK 术后角膜上皮迟缓愈合

❖ 病例介绍 ❖

【简要病史】

患者女性,37 岁,因左眼 LASEK 术后眼红痛 20 天,视物模糊。患者术后 20 天内眼部曾一直自行应用药物,包括局部抗生素、糖皮质激素以及促角膜上皮修复药物,但症状一直未见减轻,并有逐日加重趋势。

既往 LASEK 术前 3 个月有重睑手术史。

【眼科检查】

视力:右眼 0.8,左眼 0.1

眼压:右眼 16mmHg,左眼 17mmHg

左眼刺激症状明显,并有明显混合充血;裂隙灯检查可见左眼睑缘肥厚,睑板腺开口部分堵塞,眼睑轻度闭合不全,角膜中央上皮大片缺损,缺损上皮周围上皮糜烂、浸润,嵴样隆起,泪河极窄(图 1-1-1-9,图 1-1-1-10)。

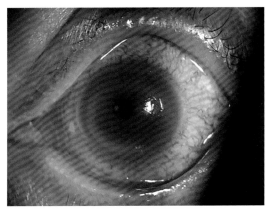
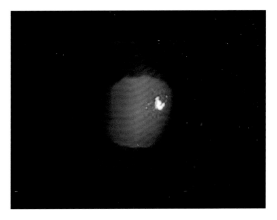

图 1-1-1-9　左眼治疗前裂隙灯检查显示睑缘肥厚,睑板腺开口部分堵塞,眼睑轻度闭合不全,角膜中央上皮大片缺损,缺损周围上皮糜烂、浸润,嵴样隆起

图 1-1-1-10　左眼治疗前角膜荧光染色可见角膜中央大片荧光着色

【临床诊断】

左眼角膜激光表层手术后角膜上皮愈合迟缓(epithelium delayed healing)

双重睑术后

睑板腺功能障碍(Meibomian gland dysfunction,MGD)

干眼

【处理】

1. 角膜绷带镜　配戴两周高透氧角膜绷带镜,有利于减少眼部刺激症状,保护双重睑术后眼睑闭合不全。

2. 局部小牛血去蛋白提取物眼用凝胶,每日 3 次,增加角膜局部糖代谢和有氧代谢功能,促进角膜上皮愈合。不含防腐剂的玻璃酸钠滴眼液,每日 4~6 次。促进上皮移行,加速上皮愈合,同时减少局部干眼和刺激症状。低浓度糖皮质激素(0.02% 氟米龙滴眼液)每天 2 次,既降低局部炎症反应,又对眼压影响较小,同时不影响上皮愈合。散瞳滴眼液每晚 1 次。

3. 睑板腺局部按摩,并在睑缘局部涂抗生素联合激素眼膏,每日 1~2 次。

治疗后 3 周病情明显好转,眼部充血减轻,随后消失;角膜上皮部分愈合至全部愈合,视力达到手术前最佳矫正 1.0(图 1-1-1-11~ 图 1-1-1-13)。

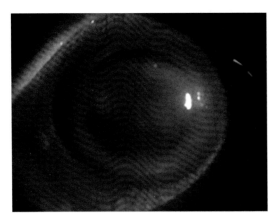

图 1-1-1-11 左眼治疗 1 周后显示角膜上皮大部分修复,但是水肿明显,瞳孔药物散大,混合充血仍明显

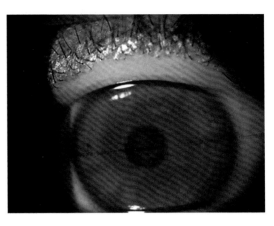

图 1-1-1-12 左眼治疗 2 周后显示眼部充血减轻,角膜上皮大部分愈合,角膜中央片状混浊,上皮不均匀

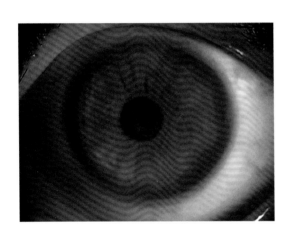

图 1-1-1-13 左眼治疗 3 周后,眼部充血明显减轻,角膜上皮完全愈合,角膜中央区小片混浊,角膜透明度良好,虹膜纹理清晰

❀≫ 病例解析 ≪❀

1. 诊断依据

(1) 激光角膜表层手术史。

(2) 角膜上皮 20 天未愈合。

(3) 眼睑缘肥厚、睑板腺开口堵塞。

(4) 泪河高度低于正常。

2. 上皮愈合迟缓原因分析

(1) 双重睑手术 3 个月,眼睑闭合差。

(2) LASEK 手术局部酒精作用时间长,对局部刺激作用影响角膜上皮愈合。

(3) 术后大量糖皮质激素、抗生素和多种药物应用,药物性因素影响上皮愈合。

(4) 上皮愈合迟缓导致坏死的基底细胞碎片残留在基底膜上,导致角膜上皮的异常增生和局部炎症[1,2],MGD、泪液分泌障碍、角膜生理微循环障碍,加重眼干和炎症反应,延缓上皮愈合。

3. 治疗原则

(1) 角膜上皮愈合不良的保护:可以首选绷带镜,方便更换,舒适度好;必要时可用羊膜移植。

(2) 加速眼部微循环代谢:可以用小牛血去蛋白提取物眼用凝胶,或者自体血清。前者更方便,但是对病情严重的患者,药物应用一段时间无效时,可以用自体血清,但需要注意安全,防止血清污染。

(3) 减轻炎症反应:低浓度糖皮质激素或新型非甾体抗炎药物局部应用,有利于抗炎、抗胶原纤维异常增生;还可以减少异常上皮堆积,并加速上皮愈合。但注意持续高浓度糖皮质激素会延缓角膜上皮愈合。

(4) 补充泪液,促进睑板腺代谢:加强和恢复泪膜功能,有利于上皮愈合,同时减轻患者症状。适当散瞳减轻睫状体反应和充血。

4. 防范策略

• 角膜激光手术前患者严格筛选,特别是长期配戴接触镜、干眼、眼睑暴露等患者,手术前给予适当治疗。

• 尽管表层手术术中并发症很少,但是酒精浓度和作用时间应该严格控制,尽量缩短酒精作用的时间(5 秒左右)[3]。

• 术后上皮通常 48 小时愈合,个别不超过 72 小时。对于延期愈合应及时找原因,对症处理。

• 切忌过于着急而过度局部用药,避免药物性角膜上皮病变的发生。

(李 莹)

参考文献

1. Dawson DG, Grosaniklans HE, McCarey BE, et al. Biomechanical and wound healing characteristics of corneas after excimer laser keratorefractive surgery:Is there a difference between advanced surface ablation and sub-Bowmans keratomileusis, J Refract Surg, 2008, 24(1):S90-S96
2. Rajan MS, Watters W, Patmore A, et al. In vitro human corneal model to investigate stromal epithelial interactions following refractive surgery. J Cataract Refract Surg, 2005, 31(9):1789-1801
3. Choi CY, Kim JY, et al. Transmission electron microscopy study of corneal epithelialflaps following removal using mechanical scraping, alcohol, and epikeratome techniques.J Refract Surg, 2008, 24(7):667-670

病例 4 PRK 术后角膜上皮下雾状混浊

病例介绍

【简要病史】

患者 21 年前行双眼准分子激光角膜切削术(photorefractive keratectomy,PRK),术后双眼裸眼视力 1.0。近 7 年来右眼明显视物不清,右眼裸眼 0.5,最佳矫正视力 −5.50DS/−0.75DC×15=0.6,要求右眼二次手术治疗。

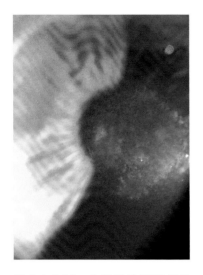

图 1-1-1-14　右眼裂隙灯照相显示角膜中央上皮下浅基质层混浊，Haze 反应Ⅲ级

【眼科检查】

右眼术前裂隙灯下可见瞳孔区角膜上皮下雾状混浊（Haze）（图 1-1-1-14），前节 OCT 检查可见右眼中央角膜浅基质层混浊（图 1-1-1-15）。

【临床诊断】

右眼 PRK 术后角膜上皮下雾状混浊（Haze）伴屈光不正（术后屈光回退）

【处理】

予右眼 PTK（准分子激光治疗性角膜切削术，phototherapeutic keratectomy）+LASEK 治疗，术中使用 0.02% 丝裂霉素 C，约 60 秒。

术后 1 年，右眼裸眼视力 1.0^{-2}，裂隙灯下可见右眼术前瞳孔区角膜混浊已消失，角膜清亮，无 Haze 反应（图 1-1-1-16），角膜地形图检查可见右眼术前角膜中央区域曲率明显增高，术后角膜形态规则（图 1-1-1-17）。

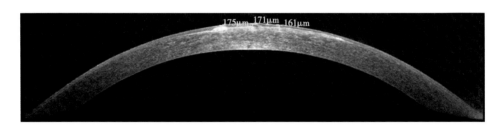

图 1-1-1-15　右眼前节 OCT 检查显示中央角膜浅基质层混浊，深度约 161~175μm

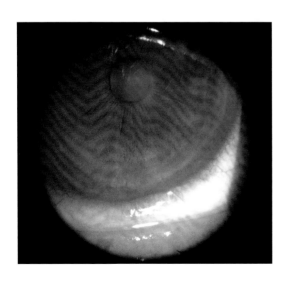

图 1-1-1-16　右眼裂隙灯照相显示中央角膜清亮，原混浊消失。周边角膜可见上皮下浅基质层环形雾状混浊，Haze 反应Ⅰ级，考虑为本次 PTK 治疗的周边区域。角膜中央近视治疗区域因术中使用了丝裂霉素，所以相比周边区域并没有明显 Haze 反应

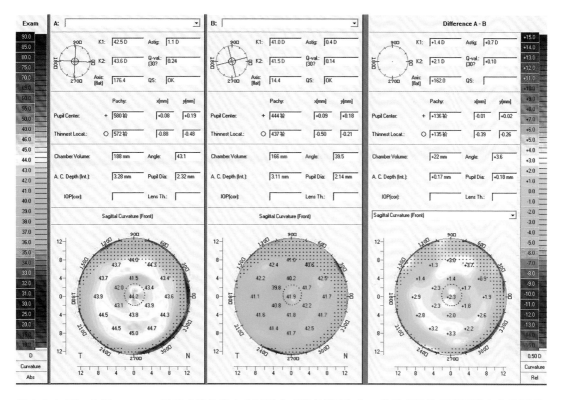

图 1-1-1-17　右眼 Pentacam 显示术前角膜中央区域曲率明显增高(A),二次手术后的地形图形态表现规则、平坦(B),治疗前后显示明显差异(A-B)

❈❈ 病例解析 ❈❈

1. 诊断依据

(1) 既往史:21 年前双眼接受 PRK 术。

(2) 裂隙灯检查:切削区出现角膜上皮和基质交界面下的混浊,即 Haze 反应。

(3) 右眼视力下降,出现中等程度的屈光度。

2. 屈光不正原因分析　PRK 术后的屈光不正原因可能是患者屈光度数进展或屈光回退引起,另外 Haze 反应本身也会产生近视及散光。

Haze 产生原因分析:

(1) 性别:男性重于女性。

(2) 表层屈光手术或板层屈光手术(薄瓣多见)术后。

(3) 术前屈光度数越高越明显。

(4) 切削时间越长越明显,角膜表面温度升高加重角膜反应。

(5) 角膜上皮刮除不均匀、表面不光滑,造成角膜修复反应明显。

(6) 与伤口愈合情况有关,上皮愈合缓慢或愈合不良者重。

(7) 术后过度紫外线照射。

(8) 个体差异,如瘢痕体质者明显。

角膜上皮下雾状混浊(Haze)的分类标准[1]:

0 级:角膜完全透明,无混浊

Ⅰ级:在裂隙灯下用斜照法才能发现轻度点状混浊

Ⅱ级:在裂隙灯下容易发现混浊,但不影响观察虹膜纹理

Ⅲ级:角膜混浊,影响观察虹膜纹理

Ⅳ级:角膜明显混浊,不能窥见虹膜纹理

3. 治疗原则

(1) 通常情况下,Haze 可随时间推移逐渐变淡,当发生严重 Haze 反应并持续影响视力,或有显著屈光回退时,可进行 PTK 手术消除。

(2) 术前使用 OCT 测量角膜混浊深度,可以用 PTK 联合 LASEK 去除角膜混浊及屈光度。

(3) 二次手术术后 Haze 发生可能性更大,术中需要使用丝裂霉素,需比常规手术延长使用时间。

(4) 术中使用 4℃的平衡盐溶液(balanced salt solution,BSS)冲洗降温,术后合理使用糖皮质激素滴眼液并配戴角膜绷带镜,预防角膜上皮延迟愈合,同时需要防紫外线照射。

(5) 注意 Haze 存在时屈光状态的测量通常不准确,可能会过高估计近视度数,PTK 去除 Haze 后的屈光不正矫正需结合年龄和由是否为主视眼而定,原则上宁欠勿过。

4. 防范策略[2]

● 激光角膜表层手术宜选择屈光度低的患者、无瘢痕体质者有利于防止术后 Haze 的发生。

● 对于 LASEK 术,保留有活性的角膜上皮瓣可以起到"生物性治疗性角膜接触镜"的作用,抑制某些细胞因子的表达,理论上可以减少 Haze 的发生。但是如果术中角膜上皮瓣不完整,失去活性则反而增加了术后上皮的修复时间,此时建议直接去除上皮瓣。

● 术中采用多步切削、使用丝裂霉素及使用 4℃的 BSS 降温可进一步抑制 Haze 的形成,术后口服维生素 C,合理应用或适当延长糖皮质激素类滴眼液,预防紫外线照射,促进角膜上皮良好的愈合减少炎症反应,以及适时使用角膜绷带镜是预防 Haze 反应的有效措施。

(尹　奕)

参考文献

1. Fantes FE,Hanna KD,Rd WG,et al. Wound healing after excimer laser keratomileusis (photorefractive keratectomy)in monkeys.. Arch Ophthalmol,1990,108(5):665-675.
2. 陈跃国 . 准分子激光角膜屈光手术专家释疑 . 北京:人民卫生出版社,2007

病例 5　TPRK 术后角膜上皮下雾状混浊

病例介绍

【简要病史】

患者男性,34 岁,6 个月前因近视(右眼 −5.50D,左眼 −6.00D)接受双眼经上皮的准分子激光角膜切削术(trans-epithelial photorefractive keratectomy,TPRK),术后 5 天摘角膜绷带镜,双眼角膜清,裸眼视力一直维持在双眼 1.2。近两周感双眼轻微视物模糊就诊。

【眼科检查】

双眼裸眼视力 0.8。裂隙灯可见角膜光学区上皮下雾状混浊（Haze）（图 1-1-1-18）。

【临床诊断】

双眼 TPRK 术后角膜上皮下雾状混浊（Haze）Ⅰ 级

【处理】

1. 0.01% 氟米龙眼水 4~6 次 / 日,并根据角膜上皮下雾状混浊消除程度,逐渐减量。

2. 给予 0.1% 玻璃酸钠滴眼液,每日 4 次。

3. 定期测量眼压,如眼压高于术前,予盐酸卡替洛尔滴眼液 2 次 / 日。

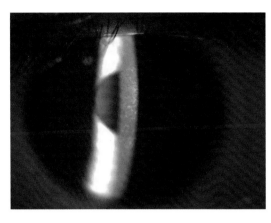

图 1-1-1-18　裂隙灯照相显示角膜光学区上皮下雾状混浊

＊❖❖ 病例解析 ❖❖＊

1. 诊断依据　角膜上皮下雾状混浊（Haze）指准分子激光屈光性角膜手术后切削区出现的上皮和基质交界面下的混浊。

2. 上皮下混浊原因分析　角膜上皮下雾状混浊是由于术后基底膜不规则,角膜上皮细胞增生活跃,在角膜创伤修复过程中由于成肌纤维细胞增生及其分泌过多紊乱排列的胶原纤维所致。

3. 治疗原则[1,2]

（1）使用糖皮质激素滴眼液,注意监测眼压。

（2）必要时可用准分子激光治疗性角膜消融术。

4. 防范策略

• 瘢痕体质的患者禁行此种手术方式

• 激光切削后,切削区用冷盐水冲洗

• 掌握手术量,避免对屈光度过高者进行过度切削

• 术后避免紫外线过度照射

（何燕玲）

参考文献

1. Aslanides IM, Kymionis GD. Trans advanced surface laser ablation (TransPRK) outcomes using Smart Pulse Technology. Contact Lens & Anterior Eye, 2016, 40(1): 42-46

2. Adibmoghaddam S, Soleymanjahi S, Adiliaghdam F, et al. Single-step transepithelial photorefractive keratectomy in high myopia: qualitative and quantitative visual functions. International Journal of Ophthalmology, 2017, 10(3): 445-452

病例 6　LASIK 术后再行 LASEK 后双眼角膜层间积液

—※— 病例介绍 —※—

【简要病史】

患者男性,39 岁,因双眼 LASEK 术后视力下降一月余来我院就诊。

既往史自诉术前双眼度数均为近视 −12.00D,散光 −2.00D,于 2000 年在外院行双眼准分子激光原位角膜磨镶术(laser-assisted in situ keratomileusis,LASIK)手术,术后双眼裸眼视力 1.0。2011 年因为裸眼视力"右眼 0.6,左眼 0.3"验光检查:右眼:−2.00DS/−0.75DC × 150=1.0;左眼:−0.25DS/−1.75DC × 145=1.0,患者要求手术治疗提高裸眼视力,再次于外院行双眼 LASEK 手术,手术顺利。LASEK 术后常规点妥布霉素地塞米松滴眼液(妥布霉素 15mg 和地塞米松 5mg)每天四次,共 10 天;患者自行增加 0.1% 氟米龙滴眼液 8 次 / 日。

术后 40 日患者诉视力逐渐下降。

【眼科检查】

视力:右眼 0.3,最佳矫正视力 +1.00DS/+1.25DC × 120=1.0

左眼 0.02,最佳矫正视力 −8.00DS/−2.25DC × 10=1.0

眼压:右眼 9mmHg,左眼 10mmHg(非接触眼压计)

右眼周边眼压 15mmHg,左眼周边眼压 16mmHg(笔式回弹眼压计)

双眼结膜充血,角膜上皮完整,轻度水肿;角膜瓣下层间弥漫性混浊。散瞳查眼底未见异常。角膜地形图显示:双眼角膜曲率均高于术前,双眼角膜下方局限隆起(图 1-1-1-19,图 1-1-1-20)。前节 OCT:双眼中央区角膜瓣层间积液存在(图 1-1-1-21,图 1-1-1-22),角膜中央厚度:右眼 453μm,左眼 484μm。

【临床诊断】

双眼角膜层间积液综合征(interface fluid syndrome,IFS)

双眼 LASEK 术后

双眼 LASIK 术后

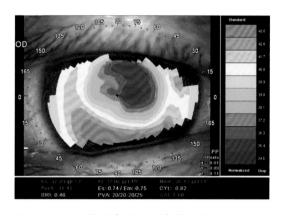

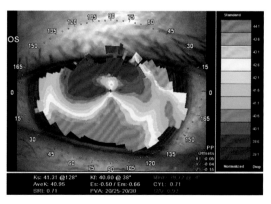

图 1-1-1-19　右眼术后 40 天角膜地形图显示地形图不规整,下方曲率增加

图 1-1-1-20　左眼术后 40 天角膜地形图显示地形图不规整,下方明显曲率增加

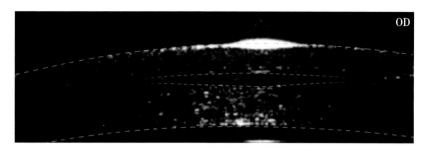

图 1-1-1-21 右眼 LASIK 并 LASEK 术后前节 OCT 显示术后 40 天中央角膜层间隙扩大,显示均有积液(虚线示意)

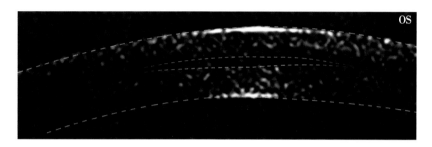

图 1-1-1-22 左眼 LASIK 并 LASEK 术后前节 OCT 显示术后 40 天中央角膜层间隙扩大,显示均有积液(虚线示意)

【处理】

分二阶段处理

1. 第一阶段

(1) 停用糖皮质激素类滴眼液。

(2) 马来酸噻吗洛尔滴眼液 2 次 / 日。

(3) 0.1% 普拉洛芬滴眼液 4 次 / 日。

(4) 醋甲唑胺片 50mg 2 次 / 日。

左眼局部轻度加压包扎治疗。2 天后,视力:右眼 0.2,左眼 0.3;中心眼压:右眼 11mmHg,左眼 10mmHg;验光:右眼 –5.00DS/–1.00DC × 160= 0.8$^+$,左眼 –6.00DS=0.6$^+$;角膜地形图显示角膜曲率较前降低;前节 OCT 显示角膜瓣厚度明显减少,中央角膜厚度:右眼 436μm,左眼 436μm(图 1-1-1-23,图 1-1-1-24)。继续上述药物治疗。

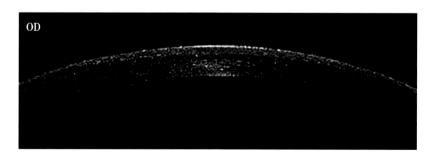

图 1-1-1-23 右眼前节 OCT 显示加压包扎治疗 2 天后,中央角膜层间隙变小,为 55μm

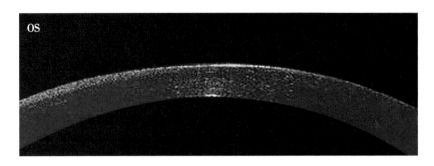

图 1-1-1-24　左眼前节 OCT 加压包扎治疗 2 天后,中央角膜层间隙变小,为 55μm

2. 第二阶段

(1) 0.2% 酒石酸溴莫尼定滴眼液 2 次 / 日。

(2) 1% 布林佐胺滴眼液 2 次 / 日。

(3) 拉坦前列腺素滴眼液睡前 1 次 / 日。

(4) 0.1% 普拉洛芬滴眼液 4 次 / 日。

(5) 0.1% 玻璃酸钠滴眼液 2 次 / 日。

治疗 10 天后复查,视力:右眼 0.8,左眼 0.3;验光:右眼 –1.25DS/–1.37DC×46,左眼 –2.12DS/–3.62DC×45;角膜表面光滑、透明;笔式回弹眼压计测量,右眼中心眼压 14mmHg,周边 14~17mmHg,左眼中心眼压 15mmHg,周边 15~21mmHg;前节 OCT 显示瓣层间厚度仍可见,但较前变窄(图 1-1-1-25,图 1-1-1-26)。

治疗 40 天后复查,视力右眼 1.0⁻,左眼 1.0⁻;双眼角膜光滑透明,瓣层间水肿基本消退;验光:右眼 –1.37DS/1.62DC×40,左眼 –3.00DS/–0.62DC×25;角膜地形图显示曲率降低;前节 OCT 显示左眼中央区角膜瓣下缝隙消失(图 1-1-1-27,图 1-1-1-28)。

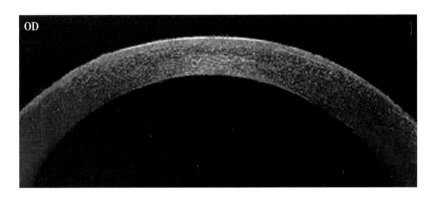

图 1-1-1-25　右眼前节 OCT 显示药物治疗 10 天后,中央角膜瓣下层间隙缩小,积液较前明显吸收

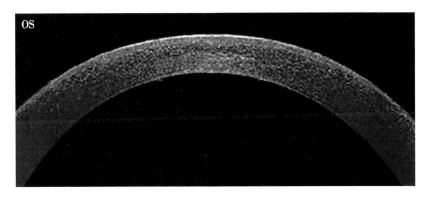

图 1-1-1-26　左眼前节 OCT 显示药物治疗 10 天后,中央角膜瓣下层间隙缩小,积液较前明显吸收

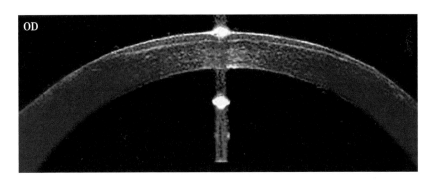

图 1-1-1-27　右眼前节 OCT 显示药物治疗 40 天后,中央角膜瓣下层间隙基本消失,积液基本吸收

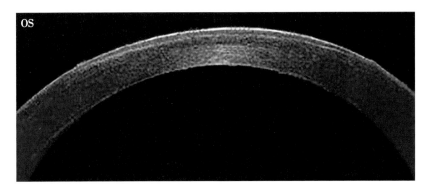

图 1-1-1-28　左眼前节 OCT 显示药物治疗 40 天后,中央角膜瓣下层间隙基本消失,积液基本吸收

❖❖❖ **病例解析** ❖❖❖

1. 诊断依据

(1) 双眼 LASIK、LASEK 手术史。

(2) 角膜弥漫水肿,角膜瓣下层间隙增大,角膜地形图显示不均匀、下方增高,前节 OCT 提示角膜瓣下层间积液。

(3) 验光近视和散光度数增大。

2. 层间积液原因分析

层间积液综合征(interface fluid syndrome,IFS)是一种少见的 LASIK 后并发症[1,2]。典型 IFS 表现:①层间积液:裂隙灯显微镜下即可见的角膜瓣与基质床间明显的液性暗区,多伴有弥漫性板层角膜炎(diffuse lamellar karatitis,DLK)样层间反应,在层间积液长期存在情况下往往伴发上皮植入情况;②眼压增高:这种眼压增高的程度可达到 30mmHg 至 50mmHg 水平,而对其应用传统压平眼压计进行中央角膜区眼压的测量却往往得到 0mmHg 至 3mmHg 的眼压,这是因为其角膜瓣层间积液的存在干扰了压平眼压计的准确测量,进而得到错误眼压读值,影响其准确诊断。因此 IFS 情况下对于真实眼内压的测量最好应用笔式眼压计进行周边眼压的监测。

3. 本例病例特点分析

(1) 发病主要表现为渐进性视力下降、术后近视与散光的大幅增加,以及角膜地形图所显示的下方角膜的局限隆起。裂隙灯未见明显层间积液,但 OCT 检查明确角膜层间积液。

以左眼为例,其术后 40 天验光:–8.00DS/–2.25DC×10,远高于术前 –0.25DS/–1.75DC×145 的屈光状态;术后 40 天双眼地形图显示角膜下方局限隆起显著,左右眼角膜 K 最高值分别为 44.1 以及 43.6,分别高于其上方对称 K 值 5 个 D 以及 9D。LASIK 术后圆锥角膜的发生速度较少会如此迅速。OCT 下方角膜瓣扫描所显示的层间积液间隙宽度较上方角膜积液间隙宽度有显著的增加,其原因是由重力作用所引起的更多下方积液形成了局限高隆起形态所致,并解释了其高度散光的原因所在。

(2) 本例眼压正常。IFS 多伴高眼压,真实眼压往往高达 30mmHg 甚至 50mmHg[3],本例应用笔式眼压计进行周边眼压测量并未呈现眼压大幅度增高的情况,可能与高度近视、在两次手术后角膜薄以及液体在层间弥散,因而未能显示出眼压高有关。

4. 治疗原则

(1) 停用糖皮质激素。

(2) 降眼压药物。

(3) 动态监测眼压。

5. 防范策略　高度近视手术后严格合理监测眼压(术后因为角膜瓣薄显示低眼压假象),眼压超过 15mmHg 以上尤为注意。激素用量要规范化,不建议过多用药,因为高度近视激素性高眼压发生比率较高[4]。怀疑 IFS 时应仔细甄别,需要与激光近视术后角膜膨隆、DLK 及角膜感染相鉴别。

(李　莹)

参考文献

1. Dawson DG，Schmack I，Holley GP，et al. Interface fluid syndrome in human eye bank corneas after LASIK：causes and pathogenesis. Ophthalmology，2007，114（10）：1848-1859

2. Lyle WA，Jin GJ. Interface fluid associated with diffuse lamellar keratitis and epithelial ingrowth after laser in situ keratomileusis. J Cataract Refract Surg，1999，25（7）：1009-1012

3. Randleman JB，Lesser GR. Glaucomatous damage from pressure-induced stromal keratopathy after LASIK. J Refract Surg，2012，28（6）：378-379

4. Moya CT，Iribarne FY，Sanz JA，et al. Steroid-induced interface fluid syndrome after LASIK. J Refract Surg，2009，25（2）：235-239

第二节
激光角膜屈光手术之基质手术病例
（SBK，LASIK，FS-LASIK，SMILE）

病例 1　LASIK 术后诺卡菌性角膜炎

❖ 病例介绍 ❖

【简要病史】

患者因双眼近视散光，接受双眼准分子激光原位角膜磨镶术（laser-assisted in situ keratomileusis，LASIK），术后第 1 天左眼红痛、畏光、视力下降，角膜出现白点就诊。

【眼部检查】

裂隙灯检查：左眼角膜瓣水肿，中央区瓣下可见多个大小不一的黄白色隆起灶，致密，部分病灶融合，局部角膜瓣溶解穿孔（图 1-1-2-1）。

【临床诊断】

左眼 LASIK 术后角膜炎（细菌性？）

【处理】

1. 入院后立即行左眼角膜瓣修复、角膜坏死组织刮除术。

2. 病灶刮除物行涂片吉姆萨染色，显微镜下可见弯曲分枝的杆菌（图 1-1-2-2），即根据临床经验予以抗杆菌治疗。

3. 术中给予 3% 碘酊烧灼病灶，3% 硫酸阿米卡星溶液冲洗，结膜下注射 3% 硫酸阿米卡星注射液 0.5ml，术后 2% 阿米卡星滴眼液和 0.3% 左氧氟沙星滴眼液频滴左眼，每 30 分钟 1 次，48 小时后左眼角膜无新感染灶发生，将抗生素减量至每小时 1 次，密切观察角膜感染灶，病情减轻后药物减量；滴眼的同时口服阿奇霉素，每次 100mg、3 次 / 天，共服用 1 周。治疗 2 周后，角膜瓣水肿、角膜感染病灶基本控制，无新病灶发生（图 1-1-2-3）。

治疗 6 周后，左眼裸眼视力 0.4，角膜云翳形成，未见新生血管（图 1-1-2-4）。

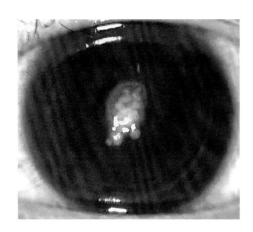

图 1-1-2-1 裂隙灯照相显示左眼角膜瓣水肿,中央区瓣下可见多个大小不一的黄白色隆起灶,致密,部分病灶融合,局部角膜瓣溶解穿孔

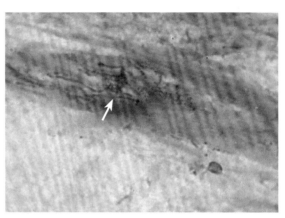

图 1-1-2-2 角膜感染灶刮除物经吉姆萨染色可见弯曲分枝的杆菌(箭头所示),经分离鉴定为诺卡菌(×1000)

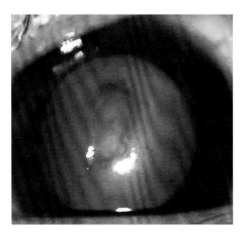

图 1-1-2-3 治疗 2 周后,裂隙灯照相显示左眼角膜瓣水肿,角膜感染基本控制,无新病灶发生

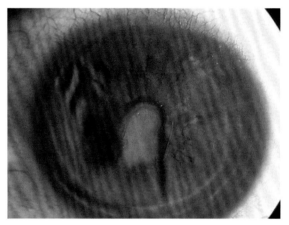

图 1-1-2-4 治疗 6 周后,裂隙灯照相显示左眼角膜无水肿,感染区形成角膜云翳

⊱⊱ 病例解析 ⊰⊰

1. 诊断依据

(1) 术后 1 天发病,化脓性病灶形成。

(2) 角膜病灶刮除物经病原学检测确定为诺卡菌。

2. 可能原因分析　诺卡菌是一种广泛存在于环境中的需氧杆菌,为角膜少见致病菌。创伤、配戴角膜接触镜、角膜手术、皮质类固醇的应用等均可为致病原因[1,2],激光角膜屈光术后也有诺卡菌感染报道[3-5]。本例患者发病除与术后长时间使用糖皮质激素有一定的关系外,LASIK 手术本身的创伤也可能是原因之一。确诊须做病原菌的分离与鉴定。此类致病菌鉴定若无丰富经验下仔细的观察和完善的实验室检查,较易漏诊和误诊。

3. 治疗原则 本病治疗应根据病变的不同阶段强调局部与全身用药相结合、药物与手术治疗相结合、急性期禁用糖皮质激素的原则。诺卡菌性角膜炎首选磺胺类药物,但此类药物临床已很少应用。临床经验证明,阿米卡星、克林霉素等药物同样有效,用药剂量宜足、疗程宜长,由于诺卡菌分离鉴定需时较长(4 周),早期角膜刮片染色有助于早期诊断与及时用药。对本例感染,手术去除感染灶、及时用药及确定病原菌三者结合是成功治疗的关键。

4. 防范策略 LASIK 术后感染是激光角膜屈光手术的最严重并发症,虽然发病率不高,但后果严重,必须重视防范。主要策略包括术前严格筛选手术适应证,除外眼部感染,术中无菌操作以及加强围手术期规范用药等方面。

(龙 琴 李 莹)

参考文献

1. Lalitha P.Nocardia keratitis.CurrOpinOphthalmol,2009,20(4):318-323
2. Garg P. Fungal,Mycobacterial,and Nocardia infections and the eye:an update.Eye(Lond),2012,26(2):245-251
3. Faramarzi A,Feizi S,Javadi MA,et al. Bilateral nocardia keratitis after photorefractive keratectomy.J Ophthalmic Vis Res,2012,7(2):162-166
4. Sharma DP,Sharma S,Wilkins MR. Microbial keratitis after corneal laser refractive surgery. Future Microbiol,2011,6(7):819-831
5. Garg P,Chaurasia S,Vaddavalli PK,et al. Microbial keratitis after LASIK. J Refract Surg,2010,26(3):209-216

病例 2 FS-LASIK 术后细菌性角膜感染

❖ 病例介绍 ❖

【简要病史】

患者女,43 岁,因双眼高度近视行飞秒激光制瓣准分子激光角膜基质磨镶术(femtosecond laser in situ keratomileusis,FS-LASIK)术后,主诉右眼视力下降 1 个月余就诊。

既往史:50 天前,患者在外院行双眼 FS-LASIK 术,术后视力达到 1.0。术后 3 周患者开始出现右眼红、畏光,在当地疑诊为"病毒性角膜炎",给予抗病毒药物及抗生素治疗,未见好转。共聚焦显微镜检查未见菌丝。

【眼科检查】

患者右眼刺激症状(+),混合充血,颞下方角膜浸润,边缘清晰,无毛刺,前房未见积脓(图 1-1-2-5)。

【临床诊断】

右眼角膜炎(细菌性?)

双眼 FS-LASIK 术后

双眼高度近视

【处理】

1. 当地医院处理 右眼给予妥布霉素地塞米松滴眼液 3 次/日,2 天后房水闪辉减少,溃疡愈合,角膜瓣基本透明,视力恢复至 1.0(图 1-1-2-6)。

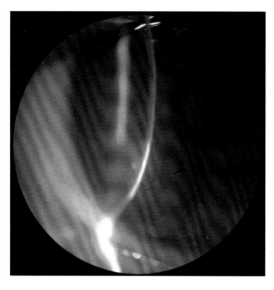

图 1-1-2-5　右眼 LASIK 术后 21 天裂隙灯照相显示角膜出现浸润

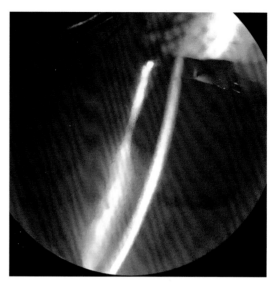

图 1-1-2-6　治疗 2 天后，右眼角膜瓣基本透明

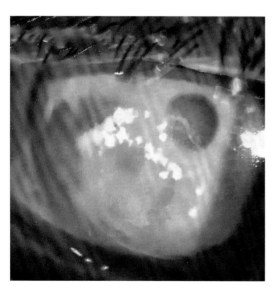

图 1-1-2-7　右眼 1 周后复查，角膜局部感染加重，角膜层间浸润

　　1 周后（术后 30 天）复诊，右眼视力下降，角膜层间浸润加重（图 1-1-2-7）。共聚焦显微镜检查仍未见菌丝，给予抗病毒、抗生素、抗真菌药物加少量激素点眼，全身口服激素治疗。

　　2. 来我院处理　术后 50 天后来我院就诊，予患者裂隙灯检查（图 1-1-2-8，图 1-1-2-9）、角膜共聚焦显微镜检查（图 1-1-2-10~ 图 1-1-2-13）、眼前节 OCT 检查（图 1-1-2-14~ 图 1-1-2-16）。

　　去除右眼角膜瓣，清理角膜基质表面脓性分泌物，取部分分泌物送检培养（图 1-1-2-17，图 1-1-2-18），再用配制的 2% 阿米卡星溶液彻底冲洗（图 1-1-2-19）。

　　术后给予加替沙星滴眼液，红霉素眼膏每晚 1 次，2% 阿米卡星滴溶液频繁点眼，开始的 6 小时内 30 分钟一次点眼，12 小时后减为每小时一次，持续 12 小时后根据感染控制情况逐渐减量。全身静脉滴注头孢类抗生素，口服阿奇霉素。

　　治疗 1 周后，患者角膜感染基本控制，内皮面洁净，房水清，上皮愈合，浅基质混浊，裸眼视力恢复到 0.5。右眼裂隙灯检查见图 1-1-2-20，前节 OCT 检查见图 1-1-2-21，图 1-1-2-22。

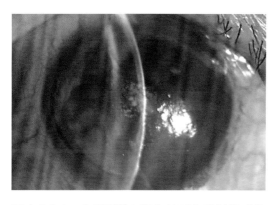

图 1-1-2-8 右眼裂隙灯照相显示角膜浸润感染情况

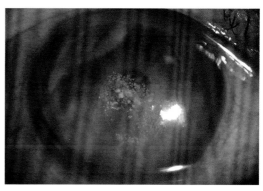

图 1-1-2-9 右眼术后 50 天左右,角膜瓣内和角膜瓣下浸润

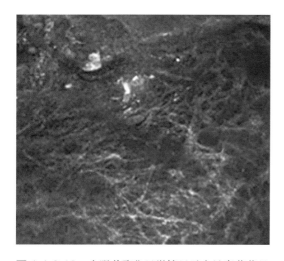

图 1-1-2-10 右眼共聚焦显微镜显示未见真菌菌丝

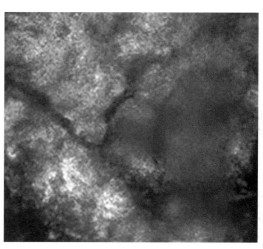

图 1-1-2-11 右眼共聚焦显微镜显示未见真菌菌丝

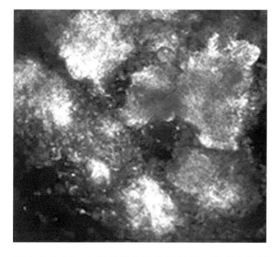

图 1-1-2-12 右眼共聚焦显微镜显示未见真菌菌丝

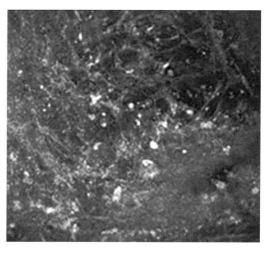

图 1-1-2-13 右眼共聚焦显微镜显示未见真菌菌丝

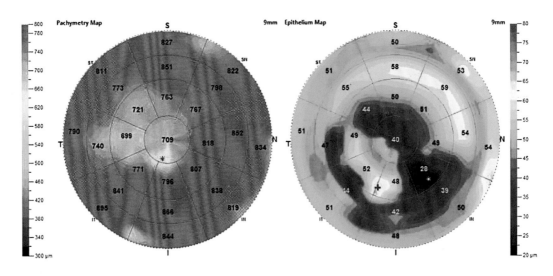

图 1-1-2-14 右眼角膜明显水肿,中央区角膜厚度约 709μm

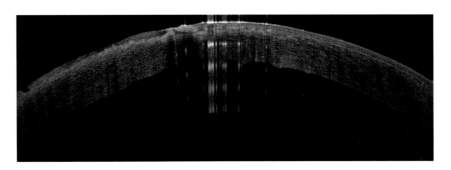

图 1-1-2-15 右眼前节 OCT 显示角膜瓣溶解

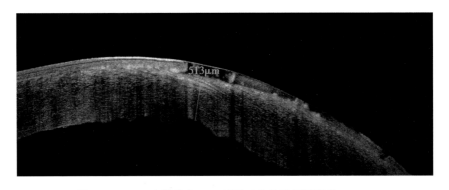

图 1-1-2-16 右眼前节 OCT 显示残余基质层厚度约 513μm

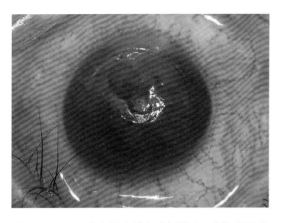

图 1-1-2-17 术中见右眼角膜瓣溶解,感染累及基质层,再次刮片仍未见菌丝

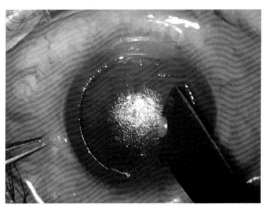

图 1-1-2-18 右眼去除角膜瓣,清理角膜基质表面的脓性分泌物,送检培养

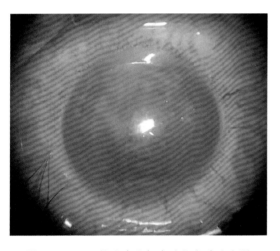

图 1-1-2-19 抗生素和氟康唑彻底冲洗右眼

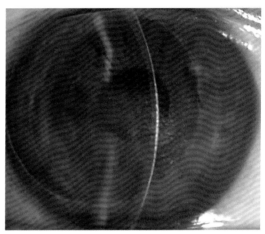

图 1-1-2-20 1周后,右眼角膜内皮面洁净,房水清,上皮愈合,浅基质混浊

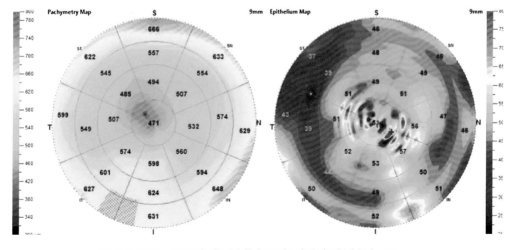

图 1-1-2-21 右眼角膜厚度恢复正常,中央角膜厚度为 471μm

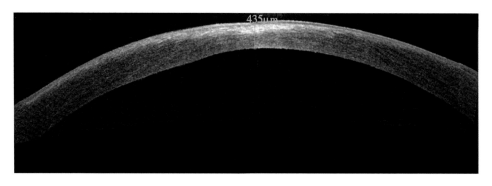

图 1-1-2-22　右眼前节 OCT 角膜形态基本恢复正常,浅基质混浊

病例解析

1. 诊断依据

(1) 病史。

(2) 体征,裂隙灯检查见角膜化脓性病灶及共聚焦显微镜未见菌丝和包囊。

2. 本病例特点及高危因素分析

(1) 该患者早期怀疑术后层间感染,复习病史后排除,应为术后发生的感染,从表面浸润,与手术无直接相关性。

(2) 该病例起病缓慢,用糖皮质激素治疗,但很快复发加重。

(3) 感染病原菌类型分析:共聚焦显微镜检查排除真菌、棘阿米巴;细菌培养虽为阴性,仍考虑为细菌感染。

(4) LASIK 后感染多以分枝杆菌居多[1]。但是 LASIK 手术感染多发生在术后 1 周之内,而本例在术后 3 周发生感染,应该与手术操作本身无关[2]。

(5) 该患者从事美容行业,感染病灶先发于角膜瓣前表面,可能与接触客户面部皮肤病原菌导致感染有关,应引起临床重视,及时明确诊断,正确救治,恢复视功能。

3. 治疗原则与方法

(1) 治疗原则:及时控制感染,防止病情进一步发展。

(2) 治疗方法:

1) 局部联合两种抗生素滴眼液频繁点眼。

2) 严重病人同时给予结膜下注射抗生素。

3) 严重病人同时给予口服抗生素。

4) 角膜瓣下感染,应及时用抗生素行角膜瓣下冲洗。

5) 角膜瓣表面感染,立即病灶清除,加碘酊烧灼。

6) 局部停用糖皮质激素滴眼液。

7) 药物控制不良的患者,如角膜瓣已穿孔溶解,应立即去除。

4. 防范策略

• 术后感染重在预防。

• 严格执行围手术期操作规范。

• 怀疑感染时早期行病原微生物检查:如角膜细菌、真菌培养及药敏试验,角膜刮片细胞学检查及共聚焦显微镜等检查。

● 感染一旦发生,积极抢救,先根据临床特点选择广谱抗生素及抗真菌药物,再及时进行细菌培养及药敏试验,确定致病菌后全身及局部应用敏感抗生素[3-5]。

(李绍伟)

参考文献

1. Ortega UJ,Llovet OF,Djodeyre MR,et al. Incidence of corneal infections after laser in situ keratomileusis and surface ablation when moxifloxacin and tobramycin are used as postoperative treatment. J Cataract Refract Surg. 2015,41(6):1210-1216

2. Haq Z,Farooq AV,Huang AJ.Infections after refractive surgery. Curr Opin Ophthalmol. 2016,27(4):367-372

3. Au J,Plesec T,Rocha K,et al. Early post-LASIK flap amputation in the treatment of aggressive,branching keratitis:a case report.Arq Bras Oftalmol. 2016,79(1):50-52

4. Hieda O,Sotozono C,Nakamura T,et al.Infection post excimer laser corneal refractive surgery. Nippon Ganka Gakkai Zasshi. 2015,119(12):855-862

5. Duignan ES,Farrell S,Treacy MP,et al. Corneal inlay implantation complicated by infectious keratitis.Br J Ophthalmol. 2016,100(2):269-273

病例 3　SMILE 术后真菌感染

❀ 病例介绍 ❀

【简要病史】

患者女,23 岁,患者主诉左眼视力下降,疼、磨一周就诊。

患者于 42 天前行双眼飞秒激光小切口角膜基质透镜取出术(small incision lenticule extraction,SMILE),手术后常规用药,双眼未见异常。发病前否认眼外伤史。术后 5 周后无明显诱因下开始出现左眼红、疼、磨,逐渐视力下降。

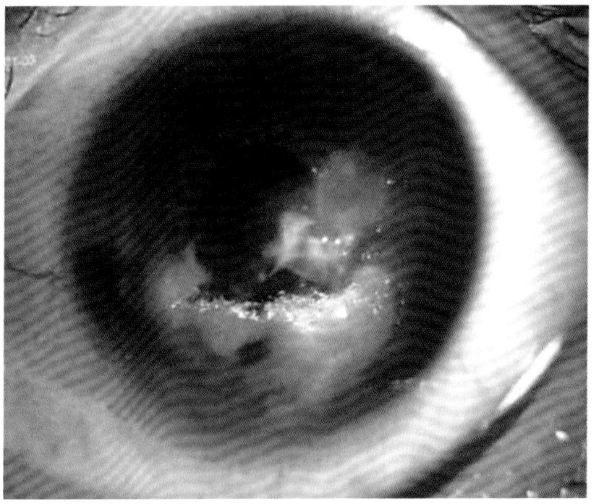

【眼科检查】

视力:右眼:裸眼视力 0.8,矫正视力 1.0

左眼:裸眼视力 0.5,矫正无提高

左眼刺激症状(+),混合充血(++),角膜中央上皮缺失,直径约为 3mm×3mm,中下方上皮下混浊灶,表面有菌苔坏死灶(图 1-1-2-23)。

左眼角膜激光共聚焦显微镜检查显示:上皮层及浅基质层可见多量真菌菌丝样结构及大量炎性细胞(图 1-1-2-24)。

左眼角膜病灶刮片细胞学检查结果:吉姆萨染色可见大量真菌菌丝(图 1-1-2-25),并行真菌培养及药敏。

图 1-1-2-23　左眼裂隙灯照相显示角膜溃疡,表面苔样坏死灶

【临床诊断】

左眼 SMILE 术后真菌感染(fungal infection,FI)

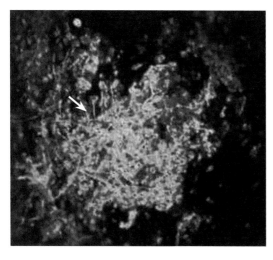

图 1-1-2-24　左眼角膜激光共聚焦显微镜可见多量真菌菌丝样结构(箭头所示)

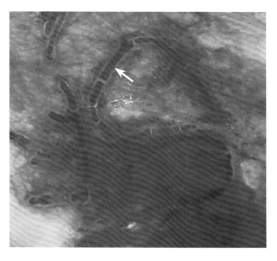

图 1-1-2-25　左眼角膜刮片检查可见大量菌丝(吉姆萨染色 ×1000,箭头所示)

【处理】

左眼 1% 那他霉素滴眼液,每 10 分钟 1 次;1% 氟立康唑滴眼液,每 10 分钟 1 次;1% 特比萘芬滴眼液,每 10 分钟 1 次,8 小时后改为每 2 小时 1 次;加替沙星眼用凝胶,每日 2 次。

治疗 8 日后,左眼角膜病灶分泌物培养结果显示:黄曲霉菌生长,继续给予抗真菌治疗。

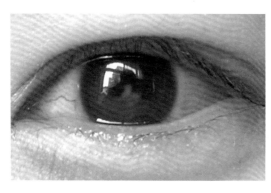

图 1-1-2-26　治疗 2 个月后,左眼裂隙灯照相显示角膜薄云翳形成

治疗 4 周后复查,左眼结膜充血明显减轻,角膜病灶明显缩小,上皮大部分修复,混浊减轻。

治疗 5 周后复查,左眼结膜轻微充血,角膜病灶完全修复,上皮光滑。将左眼抗真菌三联滴眼液用法改为每日 3 次,巩固治疗。

治疗 2 个月后复查,左眼裸眼视力 0.6,角膜上皮完全修复,角膜薄云翳形成(图 1-1-2-26);左眼角膜激光共聚焦显微镜,未见明确真菌菌丝。停用抗真菌滴眼液,给予双眼玻璃酸钠滴眼液,每日 3 次。

━━❖ 病例解析 ❖━━

1. 诊断依据

(1) 全飞秒手术病史。

(2) 视力下降,角膜溃疡(corneal ulcer)及苔样坏死组织。

(3) 角膜激光共聚焦显微镜及角膜刮片细胞学检查均查到典型真菌菌丝。

(4) 角膜刮片培养可见真菌生长,鉴定为黄曲霉菌。

2. 全飞秒术后角膜感染分析

(1) 自 2001 年以来[1-3],飞秒激光技术在角膜屈光手术方面得到了逐渐应用,尤其是飞秒激光小切口角膜基质透镜取出术。近年来 SMILE 在我国得到广泛应用,但是国内对其手术后感染病例寥寥无几。国内外文献中仅见两例相关病例：2016 年法国曾报道一例 SMILE 术后 2 天出现双眼肺炎链球菌感染的病例[4]；2017 年中国香港曾报道过一例 SMILE 术后 5 天溶血葡萄球菌和沃氏葡萄球菌感染的病例[5]。

（2）由于 SMILE 手术是利用飞秒激光制作一个角膜帽，术后会存留一个潜在的角膜空间，术后感染多先发生在囊袋内，个别病例感染也可以先发生于角膜帽表层。如果是细菌感染，起病急，病灶可迅速扩大。但是由于早期感染局限在囊袋内，所以病人的症状可能并不严重，出现体征与症状分离现象。当角膜帽出现溃疡，或深基质出现感染和前房积脓时，病人的症状会明显加重。另外角膜囊袋内的感染，局部抗菌药也难以渗透到感染部位，所以不利于病原菌的迅速控制与清除，尤其在误诊为弥漫性板层角膜炎（diffuse lamellar keratitis，DLK）而大量使用激素治疗时，可能导致感染迅速扩散。SMILE 术后发生 DLK 的病例也屡见报道，术后早期发生者亦有报道。文献报道 SMILE 术后 DLK 发生率约 1/62[6]。临床主要表现为角膜瓣层间大面积弥散性白色颗粒样混浊浸润，病因有待进一步研究。本例患者为术后迟发性感染，感染灶主要在角膜表层，角膜囊袋内未见感染说明非手术中感染，可能与手术后角膜表面损伤有关。

3. 治疗原则与方法

（1）对于 SMILE 术后角膜感染的病人应立即采集角膜帽下标本送检微生物培养，有条件的可行角膜激光共聚焦显微镜检查。

（2）暂停用糖皮质激素类药物。

（3）根据病原体种类，给予 1~3 种广谱抗菌药或抗真菌药物联合局部点眼，有前房积脓者，应联合全身抗菌药或抗真菌药迅速控制感染；如果是角膜囊袋内感染应该同时采用角膜帽下抗菌药冲洗。如果感染已导致溃疡形成，可考虑行角膜帽切除术；或联合角膜胶原交联治疗 SMILE 术后感染[5]。

4. 防范策略

• 早期应该与 DLK 相鉴别，DLK 一般无明显的畏光、流泪、眼睑痉挛等刺激症状，糖皮质激素治疗后混浊可迅速减轻，因此临床诊断为 DLK 的患者，如果常规激素治疗效果差，或病情加重者，应停用激素，详细查找原因，重点排除感染性病原体，避免延误诊断与治疗。

• 激光角膜共聚焦显微镜及角膜微生物学检查有助于判断病因。

（孙旭光）

参考文献

1. Ratkay T, Juhasz T, Horvath C, et al. Ultra-short pulse (femtosecond) laser surgery: initial use in LASIK flap creation. Ophthalmology clinics of North America, 2001, 14 (2): 347-355

2. Ratkay T, Fefincz IE, Juhasz T, et al. First clinical result with the femtosecond neodymium-glass laser in refractive surgery. J Refract Surg, 2003, 19 (2): 94-103

3. Sekundo W, Kunert K, Russmann C, et al. First efficacy and safety study of femtosecond lenticule extraction for the correction of myopia: six-month results. J Cataract Refract Surg, 2008, 34 (9): 1513-1520

4. Chehaibou I, Sandali O, Ameline B, et al. Bilateral infectious keratitis after small-incision lenticule extraction. Journal of cataract and refractive surgery, 2016, 42 (4): 626-630

5. Chan TC, Chow VW, et al. Collagen cross-linking with photoactivated riboflavin (pack-cxl) for bacterial keratitis after small incision lenticule extraction (SMILE). Journal of refractive surgery (Thorofare, N.J.: 1995), 2017, 33 (4): 278-280

6. Zhao J,He L,Yao PJ,et al. Diffuse lamellar keratitis after small-incision lenticule extraction.Journal of cataract and refractive surgery,2015,41(2):400-407

病例 4　FS-LASIK 术后反复免疫性角膜浸润

※➤ 病例介绍 ◆※

【简要病史】

患者男性,27 岁,因双眼反复眼红眼痛,视力明显下降 30 天就诊。

既往 3 个月前,患者曾接受双眼 FS-LASIK,术后 2 个月裸眼视力好,达到 1.0,眼部无异常反应。近 30 天前突然双眼异物感,畏光流泪。曾于多家医院治疗,30 天内一直眼部应用药物,包括局部抗生素、糖皮质激素和角膜上皮修复药物,但一直症状未见减轻,且逐日加重。

【眼科检查】

视力:右眼 0.1,左眼 0.3

眼压:右眼 14mmHg,左眼 15mmHg

眼部刺激症状明显,明显结膜充血;面部和鼻尖痤疮。裂隙灯检查:双眼睑缘肥厚,睑板腺开口部分堵塞;双眼结膜水肿、充血;右眼全部角膜上皮缺损,角膜基质混浊与水肿,下方瓣边缘部分不规则溶解(图 1-1-2-27);左眼中央小片角膜上皮缺损,缺损周围上皮糜烂、浸润,增厚并呈嵴样隆起,下方和部分周边角膜瓣混浊,水肿(图 1-1-2-28)。角膜共聚焦显微镜检查排除真菌、棘阿米巴感染。

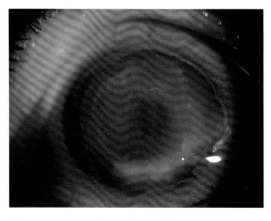

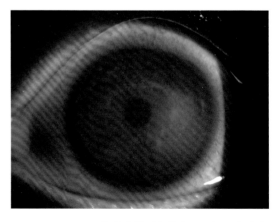

图 1-1-2-27　右眼治疗前,结膜高度水肿、充血,全部角膜上皮缺损,角膜基质混浊、水肿,下方瓣边缘部分不规则溶解

图 1-1-2-28　左眼治疗前,结膜充血,中央小片角膜上皮缺损,缺损周围上皮糜烂、浸润,增厚呈嵴样隆起,下方和部分周边角膜瓣混浊与水肿

【临床诊断】

双眼角膜炎(免疫性?)

右眼角膜瓣局部溶解

双眼 FS-LASIK 术后

【处理】

在我院进行全身系统检查、感染检查、变态反应科检查,除 IgE 明显高于正常以外均未见异常,考虑免疫因素所致,给予局部和全身抗过敏治疗,治疗后几周,体征好转和加重反复几次,最后角膜上皮部分愈合到全部愈合,右眼角膜留下浅层混浊,左眼角膜恢复透明(图 1-1-2-29~ 图 1-1-2-32)。半年复查未复发,基本达到手术前最好矫正视力,右眼 0.6,左眼 1.0(图 1-1-2-33,图 1-1-2-34)。

总结其治疗过程分两个阶段:

1. 初始阶段(初次就诊)

(1)右眼掀开角膜瓣局部刮除层间渗出物,复位角膜瓣,配戴绷带镜。

(2)左眼配戴绷带镜。

(3)停用当时所有眼部促进上皮生长药物、抗病毒药物、抗真菌药物,以及高浓度激素;晚上滴散瞳药物一次。

(4)全身系统检查排除系统疾病、感染性疾病、免疫相关疾病和过敏性疾病。

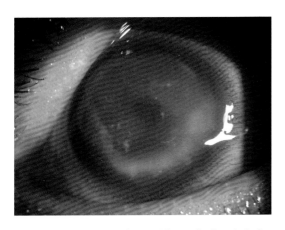

图 1-1-2-29　右眼治疗后 2 周显示角膜上皮愈合,角膜混浊边界较前清楚

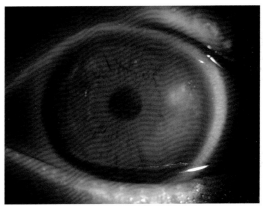

图 1-1-2-30　左眼治疗后 2 周结膜无充血,角膜透明

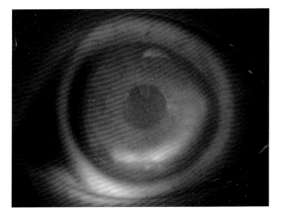

图 1-1-2-31　右眼治疗后 4 周显示角膜基本透明,残留下方浅层角膜混浊

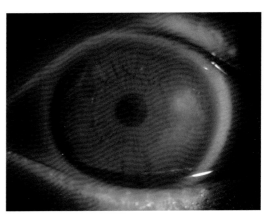

图 1-1-2-32　左眼治疗后 4 周显示角膜透明

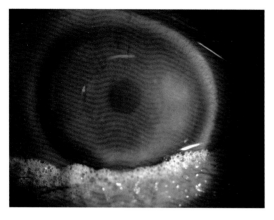

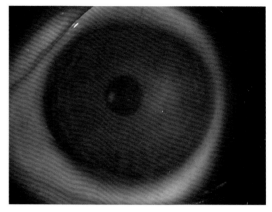

图 1-1-2-33　右眼治疗后半年残留下方角膜薄翳　　图 1-1-2-34　左眼治疗后半年显示角膜透明,矫正视力达 1.0

（5）滴用低浓度激素（0.02% 氟米龙滴眼液）和新型非甾体抗炎药物（0.1% 普拉洛芬滴眼液），每天各两次。

2. 第二阶段　一周后,全身系统检查结果回报,IgE 远远高出正常数值,（成人血清 IgE 水平约在 20~200IU/ml 之间），增加全身和局部抗过敏药物,局部 0.1% 盐酸奥洛他定滴眼液,每天 2 次;0.1% 他克莫司滴眼液,每天 1 次,连续 4 周;口服醋酸泼尼松片 30mg,西替利嗪 10mg,每天 1 次,共 1 周。每周复查 1 次。

➤➤➤ 病例解析 ◄◄◄

1. 诊断依据

（1）双眼角膜炎症。

（2）角膜混浊,角膜瓣局部溶解。

（3）FS-LASIK 手术史。

（4）血化验 IgE 高。

（5）颜面部特应性皮炎。

2. 角膜炎症以及角膜瓣溶解原因分析

（1）双 FS-LASIK 手术 3 个月,角膜瓣存在,术后 2 个月内眼部情况正常,非手术本身并发症。

（2）面部和鼻部痤疮明显。

（3）术后大量激素、抗生素和抗真菌、抗病毒药物应用,药物性因素也影响上皮愈合,导致角膜基质表面长期裸露,炎症刺激,上皮不愈合。上皮愈合迟缓（epithelium delayed healing）导致坏死的基底细胞碎片残留在基底膜上,导致角膜上皮的异常增生和局部炎症,进一步导致角膜生理微循环障碍,加重角膜炎症反应,角膜瓣层间炎性物渗出,导致下方局部角膜溶解。

（4）免疫球蛋白 IgE 存在于血中,是介导过敏反应的抗体,一般认为大于 333IU/ml（800ng/ml）时为异常升高。IgE 升高相关的常见疾病有:过敏性哮喘、季节性过敏性鼻炎、特应性皮炎、药物性间质性肺炎、支气管肺曲菌病、麻风、类天疱疮及某些寄生虫感染等[1]。本患者为"过敏体质"者,血清 IgE 远远比正常人高,IgE 4500ng/ml。出现面部特征性皮炎和眼局部过敏反应,也可以导致变应反应性角膜炎发生,且疾病容易反复。

3. 治疗原则

(1) 右眼角膜瓣层间冲洗取出渗出物以防止角膜溶解进一步扩大。

(2) 裸露的角膜上皮保护:可以首选绷带镜,方便更换,舒适度好;必要时可以羊膜移植。

(3) 抗炎、抗过敏反应:为了避免高浓度激素加速角膜瓣溶解、抑制上皮愈合过程而选择低浓度激素或新型非甾体抗炎药物和免疫抑制剂 0.1% 他克莫司滴眼液局部应用,除有利于抗炎、抗胶原纤维异常增生,还可以减少异常上皮堆积并加速上皮愈合[2]。

(4) 适当散瞳减轻睫状体反应和充血。

(5) 口服抗过敏药物,减轻免疫反应和预防复发。

4. 防范策略

• 激光手术前对患者进行各项检查的严格筛选,特别是询问病史;对有过敏史患者可以提前预防。

• 对于变态反应疾病患者可以考虑无瓣激光手术。

• 一旦发现双眼病变应首先考虑排除全身疾病相关眼病或者用药,局部不要过度用抗感染药物,避免药物性角膜上皮病变发生。

• 长期上皮不愈合可以加重局部反应,早期应给予角膜保护,可以使用绷带镜。

(李　莹)

参考文献

1. Matricardi PM, Kleine TJ, Hoffmann HJ, et al, EAACI molecular allergology user's guide. Pediatr Allergy Immunol, 2016, S23(27), 1-250

2. Kashani S, Mearza AA, Uses and safety profile of ciclosporin in ophthalmology. Expert Opin Drug Saf, 2008, 7(1): 79-89

病例 5　FS-LASIK 术后弥漫性板层角膜炎

—⟫⟫⟫ 病例介绍 ⟪⟪⟪—

【简要病史】

患者女性,38 岁,因双眼近视散光就诊。

既往近视 23 年,曾戴软性角膜接触镜 10 年。术前验光结果:右眼 −7.50DS/−1.00DC × 15=1.0;左眼 −7.25DS/−0.25DC × 5=1.0。眼压(NCT):右 15.9mmHg;左 14.2mmHg,双角膜清亮,泪膜破裂时间(BUT)双眼 8 秒,晶状体透明,眼底正常。双眼角膜地形图正常(图 1-1-2-35,图 1-1-2-36)。

患者双眼于表麻下行 FS-LASIK 手术(FS200 飞秒激光 +EX500 准分子激光),角膜瓣 8.8mm × 8.5mm,厚度 110μm,光区 6.5mm,飞秒激光制瓣过程中,隧道内有少量出血。

【眼科检查】

术后第 1 天,患者无眼红、眼痛等不适。

裸眼视力:右眼 0.8,左眼 0.6,双眼球结膜无明显充血,双眼角膜瓣下弥漫的白色颗粒状浸润灶,前房反应阴性(图 1-1-2-37)。

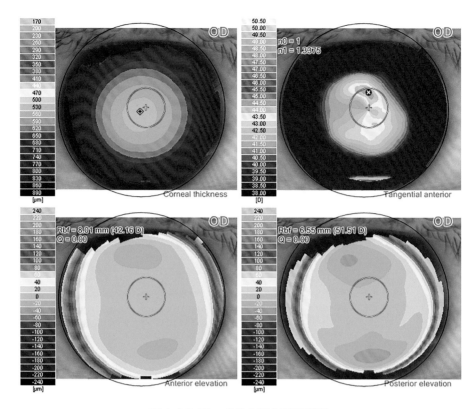

图 1-1-2-35　术前右眼角膜地形图

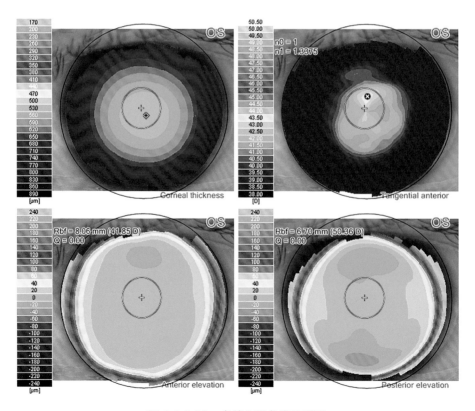

图 1-1-2-36　术前左眼角膜地形图

【临床诊断】

双眼弥漫性板层角膜炎（Ⅱ期）

双眼角膜瓣下积血（hemocornea under flap）

【处理】

予双眼妥布霉素地塞米松滴眼液每 2 小时 1 次，妥布霉素地塞米松眼药膏每晚 1 次。

术后第 6 天复查，右眼视力 0.8，左眼视力 1.0，右角膜瓣在瞳孔颞下方局部混浊水肿、皱褶（图 1-1-2-38）。

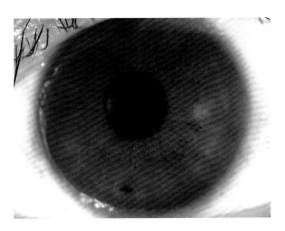

图 1-1-2-37　术后 1 天右眼裂隙灯前节照相，角膜瓣下弥漫泥沙样点状沉积

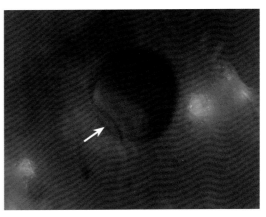

图 1-1-2-38　术后第 6 天，右眼裂隙灯前节照相显示角膜瓣局限性混浊、皱褶（箭头所示）

左角膜瓣下浸润基本吸收，双眼瞳孔上方可见瓣下积血。右眼继续维持原治疗，左眼妥布霉素地塞米松眼药水减到 3 次 / 日。

术后 1 个月，右眼视力 0.8，左眼 1.2，右角膜局限混浊变轻，双眼瓣下积血明显吸收。右眼角膜地形图可见对应角膜混浊区域，角膜变平，屈光度下降（图 1-1-2-39），显然验光：右眼 +0.50DS/−0.25DC × 170=0.9，左眼平光。右眼点药递减到 1 次 / 日，左眼停药。

术后 3 个月，双眼视力 1.0，右角膜局限淡云翳，左角膜清亮。显然验光：右眼 +0.50DS/−0.50DC × 140=0.9，左眼平光。右眼角膜地形图显示：中央光学区屈光力变得较均匀（图 1-1-2-40）。

❖❖ 病例解析 ❖❖

1. 诊断依据　FS-LASIK 术后第一天，角膜瓣下弥漫性沙粒样点状沉积。无显著的结膜充血及前房炎症反应。

2. 文献回顾　弥漫性板层角膜炎（diffuse lamellar keratitis, DLK）自 1998 年 Smith 和 Maloney[1] 报道以来，一直备受关注。DLK 属于角膜板层屈光术后角膜瓣下非感染性、弥漫性炎症反应。因角膜层间弥漫颗粒状混浊形似沙粒，又称撒哈拉综合征（Sahara syndrome）。据报道，飞秒 LASIK 术后 DLK 的发生率为 0.2%~19.4%[2-8]，通常高于板层刀 LASIK（0.1%~7.7%）[3,4,9]，并且发现术后 DLK 与飞秒制瓣能量正相关，与角膜瓣直径正相关[5]。有报道 WaveLight FS200 辅助下 LASIK 术后 DLK 的平均发生率为 2.93%[6]。

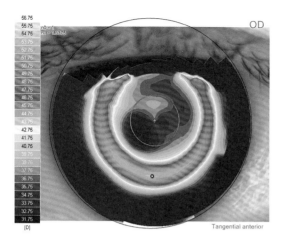 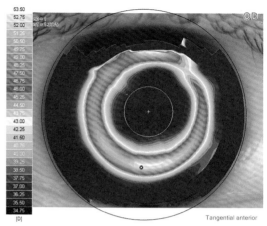

图 1-1-2-39　术后 1 个月,右眼角膜前表面切向曲率图,角膜变平,屈光度下降

图 1-1-2-40　术后 3 个月,右眼角膜前表面切向曲率图,中央光学区屈光力变得较均匀

3. DLK 分期　DLK 多在术后 24~72 小时内发生[9,10]。根据 DLK 的严重程度和累及部位将其分为 4 期[11]:Ⅰ期,白色颗粒状细胞仅限于角膜瓣周边,视轴未受累,发生率约为1/25~1/50;Ⅱ期,白色浸润见于角膜瓣中央部位,视轴和周边均累及,多见于术后 2~3 天,为Ⅰ期向中央迁移的结果,发生率约为 1/200;Ⅲ期,视轴中央的白色颗粒状浸润更为浓密,而周边相对清晰,发生率约为 1/500,患者出现视物模糊,视力下降 1~2 行;Ⅳ期,严重 DLK 的罕见结局,伴角膜基质溶解,永久性瘢痕和视力严重受损,发生率约为 1/5000。

4. 治疗原则与方法　局部或联合口服糖皮质激素治疗效果显著[10,12,13]。

Ⅰ期 DLK 需局部强化使用糖皮质激素滴眼液;对于Ⅱ期和Ⅲ期 DLK,许多医生建议联合口服糖皮质激素,对于激素反应不佳的Ⅱ期或Ⅲ期 DLK 可掀开角膜瓣,刮除聚集颗粒,送细菌培养,同时瓣下予平衡盐液(BSS)或激素联合抗生素进行冲洗[10,12,13],Ⅳ期 DLK 需继续强化使用糖皮质激素,对于减轻角膜混浊可能会有帮助[12,14],是否掀瓣冲洗存在争议,因可能造成更多角膜组织的丢失[14]。我们对所有的 DLK 患者,都采用局部强化糖皮质激素处理治疗,未联合使用口服激素,也未进行瓣下冲洗。假如发展为Ⅳ期 DLK,角膜可见局部混浊、皱褶、变薄,伴有轻度远视化表现。

5. 病因分析　DLK 的病因比较复杂,不是很明确,可能与以下因素有关:

(1)外源性刺激:如消毒液、细胞碎屑及蛋白、睑板腺分泌物、手套上的滑石粉、刀具上的金属碎屑、润滑油、不洁的冲洗液、记号笔液、毒性化学物质等有关[15~19]。

(2)细菌内毒素刺激:高温高压灭活的细菌,其细胞壁崩解后可能会释放出内毒素污染手术器械,并到达角膜层间引起 DLK[20~22]。

(3)术中角膜瓣过薄、破损、上皮损伤:在术后伤口愈合过程中,角膜组织内产生一些炎症介质,如蛋白溶解酶、前列腺素、过氧化物自由基及细胞因子等可能导致角膜层间炎症反应甚至角膜组织自溶[23]。术后群发 DLK 的病因,主要考虑为外源性因素,如手术器械的化学物质或内毒素污染等。Hadden 等[17]报道了 49 例因术中使用记号笔标记角膜瓣导致的群发性 DLK;Holland 等[20]和 Villarrubia 等[21]分别报道了因细菌内毒素污染手术器械而导致的群发性 DLK. Shen 等[19]报道了 7 例 14 眼因高压蒸汽消毒时泡沫塑料释放的有毒化学物质污染手术器械而导致的群发 DLK。

6. 防范策略　群发 DLK 的病因,主要考虑为外源性因素,如手术器械的碎屑及内毒素污染等。为了避免 LASIK 术后 DLK 的发生,我们有如下建议:

- 除了常规刷洗及超声波震荡清洗器械,还需要定期用蛋白酶液清除器械上沉积的各种蛋白质。
- 定期更换手术器械。
- 高压消毒锅水箱每周排空 1 次,冲洗,70% 酒精浸泡,清除细菌生物膜,尽量避免耐热细菌内毒素的产生。

(陈跃国)

参考文献

1. Smith RJ, Maloney RK. Diffuse lamellar keratitis. A new syndrome in lamellar refractive surgery. Ophthalmology, 1998, 105 (9): 1721-1726

2. Tomita M, Sotoyama Y, Yukawa s, et al. Comparison of DLK incidence after laser in situ keratomileusis associated with two femtosecond lasers: Femto LDV and IntraLase FS60. Clin Ophthalmol, 2013, 7: 1365-1371

3. Gil CR, Teus MA, de Benito LL, et al. Incidence of diffuse lamellar keratitis after laser in situ keratomileusis associated with the IntraLase 15kHz femtosecond laser and Moria M2 microkeratome. J Cataract Refract Surg, 2008, 34 (1): 28-31

4. Moshirfar M, Gardiner JP, Schliesser JA, et al. Laser in situ keratomileusis flap complications using mechanical microkeratome versus femtosecond laser: retrospective comparison. J Cataract Refract Surg. 2010, 36 (11): 1925-1933

5. De Paula FH, Khairallah CG, Niziol LM, et al. Diffuse lamellar keratitis after laser in situ keratomileusis with femtosecond laser flap creation. J Cataract Refract Surg, 2012, 38 (6): 1014-1019

6. 张钰, 陈跃国, 夏英杰. WaveLight FS200 飞秒激光制瓣的 LASIK 手术并发症临床分析. 中华眼科杂志, 2016, 52 (1): 41-46

7. Chen S, Feng Y, Stojanovic A, et al. IntraLase femtosecond laser vs mechanical microkeratomes in LASIK for myopia: a systematic review and meta-analysis. J Refract Surg, 2012, 28 (1): 15-24

8. Choe CH, Guss C, Musch DC, et al. Incidence of diffuse lamellar keratitis after LASIK with 15KHz, 30KHz, and 60KHz femtosecond laser flap creation. J Cataract Refract Surg, 2010, 36 (11): 1912-1918

9. Johnson JD, Harissi-Dagher M, Pineda R, et al. Diffuselamellarkeratitis: incidence, associations, outcomes, and a new classification system. J Cataract Refract Surg, 2001, 27 (10): 1560-1566

10. Stulting RD, Randleman JB, Couser JM, et al. The epidemiology of diffuse lamellar keratitis. Cornea, 2004, 23 (7): 680-688

11. Linebarger EJ, Hardten DR, Lindstrom RL. Diffuse lamellar keratitis: diagnosis and management. Journal of cataract and refractive surgery, 2000, 26 (7): 1072-1077

12. Hoffman RS, Fine IH, Packer M. Incidence and outcomes of lasik with diffuse lamellar keratitis treated with topical and oral corticosteroids. Journal of cataract and refractive surgery, 2003, 29 (3): 451-456

13. MacRae SM, Rich LF, Macaluso DC. Treatment of interface keratitis with oral corticosteroids. Journal of cataract and refractive surgery, 2002, 28 (3): 454-461

14. Linebarger EJ, Hardten DR, Lindstrom RL. Diffuse lamellar keratitis: diagnosis and management. Journal of cataract and refractive surgery, 2000, 26 (7): 1072-1077

15. Yuhan KR, Nguyen L, Boxer Wachler BS. Role of instrument cleaning and maintenance in the development of diffuse lamellar keratitis. Ophthalmology, 2002, 109 (2): 400-403

16. Hoffman RS, Fine IH, Packer M, et al. Surgical glove-associated diffuse lamellar keratitis. Cornea, 2005, 24 (6): 699-704

17. Hadden OB, McGhee CNJ, Morris AT, et al. Outbreak of diffuse lamellar keratitis caused by marking-pen

toxicity. J Cataract Refract Surg, 2008, 34 (7):1121-1124

18. Fogla R, Rao SK, Padmanabhan P. Diffuse lamellar keratitis:are meibomian secretions responsible?. J Cataract Refract Surg, 2001, 27 (4):493-495

19. Shen YC, Wang CY, Fong SC, et al. Diffuse lamellar keratitis induced by toxic chemicals after laser in situ keratomileusis.Journal of cataract and refractive surgery, 2006, 32 (7):1146-1150

20. Holland SP, Mathias RG, Morck DW, et al. Diffuse lamellar keratitis related to endotoxins released from sterilizer reservoir biofilms. Ophthalmology, 2000, 107 (7):1227-1233

21. Villarrubia A, Palacin E, Gomez del Rio M, et al. Description, etiology, and prevention of an outbreak of diffuse lamellar keratitis after LASIK.J Refract Surg, 2007, 23 (5):482-486

22. Peters NT, Iskander NG, Anderson Penno EE, et al. Diffuse lamellar keratitis:isolation of endotoxin and demonstration of the inflammatory potential in a rabbit laser in situ keratomileusismodel.Journal of cataract and refractive surgery, 2001, 27 (6):917-923

23. Shah MN, Misra M, Wilhelmus KR, et al. Diffuse lamellar keratitis associated with epithelial defects after laser in situ keratomileusis. J Cataract Refract Surg, 2000, 26 (9):1312-1318

病例 6　SMILE 术后弥漫性板层角膜炎

病例介绍

【简要病史】

患者行双眼飞秒激光小切口角膜基质透镜取出术(SMILE)术后 1 天,自诉双眼视物模糊,左眼轻微疼痛、畏光。

【眼科检查】

视力:右眼裸眼视力 1.0

左眼裸眼视力 0.6^{+3}

眼压:右眼 10mmHg,左眼 6mmHg

裂隙灯显微镜下观察右眼球结膜无充血,层间细颗粒状灰白色炎症浸润主要局限于角膜帽周边(图 1-1-2-41),左眼轻度睫状充血,角膜帽层间可见弥漫性分布的灰白色颗粒样物质,呈典型的"撒哈拉沙漠"表现,累及视轴区,但不超过角膜帽的边缘(图 1-1-2-42);前节 OCT 检查左眼角膜层间呈线性白色高反光物质沉积(图 1-1-2-43);角膜共聚焦显微镜检查左眼角膜帽前基质及层间有大量高反光的细胞结构(图 1-1-2-44)。

【临床诊断】

双眼弥漫性板层角膜炎(右眼Ⅰ期,左眼Ⅱ期)

双眼 SMILE 术后

【处理】

激素冲击疗法,1% 醋酸泼尼松龙滴眼液 6 次 / 日,妥布霉素地塞米松眼膏(0.3% 妥布霉素和 0.1% 地塞米松)早晚各 1 次;

治疗 3 天后,角膜帽层间灰白色颗粒明显减少,改 1% 醋酸泼尼松龙滴眼液 4 次 / 日,妥布霉素地塞米松眼膏晚 1 次;

治疗 5 天后,角膜帽层间灰白色颗粒消失,停妥布霉素地塞米松眼膏,1% 醋酸泼尼松龙滴眼液 4/ 日,每 5 天减 1 次。

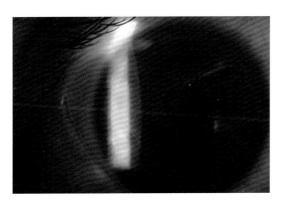

图 1-1-2-41　右眼裂隙灯照相可见 DLK I 期,球结膜无充血,细颗粒状灰白色炎症浸润主要局限于角膜帽周边

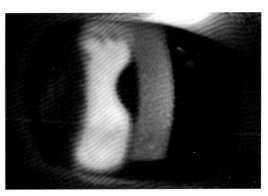

图 1-1-2-42　左眼裂隙灯照相显示 DLK II 期　轻度睫状充血,角膜帽层间可见弥漫性分布灰白色颗粒样物质,呈典型的"撒哈拉沙漠"表现,累及视轴区,但不超过角膜帽的边缘

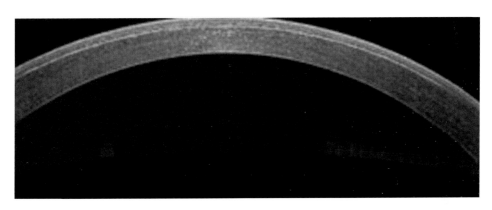

图 1-1-2-43　左眼前节 OCT 可见角膜层间呈线性白色高反光物质沉积

术后 1 周,患者诉无明显眼部不适,查右眼 DLK 完全消退,裸眼视力 1.2。术后 3 周,双眼裸眼视力为 1.2,双角膜透明,DLK 无复发,无后遗症(图 1-1-2-45)。

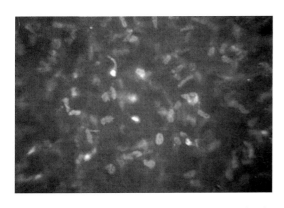

图 1-1-2-44　左眼共聚焦显微镜可见 DLK II 期,角膜帽前基质及层间有大量高反光的细胞结构

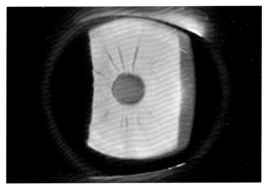

图 1-1-2-45　左眼裂隙灯照相可见角膜透明,层间灰白色颗粒样物质消失

※ 病例解析 ※

1. 诊断依据

（1）双眼 SMILE 术后。

（2）术后第一天双眼视物模糊，左眼轻微疼痛、畏光。

（3）裂隙灯显微镜下观察右眼球结膜无充血，层间细颗粒状灰白色炎症浸润主要局限于角膜帽周边，左眼球结膜轻度睫状充血，角膜帽层间可见弥漫性分布灰白色颗粒样物质，呈典型的"撒哈拉沙漠"表现[1]，累及视轴区，但不超过角膜帽的边缘。

（4）前节 OCT 检查左眼角膜层间呈线性白色高反光物质沉积。

（5）共聚焦显微镜检查左眼角膜帽前基质及层间有大量高反光的细胞结构。

2. 可能原因　DLK 发病机制不清。

（1）可能与过敏性或毒性炎症性反应有关。

（2）角膜上皮缺损可使 DLK 的发生率增加 24 倍[2]。

（3）可能与术中出血冲洗不彻底、刀片的金属颗粒、刀片表面的油脂、铁锈、血渍及不洁的污物等清洁不彻底[3,4]、睑板腺分泌物中的蜡样油脂有关[5]。

（4）可能与眼部消毒用聚维酮碘、眼周睫毛化妆品、手套滑石粉等因素相关。

（5）可能与飞秒激光能量相关，低脉冲能量使 DLK 发生率更低[6]。

3. 鉴别诊断　诊断 DLK 时必须首先排除角膜感染性浸润、角膜上皮异常以及睑板腺分泌物的混淆。

（1）典型的角膜感染性浸润呈单一中心，可向前或向后浸润，角膜混浊随时间的推移而加重，基质变薄，前房反应明显，睫状充血。

（2）角膜上皮异常包括点状角膜上皮炎、上皮水肿等，通过荧光素染色剂认真细致的检查可鉴别。

（3）睑板腺分泌物亦可流入角膜层间而被误诊，但分泌物多有反光，呈油样外观，并不像 DLK 的白色颗粒状外观。

4. 治疗原则与方法

SMILE 术后 DLK 的治疗原则和方法同 FS-LASIK 及常规 LASIK 手术后的 DLK 一致。但因 SMILE 手术无瓣，可从微切口进行基质界面冲洗，术后糖皮质激素滴眼液频繁点眼及时治疗，避免遗留角膜基质的瘢痕。

5. 防范策略

• 避免一切化学药物及有害黏污性粒子进入手术区。

• 术前眼睑认真消毒，彻底清洁冲洗结膜囊，必要时行睑板按摩。

• 术时常规用无菌睫毛贴或贴膜洞巾。

• 所有器械均应认真清洁处理。

• 选择合理的激光能量。

• 制作高质量的角膜瓣。

• 术中注意角膜上皮的保护。

• 术中层间充分冲洗。

• 低度数的全飞秒手术可适当增加基底，避免制作薄的角膜帽及盲目扩大透镜直径[7]。

• 加强手术室管理，减少空气中悬浮物。

（尹连荣）

参考文献

1. Smith RJ, Maloney RK. Diffuse lamellar keratitis: a new syndromein lamellar refractive surgery. Ophthalmology, 1998, 105(9): 1721-1726

2. Shah MN, Misra M, Wihelmus KR, et al. Diffuse lamellar keratitisassociated with epithelial defects after laser in situ keratomileusis. J Cataract refract Surg, 2000, 26(9): 1312-1318

3. Kaufman Sc, Maitchouk DY, Chiou AGY, et al. Interface inflammation after laser in situ keratomileusis: Sands of the Sahara syndrome. J Cataract Refract Surg, 1998, 24(12): 1589-1593

4. Schneider DM, Khanna R. Interface keratitis induced stroma thinning: an early post-operative complication of laser in situ keratomileusis. J Cataract Refract Surg, 1998, 24(10): 1277-1279

5. Rejesh F. Diffuse lamellar keratitis are meibomian secretions responsible. J Cataract Refract Surg, 2001, 27(4): 493-495

6. Tomita.M, Sotoyama.Y, Nakamura.T. Comparison of DLK incidence after laser in situ keratomileusis associated with two femtosecond lasers: Femto LDV and IntraLase FS60. Clinical Ophthalmology, 2013(7) 1365-1371

7. Zhao J, He L, Yao P, et al. Diffuse lamellar keratitis after small-incision lenticule extraction. Journal of Cataract & Refractive Surgery, 2015, 41(2): 400-407

病例 7　LASIK（板层刀）术中负压脱失、角膜瓣制作不全

病例介绍

【简要病史】

患者因双眼近视散光行双眼准分子激光角膜基质磨镶术（LASIK），术前右眼 –3.25DS/–0.75DC×22=1.0，左眼 –3.75DS/–1.00DC×177=1.0，中央角膜厚度：右眼 537μm，左眼 538μm。术中右眼手术顺利，左眼负压吸引后使用角膜板层刀（法国，Moria，90μm）制瓣，退刀后发现制瓣不全，复位不全角膜瓣后结束手术。

【眼科检查】

术后 1 周行前节 OCT 检查，可见角膜下方不全角膜瓣，厚度不均，其中最厚处为 150μm（图 1-1-2-46）。

【临床诊断】

左眼 LASIK 术中不完全角膜瓣（corneal flap incomplete）

【处理】

1. 术后左眼配戴角膜绷带镜 1 天，按照 LASIK 术后常规用药方案给药。

2. 1 个月后再次行左眼 LASIK，制瓣顺利。

术后复查视力：左眼裸眼视力 1.2，最佳矫正视力 +0.25DS=1.2，裂隙灯检查隐约可见左眼下方不全角膜瓣边缘及二次手术角膜瓣边缘（图 1-1-2-47，图 1-1-2-48），角膜地形图检查显示术后角膜形态规则，切削区居中、规则（图 1-1-2-49）。

病例解析

1. 诊断依据

（1）左眼术中制作角膜瓣退刀后可见角膜瓣呈不规则弧形，所暴露的角膜基质床未超过

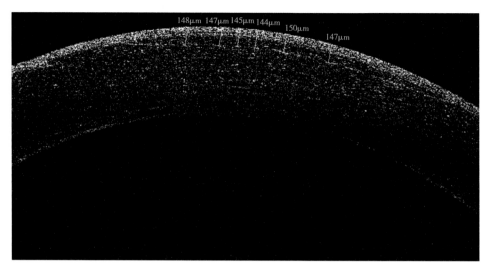

图 1-1-2-46　前节 OCT 显示左眼不全角膜瓣,最厚处为 150μm

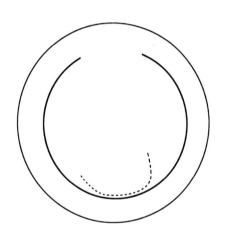

图 1-1-2-47　左眼角膜瓣示意图
虚线为第一次手术的不全角膜瓣边缘,位于角膜下方近周边部。粗实线为第二次手术角膜瓣边缘形态,位置居中,角膜瓣制作完整

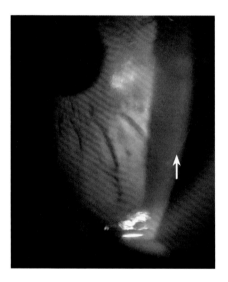

图 1-1-2-48　裂隙灯照相显示左眼隐约可见角膜下方近周边部两次手术制作的角膜瓣边缘,呈"y"字形(箭头所示)

光学区。

(2) 裂隙灯和前节 OCT 检查显示左眼角膜瓣不规则,位于角膜下方,未超过光学区。

2. 形成不完全角膜瓣原因

(1) 负压吸引不到位:吸引不足或吸引不均匀;反复负压导致充血水肿的结膜或原有瘢痕的结膜堵塞负压吸引环上的小孔造成假吸;电力不足造成负压吸引不足。

(2) 任何碎屑、睫毛、黏液甚至盐水结晶都可能停留在刀具或马达上。

(3) 负压管有漏气、主机负压泵里有液体吸入。

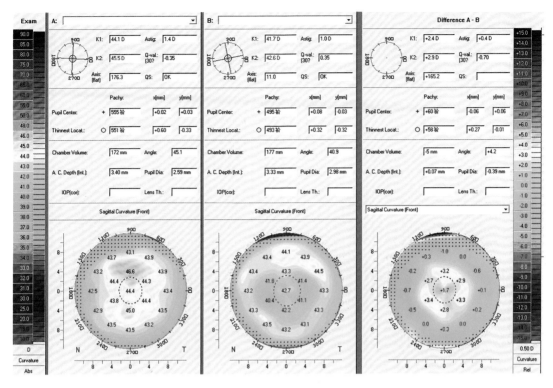

图 1-1-2-49　左眼 Pentacam 显示角膜术前形态（A），经过二次手术后的角膜地形图形态（B）以及治疗前后差异图（A-B）

本患者发生不全角膜瓣的是左眼，考虑术中可能受小睑裂、鼻梁及内眦部空间狭窄的影响，负压角度和力度不到位引起不全角膜瓣形成。

3. 治疗原则

（1）如果不全角膜瓣比较大，暴露的角膜基质床已超过光学区，则可继续按照常规完成手术。

（2）相反，如果未超过光学治疗区则应立即将角膜瓣复位，等 1~3 个月后再次手术，而不要勉强完成激光消融，否则可造成不规则散光并形成角膜瘢痕。

本患者等待 1 个月后再次手术。注意二次手术制瓣时负压时间稍有延长，可使新的角膜瓣厚度超过不全瓣，在位置选择上可以在不全瓣外周再次制瓣，以免碎瓣发生。

4. 防范策略

● 充分负压。当负压形成时一定要观察瞳孔有明显扩大的征象，角膜板层刀负压表上有数字显示。当显示压力平稳后，轻轻提动负压环，眼球随转，确保不是假吸后才能推进角膜板层刀。注意开大睑裂、充分暴露眼球，如左眼手术时注意鼻梁和内眦赘皮的遮挡。

● 注意刀具、负压环和马达的清洁保养，尤其是新刀片。使用负压管时确保无接口老化，无漏气。

（尹　奕）

病例 8　SMILE 术中负压脱失

※❖※ 病例介绍 ※❖※

【简要病史】

患者双眼近视要求手术摘镜,行双眼飞秒激光小切口角膜基质透镜取出术(SMILE)。术前 5 分钟点表面麻醉药 3 次,右眼角膜微透镜基底及侧切扫描顺利完成,帽扫描即将完成时,出现失吸(图 1-1-2-50)。

【眼科检查】

术前检查:

视力:右眼裸眼视力 0.06/Jr7,最佳矫正视力 −6.50DS/−0.75DC×180=1.0

左眼裸眼视力 0.06/Jr7,最佳矫正视力 −5.00DS/−1.00DC×155=1.0

眼压:右眼 18.7mmHg,左眼 17.0mmHg

角膜厚度:右眼 542μm,左眼 545μm

术中检查:

手术显微镜下可见,右眼角膜微透镜基底及侧切扫描顺利完成,帽扫描即将完成时,出现失吸。

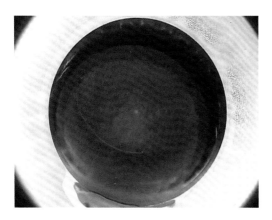

图 1-1-2-50　右眼手术显微镜下可见角膜帽扫描未完成,且从上方脱负压

【临床诊断】

右眼 SMILE 术中负压脱失(suction loss)

【处理】

以扫描透镜中心为中心,重新定位,重新进行帽的扫描及切口制作(图 1-1-2-51),取镜顺利。裂隙灯显微镜下角膜透明(图 1-1-2-52),前节 OCT 中央区两次扫描在一个平面,周边可见错层(图 1-1-2-53,图 1-1-2-54)。角膜地形图未见明显异常(图 1-1-2-55)。

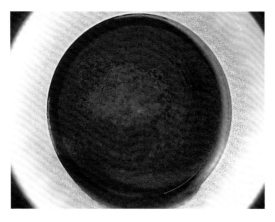

图 1-1-2-51　手术显微镜下可见右眼二次扫描后透镜帽及边切完成

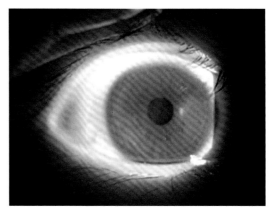

图 1-1-2-52　右眼裂隙灯下可见角膜透明

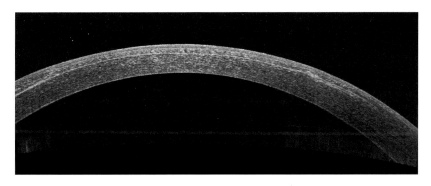

图 1-1-2-53　右眼前节 OCT 显示中央区两次扫描在一个平面

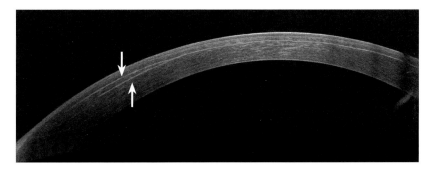

图 1-1-2-54　右眼前节 OCT 显示周边区两次扫描错层（箭头所示）

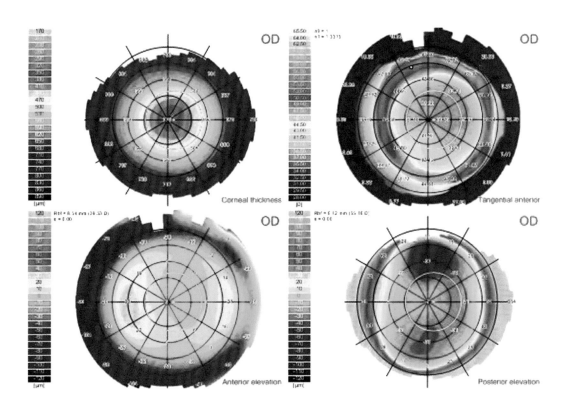

图 1-1-2-55　右眼术后第 1 天,角膜地形图符合角膜屈光术后正常地形图

▷▷▷ **病例解析** ◁◁◁

1. 诊断依据　右眼飞秒激光扫描过程中,显微镜下可见负压环脱离角膜。

2. 可能原因

(1) 患者过度紧张,术中眨眼或眼球的异常转动。

(2) 结膜囊内液体过多。

(3) 术中刺激使得反射性流泪过多。

(4) 角膜直径过小或负压环大小不合适或对中心偏位等原因致使部分结膜组织随角膜被一并吸引。

(5) 角膜血管翳等致使角膜形态不规则。

本例脱负压的原因主要与患者上方较严重的角膜血管翳及结膜囊液体过多、患者紧张有关。

3. 治疗原则与方法　不同扫描阶段脱负压处理原则不同[1,2]。

(1) 激光扫描微透镜下层小于 10% 的情况下脱负压,重新扫描,参数按原设计。

(2) 激光扫描微透镜下层大于 10% 的情况下脱负压,尤其是接近中轴区或视轴区,建议改 FS-LASIK 或终止后择期 SMILE。

(3) 若已完成透镜底部扫描,在做透镜侧切时中断,从侧切重新开始,但建议将透镜侧切直径缩小 0.2~0.4mm。

(4) 若已完成透镜扫描,扫帽的过程中脱失负压:

1) 单纯重新做帽,注意尽量与原帽及透镜中心对齐,可继续完成操作。

2) 改行 FS-LASIK 手术。

3) 终止后择期 SMILE。

(5) 若透镜已扫描完成,仅切口尚未制作时脱负压(图 1-1-2-56,图 1-1-2-57):

1) 迅速重新制作角膜帽及侧切口。透镜中心对位,适当缩小帽直径(0.2~0.4mm)。

2) 使用刀或针头做切口。

3) 改行 FS-LASIK 或表层。

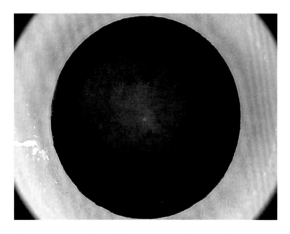

图 1-1-2-56　准确定位瞳孔中心,负压吸引后重新制作侧切口

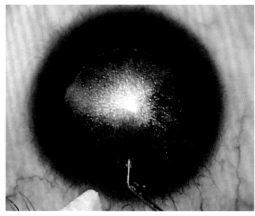

图 1-1-2-57　仔细分离透镜,避免错层

4）终止后择期 SMILE。

4. 防范策略

• 术前充分的宣教,术中鼓励安慰,使患者尽量放松。

• 手术前确保结膜囊内不要有过多水分,角膜应保持润而不湿。

• 术中精准对位。

• 选择正确直径的角膜吸引环,避免吸引结膜。

• 负压吸引时,尽量减少可能转移患者注意力的因素,定中心及吸引尽可能快。

• 为缩短手术时间可采用快速模式下的专家模式。

（尹连荣　张丰菊）

参考文献

1. 中华医学会眼科学分会眼视光学组. 我国飞秒激光小切口角膜基质透镜取出术手术规范专家共识（2016年）. 中华眼科杂志,2016,52（1）:1-7
2. 王雁,赵堪兴. 飞秒激光屈光手术学. 北京:人民卫生出版社,2014

病例 9　SMILE 术中扫描区"黑斑"

病例介绍

【简要病史】

患者双眼近视要求手术摘镜,拟行小切口飞秒激光角膜基质透镜取出术（SMILE）。术中患者紧张,不停挤眼,反复负压吸引三次才完成扫描。

【眼科检查】

术前检查:

视力:右眼裸眼视力 0.01/Jr2,最佳矫正视力 −4.50DS=1.0

左眼裸眼视力 0.02/Jr1,最佳矫正视力 −3.50DS/−0.25DC×165=1.0

眼压:右眼 17.9mmHg,左眼 14.5mmHg

角膜厚度:右眼 534μm,左眼 536μm

术中检查:

手术显微镜下可见透镜周边大片黑斑,也称黑区（图 1-1-2-58）。

【临床诊断】

SMILE 术中扫描区"黑斑"

【处理】

右眼因黑斑在周边部进行小心分离后透镜完整取出。

术后第 1 天左眼裸眼视力:0.6,术后 1 周裸眼视力:1.0。

裂隙灯下角膜透明（图 1-1-2-59）、角膜地形图正常（图 1-1-2-60）、前节 OCT 透镜层间欠光滑（图 1-1-2-61）。

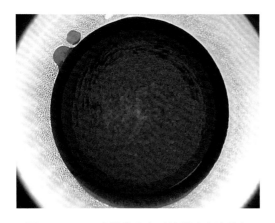

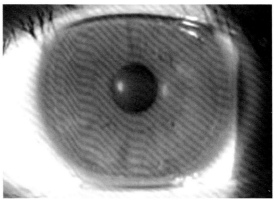

图 1-1-2-58 左眼鼻上方透镜周边大片黑斑 图 1-1-2-59 左眼术后 1 周,裂隙灯下可见角膜透明

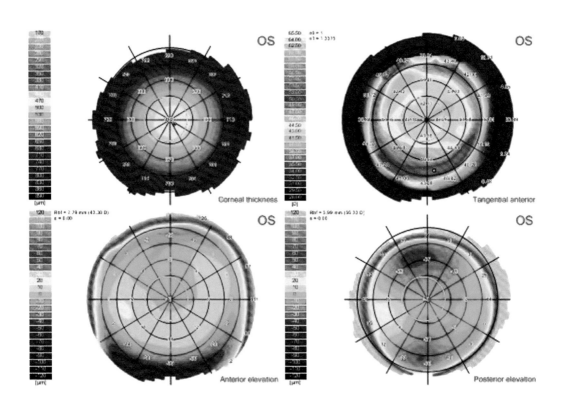

图 1-1-2-60 左眼术后 1 周,角膜地形图显示屈光术后正常地形图

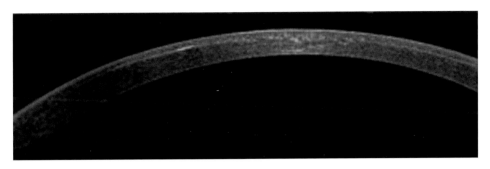

图 1-1-2-61 左眼术后 1 周,前节 OCT 可见透镜层间欠光滑

※※ **病例解析** ※※

1. 诊断依据 SMILE 术中手术显微镜下发现透镜周边大片黑色扫描缺失区。

2. 可能原因[1,2]

(1)睑板腺分泌物或结膜囊内异物附着于角膜或接触镜表面。

1)反复负压吸引。

2)角膜接触镜不洁净。

3)异常液体溅入结膜囊。

(2)激光能量输出异常

本例黑斑产生的原因主要是:反复负压吸引后,角膜压平锥镜在周边未处理洁净所致。

3. 治疗原则与方法[1,2]

(1)较大面积黑斑(尤其在视区内),建议立即中断扫描,择期手术。

(2)黑斑的出现会增加透镜分离的难度,因此一定小心仔细分离。强行分离可能会导致器械穿透角膜表面或透镜的撕裂。故位于周边的黑斑,一般可以通过小心分离一次完成手术。若位于中央区域的较大黑斑,建议暂不分离,择期手术。

4. 防范策略

• 术前进行良好宣教,减轻患者紧张情绪,提高患者的配合度,减少反复负压吸引的发生。

• 若发生反复负压吸引则应保持角膜及锥镜洁净,如不能很好地清洁,必要时更换新的压平锥镜。

• 手术前结膜囊分泌物冲洗干净。

• 负压吸引前,保持角膜压平锥镜表面清洁干净。

• 保持正常的激光输出。

(尹连荣)

参考文献

1. 中华医学会眼科学分会眼视光学组. 我国飞秒激光小切口角膜基质透镜取出术手术规范专家共识(2016年). 中华眼科杂志,2016:52(1):1-7
2. 王雁,赵堪兴. 飞秒激光屈光手术学. 北京:人民卫生出版社,2014

病例 10　SMILE 术中透镜撕裂

❖❖❖ 病例介绍 ❖❖❖

【简要病史】

患者双眼近视要求手术摘镜。行小切口飞秒激光角膜基质透镜取出术(SMILE)中,扫描顺利,透镜分离过程中发现右眼颞下周边透镜撕裂(图 1-1-2-62),小心反向分离后透镜完整取出(图 1-1-2-63),取出后裂隙灯下撕裂的透镜如下(图 1-1-2-64)。

【眼科检查】

术前检查:

视力:右眼 0.02/Jr7,最佳矫正视力 −5.75DS/−0.50DC × 145=1.0

　　　左眼 0.02/Jr7,最佳矫正视力 −6.00DS/−0.25DC × 170=1.0

眼压:右眼 15.0mmHg,左眼 15.7mmHg

角膜厚度:右眼 580μm,左眼 585μm

术后第 1 天:

双眼视力 1.0,眼压:右眼 10.0mmHg,左眼 11.2mmHg

裂隙灯检查角膜透明,微切口处愈合良好(图 1-1-2-65),角膜地形图未见明显异常(图 1-1-2-66),前节 OCT 未见明显异常(图 1-1-2-67)。

【临床诊断】

右眼 SMILE 术中透镜撕裂(lenticule tear)

双眼 SMILE 术后

【处理】

仔细观察,反向小心分离取出透镜。

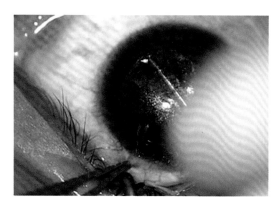

图 1-1-2-62　右眼手术显微镜下可见颞下周边透镜撕裂

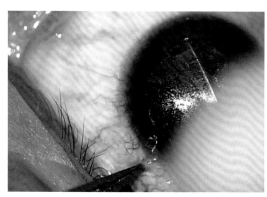

图 1-1-2-63　右眼手术显微镜下可见术者反向小心分离透镜

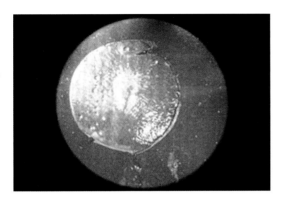

图 1-1-2-64　右眼手术显微镜下可见撕裂透镜

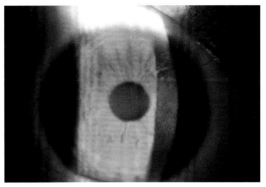

图 1-1-2-65　右眼术后裂隙灯下可见角膜透明,微切口愈合良好

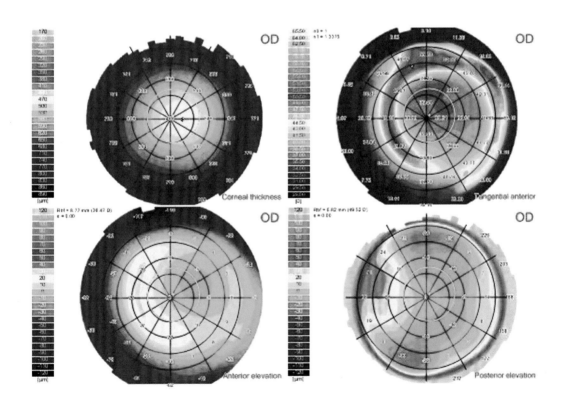

图 1-1-2-66　右眼术后角膜地形图符合屈光术后正常角膜地形图

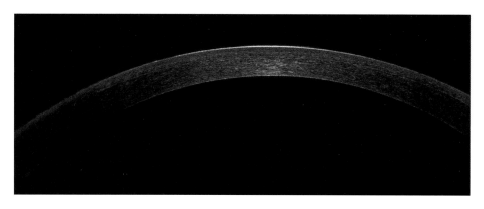

图 1-1-2-67　右眼术后前节 OCT 无异常

※ 病例解析 ※

1. 诊断依据

（1）SMILE 术中显微镜下见透镜撕裂。

（2）取出透镜后裂隙灯下可见透镜的周边撕裂。

2. 可能的病因

（1）激光能量异常，透镜周边出现黑斑或不透明气泡层（opaque bubble layer，OBL）影响分离。

（2）分离透镜时周边分离不完整。

（3）透镜过薄。

（4）分离不充分的情况下强行取出透镜。

（5）手术操作不规范，动作过于粗暴。

本例原因主要是分离透镜时周边分离不完整。

3. 治疗原则与方法

（1）术中仔细观察，小心操作。当发现透镜边缘有撕裂时，可从反方向分离，力争分离彻底，避免组织残留。

（2）如果出现组织残留，原则上应取出，特别是在中央光学区。

（3）如果仅在边缘的极小条带（光学区之外），且难以完全取出，可观察[1]。

4. 防范策略[2]

· 术前进行良好宣教，减轻患者紧张情绪，提高患者的配合度。

· 保证良好的激光能量输出，控制手术室温度和湿度在标准范围内。预矫屈光度数较低的患者应适当增加透镜基底厚度（10~25μm），利于透镜边缘的机械分离，预防透镜取出不全或组织残留的发生。

· 分离透镜动作轻柔，水润状态下透镜分离后彻底取出。

· 当环形撕镜有困难时，不能强行取镜。

· 夹取透镜时不要过度用力。

（尹连荣）

参考文献

1. 中华医学会眼科学分会眼视光学组.我国飞秒激光小切口角膜基质透镜取出术手术规范专家共识(2016年).中华眼科杂志,2016:52(1):1-7.
2. 王雁,赵堪兴.飞秒激光屈光手术学.北京:人民卫生出版社,2014.

病例 11　SMILE 术后透镜残留

病例介绍

【简要病史】

患者,女性,32 岁,显然验光:右眼 –4.25DS/–1.00DC×70=1.0 左眼 –3.50DS/–0.75DC×100=1.0 角膜厚度:右眼 619μm 左眼 618μm,因双眼屈光不正,3 个月前行双眼飞秒激光小切口角膜层间透镜摘除术(SMILE),术后右眼视力尚好,自觉左眼远近视物均逐渐模糊,故前来就诊。

【眼科检查】

术后第 1 天:

裸眼视力:右眼 0.8 左眼 0.2;电脑验光:右眼 +0.50DS/–0.50DC×113　左眼 +2.25DS/–2.25DC×112;眼压:右眼 15mmHg 左眼 16mmHg;裂隙灯检查:双眼角膜透明。

术后第 3 天:

裸眼视力:右眼 0.9 左眼 0.3;电脑验光:右眼 –0.25DS/–0.25DC×147　左眼 +1.75DS/–2.25DC×101;眼压:右眼 15mmHg 左眼 17mmHg;裂隙灯检查:双眼角膜透明。

术后第 6 天:

裸眼视力:右眼 0.9 左眼 0.3;电脑验光:右眼 –0.25DS/–0.25DC×143　左眼 +1.75DS/–2.25DC×103;眼压:右眼 12mmHg 左眼 13mmHg;裂隙灯检查:双眼角膜透明;角膜 OCT 检查见图 1-1-2-68。

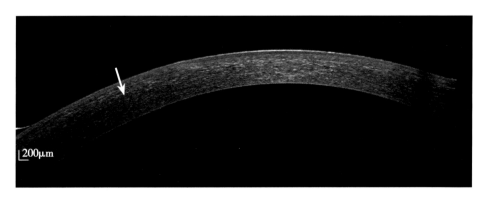

图 1-1-2-68　左眼角膜 OCT 显示颞下方角膜基质较对侧厚(箭头所示)

术后 2 周：

裸眼视力：右眼 1.0 左眼 0.4⁻；电脑验光：右眼 −0.50DC×152　左眼 +1.50DS/−2.00DC×101；眼压：右眼 12mmHg　左眼 13mmHg；裂隙灯检查：双眼角膜上皮光滑，层间无明显混浊；左眼角膜地形图见图 1-1-2-69~ 图 1-1-2-72。

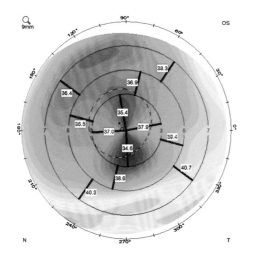

图 1-1-2-69　角膜地形图净屈光力图显示左眼角膜的屈光力，下方高于上方

图 1-1-2-70　角膜地形图前表面高度图显示左眼角膜下方可见半月形凸起区域明显，最高点 24μm

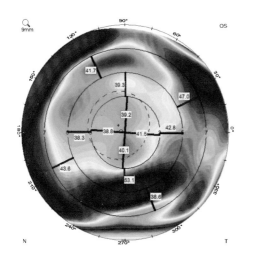
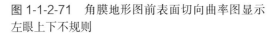
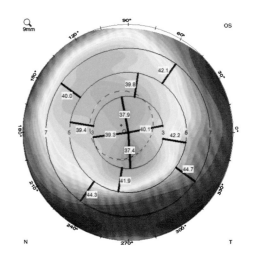

图 1-1-2-71　角膜地形图前表面切向曲率图显示左眼上下不规则

图 1-1-2-72　角膜地形图前表面屈光力图显示左眼明显的不对称

术后 1 个月：

裸眼视力：右眼 1.5 左眼 0.4⁻；电脑验光：右眼 −0.25DC×152 左眼 +1.50DS/−1.75DC×99；眼压：右眼 14mmHg，左眼 15mmHg；裂隙灯检查：角膜透明。

【临床诊断】

左眼 SMILE 术后透镜残留（lenticule residue）

【处理】

调阅左眼 SMILE 手术录像（图 1-1-2-73~ 图 1-1-2-76）。

视频 1　SMILE 术中透镜残留

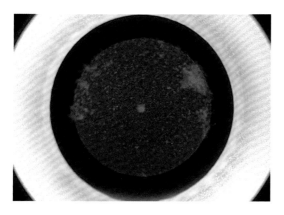

图 1-1-2-73　飞秒激光扫描角膜基质的透镜面时可见两侧边缘部较浓密的 OBL

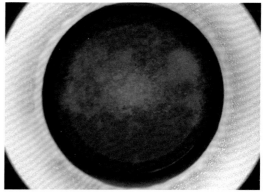

图 1-1-2-74　当飞秒激光扫描透镜角膜帽面时，可见更加密集的 OBL

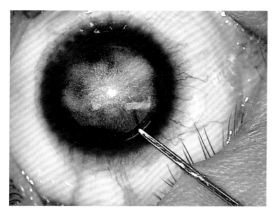

图 1-1-2-75　分离透镜层间感觉较黏稠

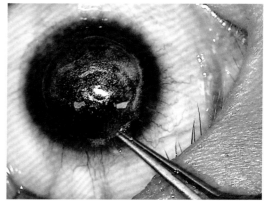

图 1-1-2-76　显微镊取出透镜时可见颞下方仍然残留着部分呈月牙状透镜基质

此时虽已经是 SMILE 术后 3 个月，但可明确诊断为左眼角膜基质颞下方透镜残留，遂与患者充分沟通理解后进行左眼表麻下经原微小切口探查联合左眼颞下方角膜基质残留透镜取出术。手术经过顺利，过程如下所示（图 1-1-2-77~ 图 1-1-2-80）。

手术顺利取出残留透镜。

残留透镜取出术后第 1 天：

裸眼视力：右眼 1.5　左眼 0.8；电脑验光：右眼 –0.25DS/–0.25DC × 149 左眼 –0.50DS/–0.75DC × 24；眼压：右眼 15mmHg，左眼 16mmHg；裂隙灯检查：左眼角膜无明显水肿，层间无明显炎症渗出及碎屑残留。角膜切口密合良好。

视频 2　残留透镜取出术

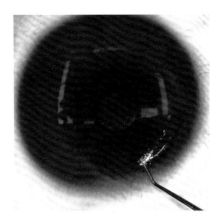

图 1-1-2-77　轻柔小心地重新分离左眼原 SMILE 角膜切口,避免过多干扰角膜上皮

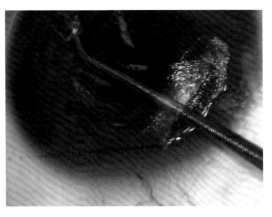

图 1-1-2-78　分离器轻柔伸向颞下方,头向上贴帽面轻分离,寻找残留透镜

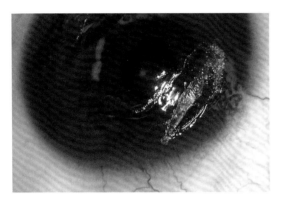

图 1-1-2-79　顺利找到残留的透镜,从角膜帽下分离出残留基质

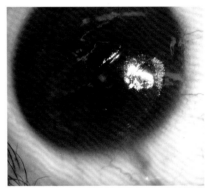

图 1-1-2-80　仔细核对残留透镜形状与角膜地形图一致后,密闭原角膜切口,以防止上皮植入

残留透镜取出术后 7 天:

裸眼视力:右眼 1.2 左眼 1.0;电脑验光:右眼 –0.50DS/–0.50DC×162 左眼 –0.25DS/–0.25DC×6;眼压:右眼 15mmHg 左眼 16mmHg;裂隙灯检查:左眼角膜层间无炎症反应,无上皮植入。

残留透镜取出术后 51 天:

裸眼视力:右眼 1.2 左眼 1.2;电脑验光:右眼 –0.75DS/–0.25DC×134;左眼 –0.50DS/–0.25DC×149;眼压:右眼 15mmHg 左眼 15mmHg;裂隙灯检查:左眼角膜透明,无炎症反应,无上皮植入。

❖❖ 病例分析 ❖❖

1. 诊断依据

(1) SMILE 术后视力一直无提高。

(2) 角膜地形图可见角膜明显不对称、不规则。

（3）前节 OCT 可见角膜层间组织中角膜帽及基质厚度不均匀,颞侧较鼻侧明显增厚,而角膜厚度图可见颞侧及颞下方较其他部位增厚。

2. 术后透镜基质残留的原因分析

（1）患者术前左眼屈光度较低 –3.50DS/–0.75DC×100=1.0,透镜厚度较薄。

（2）术中飞秒扫描角膜基质时 OBL 较重。

（3）术中透镜分离不彻底或破裂。

（4）术终取出透镜未进行完整性检查或取出已经破裂的残留透镜时经验不足。

3. 治疗原则与方法

（1）治疗原则

1）根据患者视力变化及验光值显示的特点,结合角膜地形图的形态分析,利用前节 OCT 角膜帽及基质扫描和角膜厚度图测算分析,及时发现基质透镜部分残留的部位,确诊后短期内及时充分地从原边切口将其取出。

2）明确 SMILE 术后视力不提高的病因,及时有的放矢地行局部残留基质透镜取出术,恢复角膜的规则形态及视力[1]。

3）如果不能明确诊断或缺少当时手术录像不建议进行手术探查,避免取出透镜时造成假道而加重损伤,应等待 6~12 个月后角膜组织愈合,屈光度稳定后行角膜地形图引导下的准分子切削纠正角膜不规则。

（2）治疗方法:经原 SMILE 边切微小切口行角膜基质内残留透镜分离取出术。

4. 防范策略

• 术前严格筛选患者,合理选择手术方式。对于度数极低预测取出的角膜透镜较薄的患者,可根据术者的经验选择最安全的手术方式,术中合理操作,避免过多的 OBL 及轻柔分离操作以达到预期满意结果。当经验不足时,合理选择手术适应证和个性化选择术式,切勿盲目一味追求 SMILE,可选择表层手术[2]。

• 低度近视患者生活工作有需求接受 SMILE 手术时,需要谨慎操作。术中激光保持稳定,吸引避免过重,防止产生过多 OBL 而影响透镜分离。过重的 OBL,需要轻柔分离较薄的透镜,防止破裂残留。

• 透镜取出后,置入水杯仔细检查,确保透镜完整后终止手术[3]。

• 再次行原切口操作时务必注意避免过多干扰角膜上皮,防止上皮植入及内生的发生。

（李 玉 张丰菊）

参考文献

1. Dong Z,Zhou X.Irregular astigmatism after femtosecond laser refractive lenticule extraction.J Cataract Refract Surg,2014,39(6):952-954

2. Li L,Schallhorn JM,Ma J,et al.Risk factors for opaque bubble layer in small incision lenticule extraction(SMILE). J Refract Surg,2017,33(11):759-764

3. Ng ALK,Kwok PSK,Chan TCY.Secondary lenticule remnant removal after SMILE.J Refract Surg,2017,33(11): 779-782

病例 12　FS-LASIK 术中出现上皮下垂直爆破

❖ 病例介绍 ❖

【简要病史】

患者女性,37 岁,因双眼近视合并散光,1 天前行双眼飞秒激光制瓣准分子激光角膜基质磨镶术(FS-LASIK)。

术前检查:

视力:右眼裸眼视力 0.2,最佳矫正视力 −5.00DS-1.50DC × 5=1.0

左眼裸眼视力 0.2,最佳矫正视力 −4.75DS-4.00DC × 155=0.6^{+3}

眼压:右眼 15.9mmHg,左眼 15.3mmHg

中央角膜厚度:右眼 529μm,左眼 531μm

手术屈光度设计为:右眼 −5.00DS-1.50DC × 5

左眼 −4.50DS-4.00DC × 155

右眼顺利完成手术,左眼飞秒激光术中出现上皮下垂直爆破,中断手术(图 1-1-2-81)。

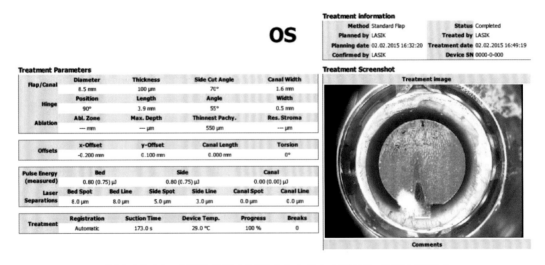

图 1-1-2-81　左眼飞秒激光制瓣术中出现上皮下气泡,继而中断手术

【眼科检查】

术后第 1 天:

视力:右眼裸眼视力 0.8^{-2},最佳矫正视力 +0.25DS/−1.00DC × 75=1.0

左眼裸眼视力 0.15,最佳矫正视力 −3.25DS/−6.00DC × 160=0.5

眼压:右眼 10mmHg,左眼 9mmHg

裂隙灯检查可见左眼角膜轻度水肿,上方局灶性上皮缺损(图 1-1-2-82),角膜地形图见图 1-1-2-83,图 1-1-2-84。

【临床诊断】

左眼飞秒激光上皮下垂直爆破(vertical gas breakthrough,VGB)

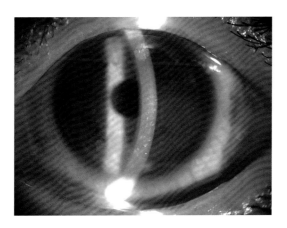

图 1-1-2-82　裂隙灯检查显示左眼角膜轻度水肿，
上方局灶性上皮缺损

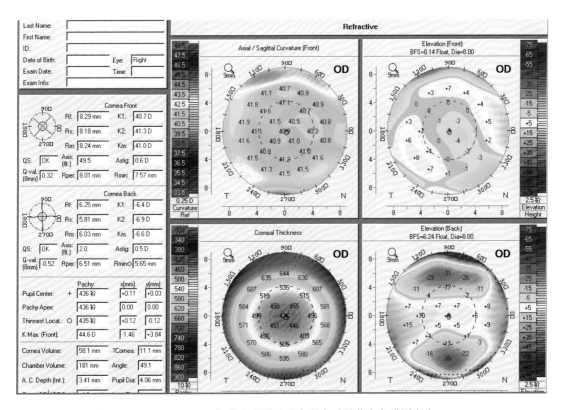

图 1-1-2-83　Pentacam 角膜地形图显示右眼术后最薄点角膜厚度为 435μm

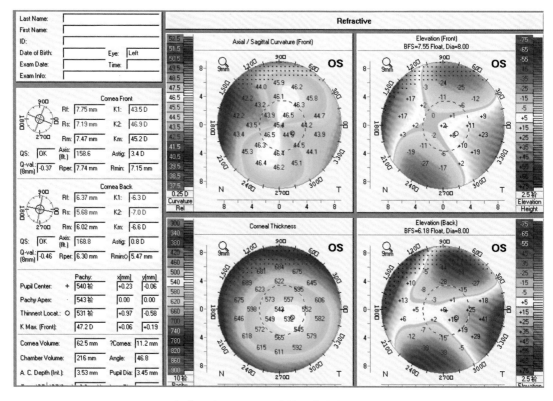

图 1-1-2-84　Pentacam 角膜地形图显示左眼术前最薄点角膜厚度为 531μm，角膜形态规则

【处理】

1. 术后常规点眼。

2. 1 个月后左眼再次行补充手术，飞秒激光制瓣，将瓣厚度设置较前增加 10μm，即由 100μm 调整为 110μm，激光切削能量设置不变，瓣直径不变。

3. 补充手术后左眼视力及电脑验光结果：

术后 1 天：视力 0.5 电脑验光：+0.25DS-2.00DC×20

术后 10 天：视力 0.6 电脑验光：+0.25DS-2.00DC×20

术后 1 年：视力 1.0 电脑验光：-1.00DC×15

━━━⋙ 病例解析 ⋘━━━

1. 诊断依据　飞秒激光切削过程中，镜下可见上方气泡穿透至上皮下，形成局灶性的白色改变。

2. 术中上皮下垂直爆破的可能原因分析　上皮下出现气泡的机制不甚明确。

（1）上皮下垂直爆破，相关报道较少。2007 年 Srinivasan 等[1]首先报道 1 例上皮下气泡现象。一位 30 岁患者接受双眼飞秒激光制瓣波阵面像差引导的 LASIK 手术，在制瓣过程中，右眼出现上皮下气泡，但是制瓣没有受到影响，没有出现纽扣瓣，手术其他过程顺利。术后第 1 天双眼裸眼视力均为 20/20。作者认为发生上皮下气泡的机制不明，可能是角膜瓣较薄或者激光聚焦于前弹力层，导致其局部破损所致。

（2）Seider 等报道[2]，上皮下气泡在飞秒激光手术中发生率为 0.013%（4/2922）。认为上皮下气泡往往发生在角膜基质薄弱的地方,如角膜瘢痕。发生此类并发症不一定是 LASIK 激光的禁忌证,但要防止其后严重的角膜瓣异常。术中及时发现上皮下气泡,可以预防纽扣瓣及瓣的撕裂。

（3）Ayad A. Farjo 等[3]认为上皮下气泡可能来自于术中负压吸引丢失。

3. 治疗原则与方法

（1）治疗原则:

1）若病灶范围局限,不影响瓣膜的掀开及 LASIK 切削,可继续手术。

2）若病灶范围较大,或已穿透上皮,造成缺损,建议停止手术操作,术后可视情况给予角膜绷带镜 1 周。

3）二次手术应在 1 个月之后,可选择机械刀或者增加飞秒激光瓣切削深度。

（2）治疗方法:较严重者建议及时暂停手术,术后给予抗生素、低浓度激素及人工泪液局部点眼,补充手术的时机至少在 1 个月以后。

4. 防范策略

• 术前仔细检查,避免角膜瘢痕等患者。

• 术中避免负压形成不良甚至丢失。

• 术中角膜瓣厚度不宜设置过薄。

• 角膜瘢痕者行飞秒激光扫描前,需利用前节 OCT 掌握瘢痕的深度和范围,并合理设计扫描光学区,可达到预期结果。

（王丽强）

参考文献

1. Srinivasan S,Herzig S. Sub-epithelial gas breakthrough during femtosecond laser flap creation for LASIK.Br J Ophthalmol,2007,91(10):1373
2. Seider MI,Ide T,Kymionis GD,et al. Epithelial breakthrough during IntraLase flap creation for laser in situ keratomileusis. J Cataract Refract Surg,2008,34(5):859-863
3. Ayad AF,Alan S,Steven CS,et al. Femtosecond lasers for LASIK flap creation:a report by the American Academy of Ophthalmology.Ophthalmology.,2013,120(3):e5-e20

病例 13 双眼颗粒状角膜营养不良 LASIK 术后加重

病例介绍

【简要病史】

患者女性,37 岁,因双眼准分子激光角膜基质磨镶术（LASIK）,术后 4 年视物模糊逐渐加重就诊。

10 年前在当地因近视接受双眼 LASIK 手术,术后 4 年时,无明显诱因出现双眼视物模糊,无畏光、流泪、眼红、眼痛等症,休息后无缓解,病程中症状渐加重,当地医院就诊,诊断"双眼准分子激光术后角膜上皮下雾状混浊（Haze）",予以"氟米龙滴眼液"8 次/日,用药 15 天后症状无缓解,无加重。

家族史:检查可见其父亲及弟存在角膜点状混浊(具体检查结果不详),无手术史。

外院角膜共聚焦显微镜检查示:双眼角膜上皮层无明显水肿,基底层欠平整,局部条带状高反光带隆起。前层基质层弥漫性云雾状高反光影,呈片状混浊,混浊无明显间隙,亦未见透明角膜组织,侵入范围约 50~140μm,细胞核不可见。中、后基质层混浊消失,细胞结构清晰。局部内皮层图像清晰,可见区域细胞结构无明显异常。

【眼科检查】

视力:裸眼视力 右眼:0.6 最佳矫正视力 +0.75DS=0.6⁻

　　　裸眼视力 左眼:0.6 最佳矫正视力 −0.50DS=0.6

双眼结膜无充血,双角膜瓣对合良,光区内角膜透明度差,中心区混浊,余未见异常(图1-1-2-85)。观察 1 个月后角膜中央区混浊加重(图1-1-2-86)。前节 OCT 测量双眼角膜全层厚度及混浊层的厚度(图1-1-2-87,图1-1-2-88)。角膜共聚焦显微镜检查角膜混浊的特征,静脉抽血基因检测显示 *TGFBI* 基因 R124H 突变阳性(图1-1-2-89)。

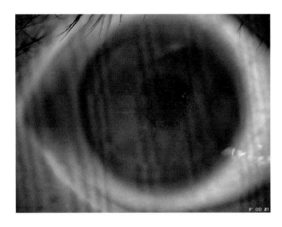

图 1-1-2-85　角膜瓣光区内浅基质层弥漫性混浊

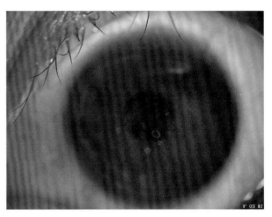

图 1-1-2-86　1 个月后复查光区内浅基质层,弥漫性混浊较前加重,并可见点片状边界清晰的混浊病灶

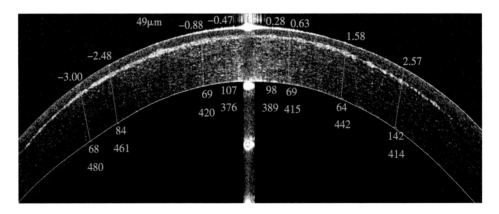

图 1-1-2-87　前节 OCT 显示右眼角膜中央最薄点厚度 483μm,基质层中央的混浊深度 98~109μm

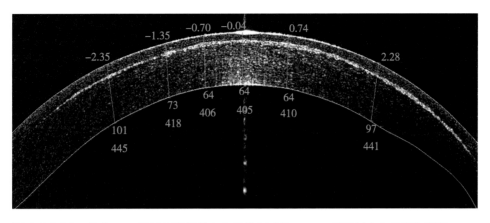

图 1-1-2-88 前节 OCT 显示左眼角膜中央最薄点厚度 469μm，基质层中央的混浊深度 64μm

BIGH3 基因检测结果：

p.R124H	p.R124C	p.R555W
阳性	阴性	阴性

图 1-1-2-89 静脉血基因检查结果显示 *TGFBI* 基因 R124H 突变阳性，提示此检测位点基因突变

【临床诊断】

双眼屈光不正

双眼 LASIK 术后

双眼颗粒状角膜营养不良（granular corneal dystrophy，GCD）

颗粒状角膜营养不良 LASIK 术后加重[1]

【处理】

双眼治疗性准分子激光角膜切削术（PTK）。

术后双眼清晰度明显改善，患者恢复正常工作。裂隙灯检查示角膜清亮透明度明显优于术前（图 1-1-2-90，图 1-1-2-91）。前节 OCT 显示角膜基质层混浊较前明显减轻（图 1-1-2-92，图 1-1-2-93）。

❖❖ 病例解析 ❖❖

1. 诊断依据

（1）角膜浅基质层可见散在点状面包屑状边界清晰的混浊灶。

（2）双眼 LASIK 术后切削光区内圆盘状角膜层间均匀一致性的混浊。

（3）前节 OCT 显示角膜瓣界面基质带状均匀组织高反光。

（4）*TGFBI* 基因 R124H 突变阳性。

2. 可能原因分析 颗粒状角膜营养不良的发病原因为 5q31 染色体位点上的角膜上皮素基因发生改变。GCD Ⅱ 型：青壮年发病。角膜的基质层内呈现出环状、盘状、星形、雪花状混浊。病理组织检查可发现角膜基质中有圆点状结晶体聚集及淀粉样物质存在。*TGFBI* 基

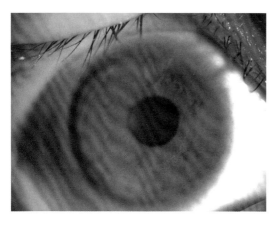 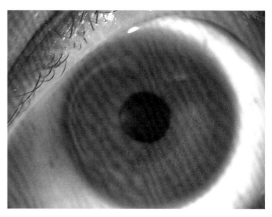

图 1-1-2-90　右眼 PTK 术后瞳孔区角膜清亮透明　　图 1-1-2-91　　左眼 PTK 术后瞳孔区角膜清亮透明
度明显优于术前　　　　　　　　　　　　　　　　　度明显优于术前

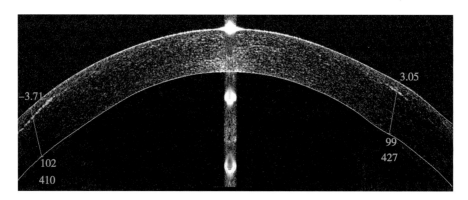

图 1-1-2-92　右眼前节 OCT 显示 PTK 术后角膜瞳孔中央区混浊消除

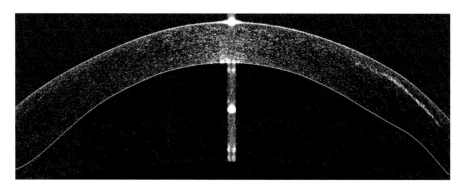

图 1-1-2-93　左眼前节 OCT 显示 PTK 术后角膜瞳孔中央区混浊消除

因突变位点为 R124H[2]。该病例符合以上的特征及基因诊断。LASIK 手术刺激加重疾病的发展,影响视功能,因此需要引起临床的重视。

　　GCDⅡ型禁忌行 LASIK、FS-LASIK 及 SMILE 的原因在于角膜损伤后,角膜成纤维细胞 TGFBIp 的产生增加,LASIK 等基质手术可刺激 TGFBIp 异常分泌,促进颗粒状物质沉积的速度,从而加重颗粒状角膜营养不良的病情[3]。LASIK 等手术导致角膜颗粒状营养不良患者复发及病情加重的时间为 1.2 年至 8 年不等。

3. 治疗原则与方法[4-6]

(1) 治疗原则:GCD Ⅱ 型禁忌行 LASIK 及 SMILE 手术。如果已行手术,早期不影响视功能建议观察,防紫外线照射及角膜外伤的刺激。如病情发展,角膜混浊逐渐加重影响视功能可采取手术治疗。但注意术后不同时期病情均会复发。

(2) 治疗方法:首先明确角膜营养不良分型,临床诊断不明确时建议行分子遗传学基因分析。

1) 确诊为 GCD Ⅱ 型,病情轻不影响视功能,则不建议做任何手术干预,若病情较重、损害视功能时,位于视区浅层较薄的混浊推荐在前节 OCT 分析混浊部位及厚度的条件下并且角膜厚度允许的情况下行 PTK 治疗,若角膜混浊较重且角膜较薄(薄于 360μm),则建议行深板层角膜移植术恢复视功能。

2) 确诊为 GCD Ⅰ、Ⅲ 型治疗策略:明确诊断为 GCD Ⅰ 型、Ⅲ 型的患者,若病情较轻,不影响视功能,仅仅伴有近视及近视散光并自愿接受角膜屈光手术者,则推荐避免丝裂霉素(MMC)术中使用的准分子激光角膜表面切削手术,如 PRK、微型角膜刀准分子激光角膜上皮瓣下磨镶术(epipolis laser in situ keratomileusis,Epi-LASIK)、TPRK。

3) 若为正视眼且有症状者建议行 PTK。不建议行 LASEK 及 LASIK,目的在于去除病灶的同时校正屈光不正,也避免角膜细胞的过度损伤,以免诱发及加重病情。但不推荐行远视的切削治疗以避免损伤正常的角膜组织诱发疾病的发展。

4. 防范策略

● 角膜屈光手术前仔细的病史及家族史的追溯询问。

● 细致的临床检查和病灶定位,注意细节,避免遗漏原始病灶。

● 对于有家族史者,或有角膜混浊病灶体征者,或家族史不明确但家人有角膜病者,或角膜移植手术病史者则更需要引起重视,及时行基因学排查[7]。

● 充分利用各种检查方法(遗传学分析)获得依据。一经诊断明确,禁忌行 LASIK、FS-LASIK 及 SMILE 手术。

● 合理筛选出各种治疗方法的适应证,提高此类疾病治疗的安全性、有效性、稳定性及可预测性。

(宋彦铮　张丰菊)

参考文献

1. Aldave A J,Sonmez B,Forstot S L,et al. A clinical and histopathologic examination of accelerated TGFBIp deposition after LASIK in combined granular-lattice corneal dystrophy. American Journal of Ophthalmology, 2007,143(3):416-419

2. 张丰菊,孙旭光. 角膜颗粒状营养不良是否适合做准分子激光角膜切削术. 中华眼科杂志,2011,47(7): 580-583

3. Poulsen ET,Nielsen NS,Jensen MM,et al.LASIK surgery of granular corneal dystrophy type 2 patients leads to accumulation and differential proteolytic processing of transforming growth factor beta-induced protein. Proteomics,2016,16(3):539-543

4. Han KE,Kim TI,Chung WS,et al.Clinical findings and treatments of granular corneal dystrophy type 2(Avellino corneal dystrophy):a review of the literature.Eye Contract Lens,2010,36(5):296-299

5. Woreta FA, Davis GW, Bower KS.LASIK and surface ablation in corneal dystrophies.Surv Opthalmol, 2015, 60(2): 115-122

6. Bourges JL.Corneal dystrophies.J Fr Opthalmol, 2017, 40(7):606-621

7. Yanzheng S, Mingshen S, Ningli W, et al.Prevalence of transforming growth factor β -induced gene corneal dystrophies in Chinese refractive surgery candidates.J Cataract Refract Surg, 2017, 43(12):1489-1494

病例 14　双眼 LASIK 术后 15 年,右眼白内障术后 2 周,右眼层间积液综合征

病例介绍

【简要病史】

患者男性,70 岁,全身状况良好。15 年前曾接受双眼准分子激光角膜基质磨镶术(LASIK),术后能够正常工作生活,4 年前左眼接受白内障摘除并人工晶状体植入术,术后未诉视物不清(视力不详)。2 周前右眼接受白内障摘除并人工晶状体植入术,术后持续视物模糊。给予糖皮质激素滴眼液(妥布霉素地塞米松滴眼液),4 次 / 日,持续两周后症状无改善,来我科就诊。

【眼科检查】

裸眼视力:右眼 0.01,左眼 0.4

眼压:右眼 10mmHg,左眼 8mmHg

裂隙灯检查:右眼角膜全层水肿,角膜瓣范围内水肿明显,界限清晰,层间混浊,前房内可见两块微小晶状体碎核漂浮,虹膜纹理模糊可见,局部脱色素,瞳孔圆,人工晶状体位置正常(图 1-1-2-94)。左眼角膜清亮,瞳孔欠圆,人工晶状体位置正常(图 1-1-2-95)。前节 OCT 显示角膜弥漫性增厚(图 1-1-2-96,图 1-1-2-97)。

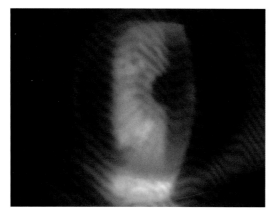

图 1-1-2-94　右眼裸眼视力 0.01,角膜瓣内全层水肿明显,前房内可见两块微小晶状体碎核漂浮,虹膜纹理模糊,可见局部脱色素,瞳孔圆,人工晶状体位置正,余不清晰

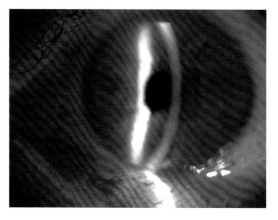

图 1-1-2-95　左眼白内障人工晶状体术后 4 年(矫正视力 0.4),角膜清亮,瞳孔欠圆,人工晶状体位置正常

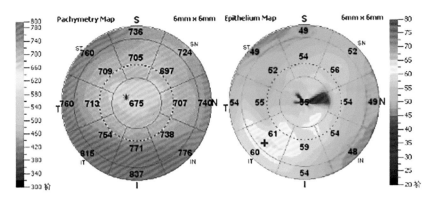

图 1-1-2-96　右眼前节 OCT 显示角膜中央厚度 675μm，呈现弥漫性水肿

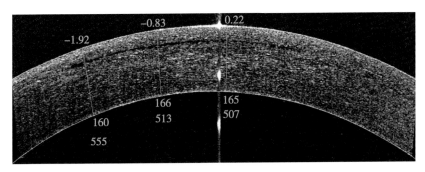

图 1-1-2-97　右眼前节 OCT 显示角膜弥漫性增厚，同时在前表面 160μm 层间可见裂隙状暗区

【临床诊断】

右眼角膜层间积液综合征（interface fluid syndrome，IFS）

双眼白内障摘除人工晶状体植入术后

双眼 LASIK 术后

Fuchs 角膜内皮营养不良

【处理】

1. 停用糖皮质激素类眼药水。

2. 加用降眼压药物进一步降低眼内压。

治疗 2 周后角膜水肿逐渐减轻（图 1-1-2-98），视力有所提高（裸眼视力 0.2）。前节 OCT 见图 1-1-2-99~ 图 1-1-2-101，角膜内皮镜检查见图 1-1-2-102，图 1-1-2-103。

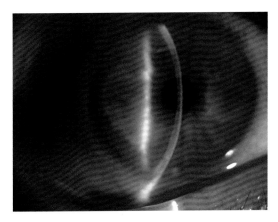

图 1-1-2-98　右眼局部治疗 2 周后角膜水肿明显减轻

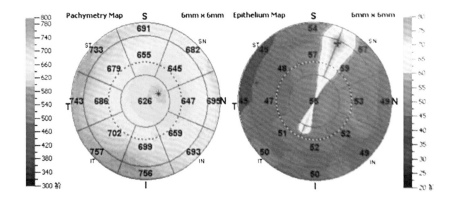

图 1-1-2-99 右眼治疗后前节 OCT 显示角膜厚度明显降低,中央厚度 626μm

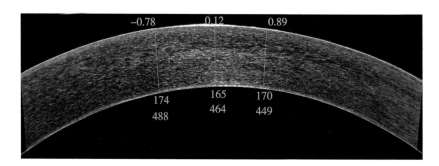

图 1-1-2-100 右眼治疗后前节 OCT 扫描显示治疗后角膜厚度明显降低,层间的裂隙状暗区消失。但右眼角膜厚度仍然厚于左眼

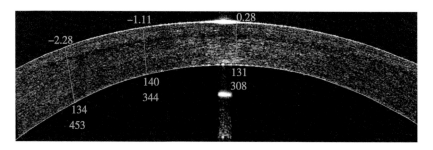

图 1-1-2-101 左眼治疗后前节 OCT 显示中央角膜厚度 439μm,前表面 131μm 处层间也存在裂隙状低反光区

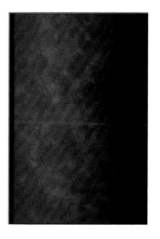

图 1-1-2-102　右眼治疗后角膜内皮显微镜检查可见水肿的内皮细胞无法详细计数分析数量和变异性,形态变化较大

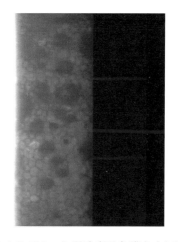

图 1-1-2-103　左眼治疗后角膜内皮细胞可见大量暗区,密度 1954.0 个 /mm²,变异系数 32.6%

❖❖ 病例解析 ❖❖

1. 诊断依据

(1) 右眼角膜全层水肿。

(2) 右眼术后持续使用高浓度激素滴眼液病史。

(3) 明确的双眼 LASIK 手术史。

(4) 双眼白内障摘除人工晶状体植入手术史。

(5) 前节 OCT 显示角膜瓣层间有积液。

(6) 左眼角膜内皮镜显示角膜内皮细胞层大片黑斑区。

2. 层间积液的可能原因分析

(1) 既往 LASIK 手术角膜层间存在潜在的界面。

(2) 双眼 Fuchs 角膜内皮营养不良造成内皮功能降低。

(3) 左眼近期白内障人工晶状体植入术操作损伤角膜内皮及术后高浓度糖皮质类固醇滴眼液持续使用造成眼压的波动致角膜基质含水量失衡。

(4) 角膜内皮泵功能失调造成层间积液水肿[1,3]。

3. 治疗原则与方法

(1) 正确诊断、明确病因后停止升高眼内压的诱因,降低眼内压。

(2) 保护角膜内皮功能从而减轻角膜水肿提升视功能。

(3) LASIK 术后正确测量眼压[2]。

(4) 前节 OCT 扫描分析角膜组织形态。

(5) 停止糖皮质激素类滴眼液的使用,同时将降低眼内压的滴眼液联合角膜营养类药物局部使用。

(6) 利用前节 OCT 扫描动态评估角膜层间组织水肿的变化,为临床合理治疗提供依据。

4. 防范策略

• LASIK 术前严格筛查角膜营养不良疾病(尤其颗粒状角膜营养不良Ⅱ型、Fuchs 角膜内皮营养不良),对于 40 岁以上的屈光不正者,裂隙灯检查角膜内皮有赘疣,应及时分析角膜内皮的功能,排除早期 Fuchs 角膜内皮营养不良,一经发现禁忌行角膜基质手术。

- 正确测量角膜屈光手术眼的眼压[1,2];既往已行 LASIK 眼行白内障手术时,需注意术中各种原因造成的一过性高眼压及术后使用激素时需注意使用的时间和浓度,时时正确监测眼压。

- 术中充分保护好角膜内皮功能[3]。

- 注意甄别角膜层间积液综合征和 DLK 的区别,避免误诊为 DLK 及持续使用大剂量激素而加重病情。

- 曾行屈光角膜基质手术者(LASIK、FS-LASIK、SMILE)再行内眼手术(白内障、玻璃体切除、硅油填充等)时,均需要监测术后眼压波动,防范引起角膜层间积液综合征的因素。

❖❖❖ 诊疗思考分析点 ❖❖❖

1. LASIK 术后角膜曲率及形态的变化导致非接触眼压测量值低于正常值,因此该病例的眼压值应经过校正,并非真实的眼压[2]。

2. 白内障摘除人工晶状体植入术损伤角膜内皮,持续使用高浓度激素滴眼液所致眼压的波动导致角膜基质含水量失衡,使得已经存在于角膜基质的潜在腔隙出现积液。

3. 左眼角膜内皮细胞显微镜分析,显示的暗区提示该患者为双眼 Fuchs 角膜内皮营养不良,而这恰恰又是 LASIK 的禁忌证[4]。该疾病早期无临床症状。裂隙灯检查可见角膜内皮中央部滴状赘疣(guttae),角膜内皮显微镜检查可见黑斑、细胞异型、密度降低。多见 40 岁以上,女性多见 4:1,常染色体显性遗传[5]。

4. LASIK 术前仔细慎重的筛查,排除角膜营养不良,避免术后远期角膜透明性丧失影响视功能尤为重要。角膜营养不良尤其是Ⅱ型颗粒状营养不良及 Fuchs 角膜内皮营养不良是 LASIK、FS-LASIK 及 SMILE 角膜屈光手术的绝对禁忌证。需要引起临床医生的足够重视[4~6]。

5. 白内障术前角膜内皮细胞功能的评价及 LASIK 的手术史提示围手术期的沟通、评估、手术方案的设计及预后的评价是必要的。

(李　玉　张丰菊)

参考文献

1. 林可劼,陈军,林文,等. 激光板层角膜屈光手术后角膜层间积液综合征临床分析. 中华眼科杂志,2017,11,(53):847-854

2. Arimoto A,Shimizu K,Shoji N,et al. Underestimation of intraocular pressure in eye after laser in situ keratomileusis.Jpn J Opthalmol,2001,46(6):645-649

3. 谢立信,姚瞻,黄钰森,等. Fuchs 角膜内皮营养不良患者白内障手术疗效分析. 中华眼科杂志,2003,,39(10):597-600

4. 中华医学会眼科学分会角膜病学组. 激光角膜屈光手术临床诊疗专家共识(2015 年). 中华眼科杂志,2015,51(4):249-254

5. Moshirfar M,Feiz V,Feilmeier MR,et al.Laser in situ keratomileusis in patients with corneal guttate and family history of Fuch's endothelial dystrophy. J Refract Surg,2005,31(12):2281-2286

6. Chao SC,Me R,DeDionisio LA,et al.Post-LASIK exacerbation of granular corneal dystrophy type 2 in members of a Chinese family.Eye(Lond),2018,,32(1):39-43

病例 15　SBK 术后 2 年树枝刮伤致角膜瓣移位

※ 病例介绍 ※

【简要病史】

患者男性,20 岁,部队士兵,双眼 SBK 术后 2 年,左眼被树枝刮伤 5 天。

患者 2 年前行前弹力层下准分子激光角膜磨镶术(sub-bowman-keratomile usis,SBK),术后无异常,效果满意。5 天前晨练时左眼被树枝刮伤,当时觉左眼疼痛、异物感、流泪,就诊于当地县医院,给予抗生素滴眼液治疗,症状逐渐好转,但仍觉视物不清,故就诊于我院。

【眼科检查】

裸眼视力:右眼 1.2/Jr1,左眼 0.1/Jr5,矫正无提高。

右眼角膜透明,角膜瓣的愈合边缘隐约可见,蒂位于鼻侧,余未见异常;左眼轻度混合充血,角膜瓣被掀起并皱缩、折叠于鼻侧角膜缘处,基质床尚透明,角膜上皮已覆盖于瓣和基质床表面,荧光素染色阴性,余未见异常。

【临床诊断】

双眼 SBK 术后

左眼角膜瓣外伤性移位

【处理】

处理方法:局麻下行左眼角膜瓣复位手术。

手术过程:显微镜下见角膜瓣很薄,约 70~80μm,皱缩折叠成团。用显微镊将角膜基质床表面的一层上皮完整撕除,将瓣展开后,用吸血海绵及上皮铲将已长入基质面的上皮细胞刮除干净,角膜瓣下冲洗基质床后复位,置角膜绷带镜。

术后处理:0.1% 氟米龙滴眼液、右旋糖酐羟丙甲纤维素滴眼液、0.5% 盐酸左氧氟沙星滴眼液,每天 4 次分别点眼,5 天后摘绷带镜。根据复查情况调整治疗方案。

术后随访:

术后第 1 天,患者左眼轻流泪,裂隙灯下见混合充血,绷带镜在位,角膜瓣位置正常,中央区透明,鼻侧蒂部及周边略浑浊,蒂部明显,层间清。继续局部用药。

术后第 3 天,无不适,角膜绷带镜在位,瓣位置正常,角膜上皮已愈合,层间清,中央偏鼻下见一小片混浊(图 1-1-2-104)。

术后 1 个半月,左眼裸眼视力 0.9/Jr1,中央角膜透明,周边见角膜溶解和上皮植入(epithelial ingrowth)(图 1-1-2-105)。

术后 2 个月,左眼裸眼视力 1.2/Jr1,无充血,中央角膜通明,周边见上皮植入和小片溶解,染色(−)(图 1-1-2-106)。

术后 3 个月,裸眼视力:右眼 1.2/Jr1,左眼 1.2/Jr1;眼压:右眼 12mmHg,左眼 10mmHg;中央角膜厚度:右眼 416μm,左眼

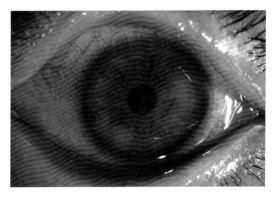

图 1-1-2-104　左眼术后第 3 天,裂隙灯照相显示角膜瓣复位良好,中央偏鼻下一小片混浊

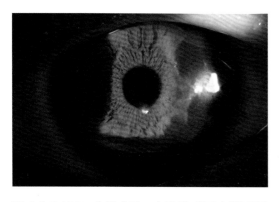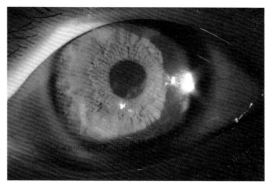

图 1-1-2-105　左眼术后 1 个半月,裂隙灯照相显示角膜中央透明,周边有上皮植入和小片溶解

图 1-1-2-106　左眼术后 2 个月,裂隙灯照相显示角膜中央通明,周边片状溶解和上皮植入

418μm。角膜中央透明,周边片状溶解无扩大,上皮植入略增大,染色(-)(图 1-1-2-107)。

　　术后 5 个月,左眼裸眼视力 1.2/Jr1,眼压:右眼 11mmHg,左眼 9mmHg,角膜中央通明,周边角膜瘢痕化,上皮植入无变化,染色(-)(图 1-1-2-108),继续用无防腐剂人工泪液滴眼液,余药停。

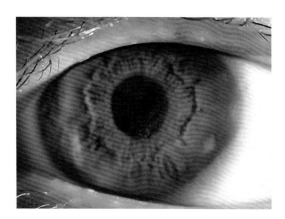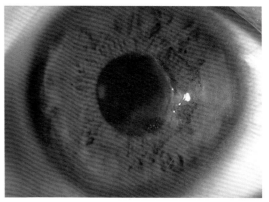

图 1-1-2-107　左眼术后 3 个月,裂隙灯照相显示角膜中央通明,溶解无变化,上皮植入略扩大

图 1-1-2-108　左眼术后 5 个月,裂隙灯照相显示角膜中央通明,周边角膜瘢痕,上皮植入无变化

❖❖❖ 病例解析 ❖❖❖

　1. 诊断依据
　(1) 双眼 SBK 手术史。
　(2) 左眼角膜外伤史。
　(3) 查体所见阳性体征。
　2. 可能原因分析　SBK 手术是准分子激光板层角膜手术的一种,它的优点是恢复快、疼痛轻、保留前弹力层和较薄的基质床,不足之处就是角膜瓣的并发症,其中,外伤后发生瓣移位已有很多报道[1,2],尤其是部队战士,多发生于训练的时候。主要原因[3,4]是术后角膜瓣与基质床之间的黏附力是正常情况的 1/4~1/2,无法坚固愈合,在外力的作用下可发生移位。

如不及时处理,会引起角膜上皮植入、瓣溶解和感染等并发症。该患者 SBK 术后 2 年,早晨在训练时被树枝刮伤,将角膜瓣掀起来发生移位;当时没有正确诊断和及时复位,角膜瓣和基质床上皮化,复位后发生上皮植入和溶解。

3. 治疗原则

(1) 板层角膜手术后发生角膜瓣外伤,应该尽快到眼科就诊,及时行角膜瓣复位术,手术中尽量避免将上皮细胞带入或残留层间,术毕置角膜绷带镜促进伤口愈合,预防术后上皮植入[5,6]。

(2) 该患者外伤 5 天后行角膜瓣复位手术,由于 SBK 角膜瓣很薄,皱缩折叠在一起,已经长满上皮,故手术较困难,应最大可能地清除干净已经爬满基质床创面及瓣基质面的上皮细胞,复位后一定要置角膜绷带镜。必须与患者及家属沟通,告之术后可能会出现层间上皮植入,以至于角膜瓣溶解、角膜斑翳、视力下降等。术后应加强抗炎,防止瓣溶解和瘢痕形成。

4. 防范策略

- 加强患者教育,预防术后眼部外伤。
- 对于军人、运动员等眼部外伤概率较高的人群,建议选择 LASEK 或 TPRK 等表层切削手术为宜。

(李海丽)

参考文献

1. Tsai TH, Peng KL, Lin LJ. Traumatic Corneal flap displacement after Laser in situ keratomilesis. Int Med Case Rep J, 2017, 10 (2):143-148
2. 刘超,宋宏鲁,齐惠,等军人 LASIK 术后外伤性角膜瓣移位 10 例分析. 人民军医,2016,59(6):551-552
3. Tosi GM, Tilanus MA, Eggink C. et al. Flap displacement during vitrectomy 24 months. after laser in situ keratomileusis. Retina, 2005, 25 (8):1101-1103
4. Daves JB, Randleman JB. Successul delayed surgical revision of a dislocated LASIK flap. Ophthalmic surg lasers Imaging, 2008, 39 (3):221-224
5. 李海丽,Guy Chan,吴静安. LASIK 术后角膜上皮植入的发生和处理. 中国实用眼科,2001,19(6):424-426
6. 中华医学会眼科学分会角膜病学组. 激光角膜屈光手术临床诊疗专家共识(2015 年). 中华眼科杂志,2015,51:249-254

病例 16　LASIK 术后 2 年外伤致角膜瓣撕脱缺失

病例介绍

【简要病史】

患者男,41 岁,双眼 LASIK 术后,右眼被车门撞伤 1 天。

患者 2 年前行双眼准分子激光原位角膜磨镶术(LASIK),术后视力好,患者满意。1 天前,右眼偶然撞在汽车门的上方边缘,当时右眼有异物感,并感觉上下眼睑之间似有膜状异物,故用手撕去丢弃,此后出现右眼疼痛、眼红、异物感、畏光流泪,视力下降,故于次日就诊。

【眼科检查】

查体:裸眼视力右眼 0.1,左眼 1.2,右眼混合充血,角膜中央见大片上皮缺损,呈圆形,大小与常规 LASIK 角膜瓣相似(图 1-1-2-109),角膜荧光素染色后见中央 8~9mm 范围内大片角膜及上方蒂部着染(图 1-1-2-110)。

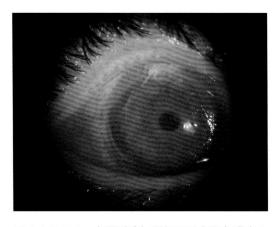
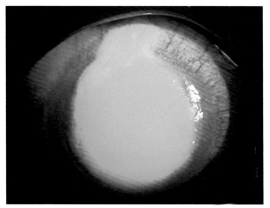

图 1-1-2-109　右眼裂隙灯照相显示右眼角膜中央大片上皮缺损,与 LASIK 角膜瓣相似

图 1-1-2-110　右眼裂隙灯照相显示角膜中央和上方蒂部荧光素染色阳性

【临床诊断】

右眼外伤性角膜瓣撕脱缺失(corneal flap avulsed deletion)

右眼顿挫伤

双眼 LASIK 术后

【处理】

1. 行结膜囊细菌培养加药敏检查。

2. 给予配戴角膜绷带镜治疗,以促进上皮愈合。

3. 0.5% 左氧氟沙星滴眼液和碱性成纤维细胞生长因子眼用凝胶,每天 4 次,晚间涂妥布霉素眼膏。

治疗 3 天后:症状好转,角膜上皮从周边向中央生长,仅余中央 5mm 大小孤岛和上方蒂的根部上皮着染(图 1-1-2-111)。

治疗 5 天后:裸眼视力:右眼 0.7/Jr5,左眼 1.2;最佳矫正视力:右眼 –1.5DS=0.8,双眼再加 +1.00DS,右眼 Jr 2,左眼 Jr1;角膜厚度:右眼 401μm,左眼 506μm。泪膜差,上皮已经愈合,中央角膜见浅淡的混浊(图 1-1-2-112)。细菌培养结果回报无细菌生长。

处理:停碱性成纤维细胞生长滴眼液,加用氟米龙滴眼液每天 3 次,氧氟沙星眼药膏,晚上 1 次。

治疗 3 周后:右眼矫正视力 –1.5DS=0.8(小孔 1.0+),眼压右眼 6mmHg,左眼 8mmHg。右眼结膜无充血,泪膜形成差,上皮愈合,下方淡 Haze(图 1-1-2-113)。

处理:氟米龙滴眼液每天 8 次,盐酸卡替洛尔滴眼液每天 2 次,右旋糖酐羟丙甲纤维素滴眼液每天 4 次。

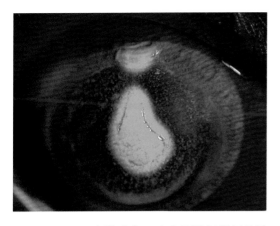

图 1-1-2-111　右眼治疗 3 天后，裂隙灯照相显示仅余中央 5mm 大小孤岛和上方蒂的根部上荧光素染色阳性

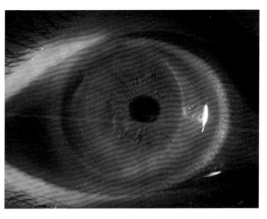

图 1-1-2-112　右眼治疗 5 天后，裂隙灯照相显示上皮已经愈合，中央角膜见浅淡的混浊

治疗 1 个月后：视力：右眼 0.8/Jr1，左眼 1.5/Jr2；眼压：右眼 7mmHg，左眼 9mmHg。右眼角膜 Haze 明显增加（图 1-1-2-114）。

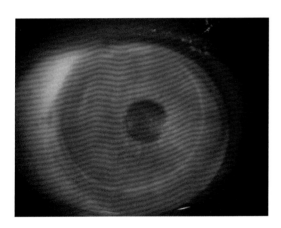

图 1-1-2-113　右眼治疗 3 周后，裂隙灯照相显示泪膜形成差，上皮愈合，下方淡 Haze

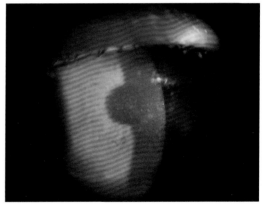

图 1-1-2-114　右眼治疗 1 个月后，裂隙灯照相显示右眼角膜 Haze 明显增加

处理：醋酸泼尼松龙滴眼液，冲击 15 分钟一次，连续 4 次，每天四组，2 周后好转。

治疗 3 个月后：视力：右眼 0.7/Jr2，左眼 1.2/Jr2，眼压：右眼 8mmHg，左眼 7mmHg。右眼结膜无充血，上皮无点染，Haze 变淡，仅颞侧鼻侧见小片淡 Haze（图 1-1-2-115）。

处理：妥布霉素地塞米松滴眼液，每日 4 次，双氯酚酸钠滴眼液每日 3 次，盐酸卡替洛尔滴眼液每日 2 次，右旋糖酐羟丙甲纤维素滴眼液每日 4 次。

治疗 5 个月后：视力：右眼 −2.50DS=1.2（小孔 1.0+），左眼 1.2（平光），双眼再加 +1.25DS，右眼 Jr 1，左眼 Jr1。双眼结膜无充血，角膜无染色，中央角膜透明，下方边缘淡 Haze（图 1-1-2-116），泪膜破裂时间（break-up time，BUT）：3~4 秒。

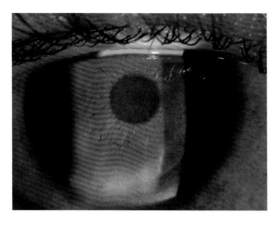 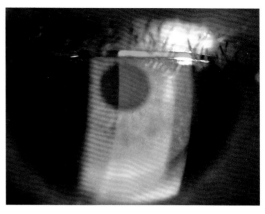

图 1-1-2-115 右眼治疗 3 个月后，裂隙灯照相显示，结膜无充血，上皮无点染，Haze 变淡，仅颞侧鼻侧见小片淡 Haze

图 1-1-2-116 右眼治疗 5 个月后，裂隙灯照相显示，结膜无充血，角膜无染色，中央角膜透明，下方边缘淡 Haze

病例解析

1. 诊断依据

（1）病史与外伤史。

（2）右眼裂隙灯检查可见角膜中央见大片上皮缺损，呈圆形，大小与常规 LASIK 角膜瓣相似。

2. 病因分析

（1）LASIK 手术是准分子激光板层角膜手术的一种，是目前世界范围内公认的安全手术方式。其优点是恢复快、疼痛轻、不易产生 Haze，适应证广，不足之处就是角膜瓣的并发症[1,2]，外伤后瓣移位已有很多报道，瓣撕脱也并不罕见[3]。如不及时处理，会引起感染、角膜上皮下雾状混浊（Haze）等并发症。

（2）该患者 LASIK 术后 2 年，右眼撞到汽车门上，当时感觉异物感，上下眼睑之间似有膜状异物，因对该现象认识不足，将角膜瓣当异物撕下来丢弃，导致角膜瓣缺如，上皮再次愈合的过程中纤维增生、Haze 形成、屈光回退。

3. 治疗原则

（1）尽早行角膜瓣复位术，尽量保留角膜瓣，术前行结膜囊细菌培养加药敏检查。

（2）一旦发生角膜瓣丢失，戴治疗性角膜绷带镜促进上皮愈合。

（3）局部应用抗生素预防感染。

（4）人工泪液点眼，润滑保护角膜上皮。

（5）根据角膜上皮愈合、基质增生和眼压情况调整用药。

4. 防范策略

• 加强患者教育，预防 LASIK 术后眼部外伤[4]。

• 外伤后尽快到医院就诊，尽早将角膜瓣复位，勿自行处理。

（李海丽）

参考文献

1. Tsai TH, Peng KL, Lin LJ. Traumatic Corneal flap displacement after Laser in situ keratomilesis. Int Med Case Rep, 2017, 10(2): 143-148
2. 李培高, 张宪学, 王伟. 与角膜瓣有关的 LASIK 并发症的预防和处理. 中华眼视光与视觉科学杂志, 2002, 4(2): 90-91
3. 全雄, 苗晓晴, 陈玄之, 等. 训练致 LASIK 术后角膜瓣移位和撕脱的临床分析. 临床军医杂志, 2013, 41(7): 752-754
4. 中华医学会眼科学分会角膜病学组. 激光角膜屈光手术临床诊疗专家共识(2015 年). 中华眼科杂志, 2015, 51: 249-254

病例 17　LASIK 术后角膜上皮植入

病例介绍

【简要病史】

患者男性, 33 岁, 因"右眼间断红、痛, 视力下降 7 个月, 加重 1 周"就诊。

患者于 14 个月前行双眼准分子激光角膜基质磨镶术(LASIK)手术, 术后视力: 右眼 1.0, 左眼 1.2, 自觉无明显异常。7 个月前无明显诱因右眼视力下降, 伴眼红、眼疼, 局部给予促生长、糖皮质激素等治疗后, 无明显好转, 眼磨疼加重, 当地医院行去除角膜上皮后局部配戴绷带镜, 治疗 4 天后好转, 继续治疗 7 天后视力恢复至 1.0。3 个月前上述症状再次出现, 治疗同前, 好转。1 周前右眼视力下降, 磨疼, 经上述治疗无好转, 来本院就诊。

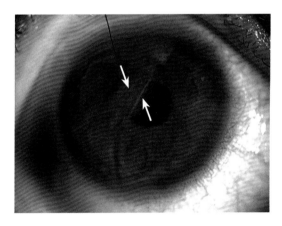

图 1-1-2-117　右眼角膜上皮水肿, 角膜瓣水肿, 角膜瓣边缘混浊, 角膜瓣鼻上至颞下可见粗大皱褶, 其颞侧角膜瓣内可见细小皱褶, 角膜瓣下不均匀弥漫片状混浊(箭头所示)

【眼科检查】

视力: 右眼 0.3, 左眼 0.8。右眼刺激征明显, 裂隙灯检查见角膜上皮水肿, 角膜瓣水肿, 角膜瓣边缘混浊, 角膜瓣鼻上至颞下可见粗大皱褶, 其颞侧角膜瓣内可见细小皱褶, 角膜瓣下不均匀弥漫片状混浊(图 1-1-2-117)。

【临床诊断】

右眼 LASIK 术后角膜上皮植入(epithelial ingrowth, EI)

右眼角膜瓣皱褶(corneal flap folds)

【处理】

1. 0.1% 氟米龙滴眼液每日 6 次。

2. 0.5% 左氧氟沙星滴眼液每日 2 次。

3. 晚间涂妥布霉素眼膏。

治疗 3 天后,右眼眼红、疼减轻,视力 0.5,结膜充血减轻,角膜瓣水肿减轻,角膜瓣下不均匀弥漫片状混浊(图 1-1-2-118),角膜激光共聚焦显微镜检查见图 1-1-2-119~ 图 1-1-2-123。

4. 表麻下行右眼角膜瓣皱褶复位,层间角膜上皮刮除联合冲洗。

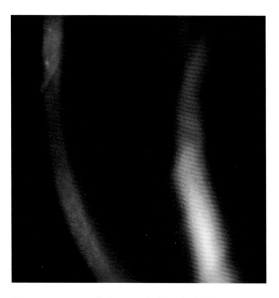

图 1-1-2-118　治疗 3 天后,右眼角膜瓣水肿减轻,角膜瓣内皱褶同前,角膜瓣下弥漫不均匀、半透明片状混浊

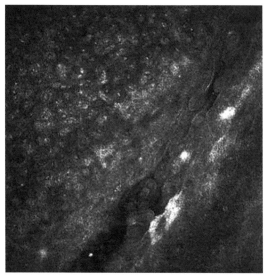

图 1-1-2-119　治疗 3 天后,右眼角膜上皮水肿,瓣边缘可见细胞裂隙

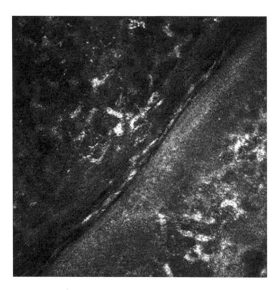

图 1-1-2-120　治疗 3 天后,右眼角膜中央上皮下可见角膜皱褶,向角膜表面隆起,其内角膜细胞结构不清

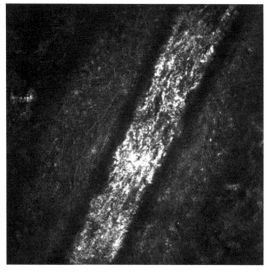

图 1-1-2-121　治疗 3 天后,右眼角膜皱褶内角膜细胞结构不清

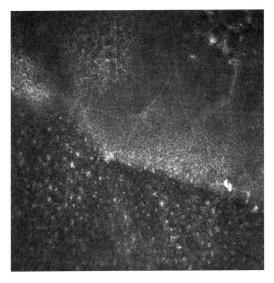

图 1-1-2-122　治疗 3 天后, 右眼角膜瓣内基底下神经纤维缺如, 下方角膜瓣边缘可见角膜上皮细胞进入角膜瓣内

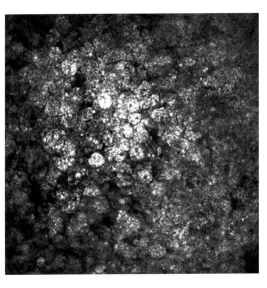

图 1-1-2-123　治疗 3 天后, 右眼手术界面间可见 1~2 层细胞, 其细胞核增大, 细胞边界不清

术中翻转角膜瓣后, 搔刮角膜瓣黏附的上皮及坏死组织, 沿角膜瓣皱褶垂直 90° 方向牵拉、抚平角膜瓣皱褶。再完整撕除基质床的角膜上皮, 并用地塞米松加妥布霉素注射液充分冲洗角膜瓣及手术界面, 角膜瓣复位, 刮除角膜瓣周边上皮细胞。

术毕配戴角膜绷带镜, 术后 0.1% 氟米龙滴眼液, 每日 4 次; 0.5% 左氧氟沙星滴眼液, 每日 2 次; 晚间涂妥布霉素眼膏。

术后 1 周, 角膜皱褶平伏(图 1-1-2-124, 图 1-1-2-125), 角膜共聚焦显微镜检查见图 1-1-2-126, 图 1-1-2-127。

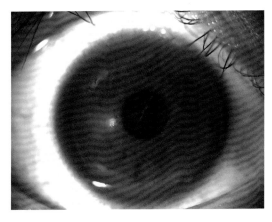

图 1-1-2-124　术后 1 周, 右眼角膜瓣中央水肿消退, 层间无明显混浊

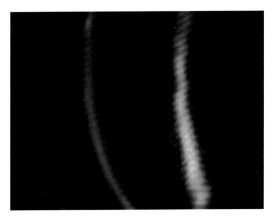

图 1-1-2-125　术后 1 周, 右眼鼻下方角膜瓣下可见半透明、点状、不规则混浊

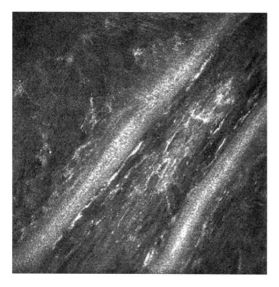

图 1-1-2-126　术后 1 周,右眼角膜瓣皱褶增宽,较前平伏

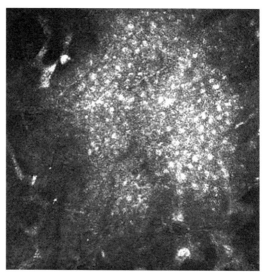

图 1-1-2-127　术后 1 周,右眼鼻下方角膜瓣下可见成片的角膜上皮细胞,核增大,细胞边界不清

　　术后 2 周,视力 0.8,裂隙灯前节照相见图 1-1-2-128,图 1-1-2-129,但鼻下方角膜瓣瓣下混浊范围扩大,呈半透明条索状、岛状(图 1-1-2-130,图 1-1-2-131)。

　　术后 6 周,患者视力下降,裂隙灯检查见图 1-1-2-132~ 图 1-1-2-134,角膜共聚焦显微镜检查见图 1-1-2-135~ 图 1-1-2-137。

　　遂局麻下再次行角膜瓣下上皮刮除术,术后局部继续糖皮质激素滴眼液点眼。3 周后裂隙灯检查(图 1-1-2-138,图 1-1-2-139),局部继续氟米龙滴眼液一天 3 次。

　　使用 1 个月后,角膜瓣下混浊吸收,斑翳形成。

　　3 年后复诊,右眼视力:0.8,裂隙灯检查见图 1-1-2-140,角膜共聚焦显微镜检查见图 1-1-2-141,图 1-1-2-142。

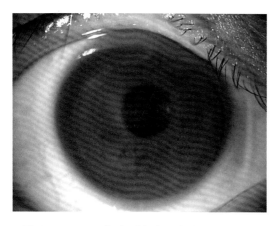

图 1-1-2-128　术后 2 周,右眼角膜瓣皱褶平伏

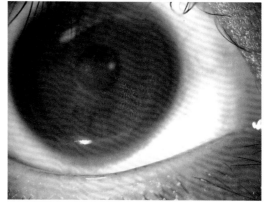

图 1-1-2-129　术后 2 周,右眼角膜瓣皱褶平伏

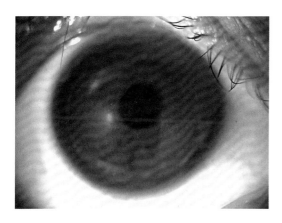

图 1-1-2-130 术后 2 周,右眼鼻下方角膜瓣瓣下混浊范围扩大

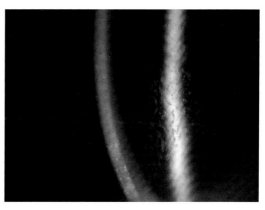

图 1-1-2-131 术后 2 周,右眼鼻下方混浊,呈半透明条索状、岛状

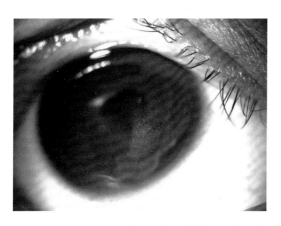

图 1-1-2-132 术后 6 周,右眼角膜瓣下混浊范围索状、岛状较前增大

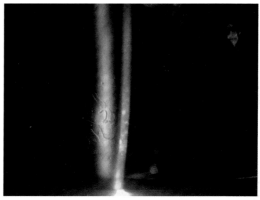

图 1-1-2-133 术后 6 周,右眼角膜瓣下混浊范围较前明显扩大,半透明,岛状

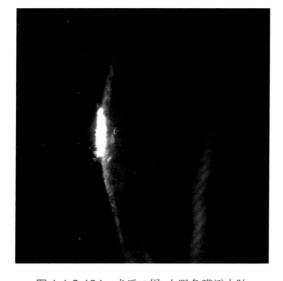

图 1-1-2-134 术后 6 周,右眼角膜瓣水肿

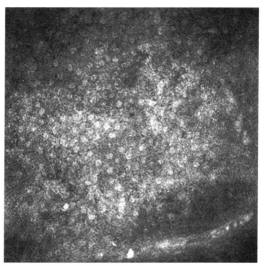

图 1-1-2-135 术后 6 周,右眼手术界面间靠近角膜瓣侧 1~2 层细胞,细胞核增大,细胞边界不清

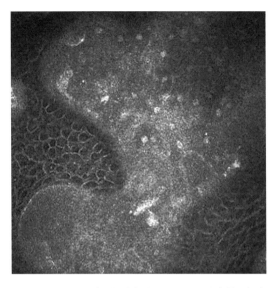

图 1-1-2-136 术后 6 周,右眼可见边界清楚,大小不一的片状高反光结构层,其内可见圆形、椭圆形不规则反光物

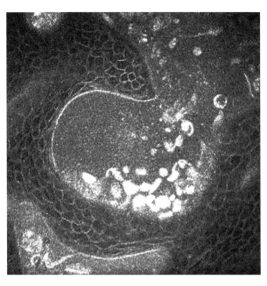

图 1-1-2-137 术后 6 周,右眼角膜最内层可见成片的角膜翼状细胞

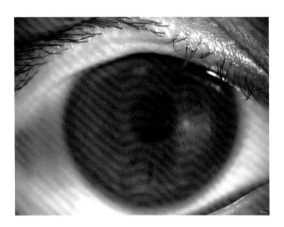

图 1-1-2-138 第 2 次角膜植入上皮刮除术后 3 周,右眼角膜瓣中央皱褶平伏,无水肿,角膜瓣下方及鼻下方混浊,斑翳形成

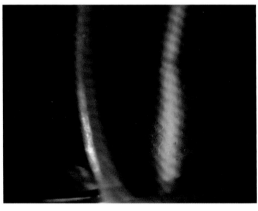

图 1-1-2-139 第 2 次角膜植入上皮刮除术后 3 周,右眼鼻下方角膜瓣下可见局灶半透明混浊

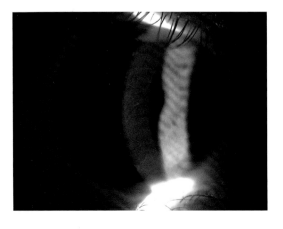

图 1-1-2-140 3 年后,右眼角膜中央线状云翳,角膜瓣下方及鼻下方斑翳

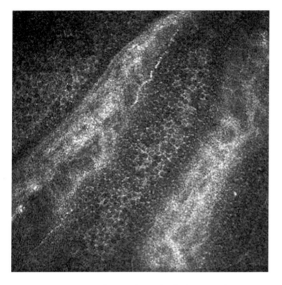 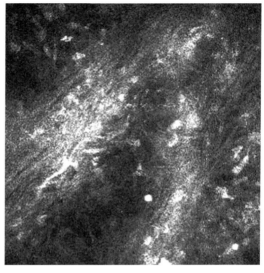

图 1-1-2-141　3 年后,右眼角膜中央上皮层可见皱褶结构

图 1-1-2-142　3 年后,右眼鼻下方角膜基质瘢痕形成

病例解析

1. 诊断依据

(1) 病史:LASIK 手术史。

(2) 体征及眼部辅助检查所见。

2. 术后角膜皱褶可能原因分析

(1) 机械性原因,如揉眼、过度眨眼、外伤、角膜瓣损伤等。

(2) 解剖原因:激光角膜切削后角膜瓣的面积相对于平坦的基质床要大一些,尤其是高度近视,导致较大的角膜瓣覆盖在一个稍小的基质床上,增加了发生角膜瓣皱褶的风险;较薄的角膜瓣、角膜瓣蒂的位置、蒂的大小等也是产生角膜皱褶的原因。

3. LASIK 术后角膜层间上皮植入可能原因分析　多见于术后几周内,常见角膜瓣边缘的多发小巢细胞团或半透明膜状物,向角膜层间生长,大部分病例可自限,少数病例生长迅速。

(1) 患者因素:角膜上皮糜烂、前弹力层角膜营养不良、干眼等原因导致的角膜上皮缺损;或患者伴有自身免疫性疾病等。

(2) 手术因素:切削区大、术中冲洗不彻底、角膜瓣复位不佳、角膜瓣损伤,或板层刀片不锋利等。

可能途径:①切削时上皮细胞由角膜刀带入;②冲洗角膜床过程中由液体将角膜上皮细胞带入;③上皮细胞从角膜瓣边缘长入。后二者进入的角膜上皮细胞多在层间产生岛状上皮巢,部分可自行吸收;由角膜瓣边缘长入的角膜上皮细胞则可能呈进行性,不断扩大进展,甚至覆盖整个角膜基质床,导致角膜瓣水肿和溶解。

4. 治疗原则与方法

(1) 角膜皱褶

1) 周边区域的褶皱,不影响视力者,不需进一步处理。

2）皱褶影响最佳矫正视力，需要及时处理。可重新掀起角膜瓣，沿角膜皱褶垂直90°方向伸展角膜瓣。如果皱褶持续存在，可考虑缝合固定角膜瓣边缘。

（2）上皮植入：上皮植入的临床过程通常难以预测，应密切观察。约90%的上皮植入随时间推移逐渐减轻或保持稳定。

1）如果进展到视轴区或引起相应的不规则散光，则需要掀起角膜瓣，从基质床和角膜瓣下方清除上皮细胞。

2）植入区域大于2mm、发生角膜溶解的可能性很大时，应对此进行清创术。第一次清创后上皮植入复发率为20%~40%。可重新掀开角膜瓣，在基质床和角膜瓣后表面搔刮。

3）若LASIK术后角膜上皮植入瓣的边缘长期不愈合，则需要在最早发生植入的位置用10-0尼龙线间断缝合，以封闭瘘管，减少复发几率。

本例患者虽无明确外伤、揉眼等病史，但术后7个月出现视力下降，伴眼红、眼疼等症状，可能与外因导致角膜瓣移位、皱褶形成有关。角膜皱褶形成导致角膜瓣边缘受损，角膜基质暴露；同时，皱褶可在角膜瓣与基质床之间形成一个潜在腔隙，为角膜上皮植入提供了通道。虽然经促生长、保护角膜等治疗后好转，但患者角膜上皮植入发生后未及时诊断和密切随诊，导致角膜上皮植入不断发展，面积增大，最终至视力下降。本病例提示对于LASIK术后角膜皱褶，如果引起视力下降及视光学功能障碍等症状，或成为上皮植入的诱因，应尽早手术复位，以免引起严重上皮植入。

（邓世靖）

病例18　LASIK术后8年，角膜上皮植入

❖ 病例介绍 ❖

【简要病史】

患者女性，24岁，因角膜屈光手术后8年，发现左眼角膜白点，视物模糊2个月就诊。8年前因双眼近视合并散光，接受双眼准分子激光角膜基质磨镶术（LASIK），术后视力达到预期，病人自我感觉满意。近2个月前，偶然发现左眼角膜发白，同时伴视物模糊因而就诊。

【眼科检查】

视力：右眼1.0 左眼0.8，眼压：右眼12mmHg，左眼13mmHg。裂隙灯检查见图1-1-2-143，图1-1-2-144。

【临床诊断】

左眼角膜上皮植入

双眼LASIK术后

【处理】

1. 完善眼部相关检查，如角膜地形图，角膜共聚焦显微镜及前节OCT。

2. 清除左眼角膜瓣下植入的上皮。

3. 随诊观察上皮植入刮除后是否有残留的上皮或新的上皮植入。

4. 视功能检测。

治疗后1周裂隙灯照相检查见图1-1-2-145，图1-1-2-146，角膜地形图较术前形态明显规则（图1-1-2-147）。

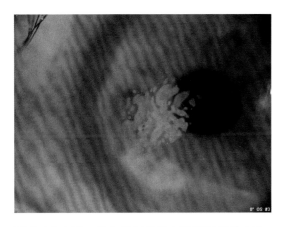

图 1-1-2-143　前节照相显示左眼明显睫状充血，瞳孔偏鼻侧角膜瓣层间片状奶油皮样混浊，边界清晰，角膜瓣边缘清晰可见

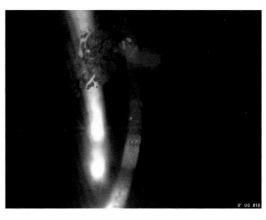

图 1-1-2-144　裂隙灯照相显示左眼瞳孔偏鼻侧角膜瓣层间片状奶油皮样混浊，边界清晰，角膜瓣边缘清晰可见

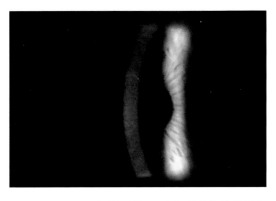

图 1-1-2-145　裂隙灯照相显示左眼瞳孔偏鼻侧角膜瓣层间片状奶油皮样混浊去除干净，层间组织轻度混浊（Haze）

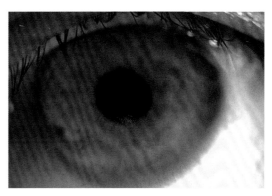

图 1-1-2-146　眼前节照相显示处理后的左眼角膜透明，层间干净

病例解析

1. 诊断依据

（1）明确的 LASIK 手术史。

（2）角膜瓣层间可见明显上皮植入并伴有视功能损害。

（3）角膜地形图显示明显的不规则。

2. 术后上皮植入的可能原因分析

（1）角膜屈光手术后早期角膜瓣受外力挤压移位。

（2）重复使用角膜板层刀。

（3）加强手术需要再次掀开角膜瓣可造成上皮植入的可能；各种原因眼部外伤造成上皮植入；或者原因表述不清[1]。

本病例属于原因不明，分析可能与其角膜瓣边缘受损导致上皮细胞进入层间所致[2]。

3. 治疗原则与方法

（1）上皮植入需要清除的手术时机：

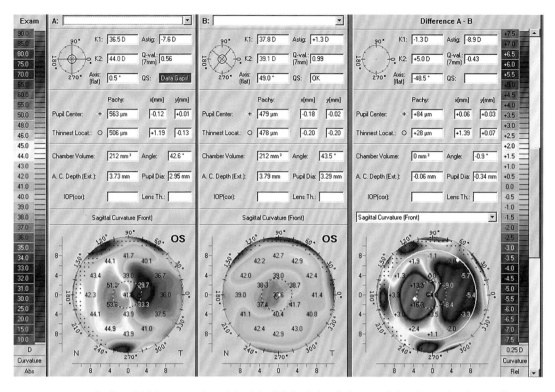

图 1-1-2-147　角膜地形图（Pentacam）显示左眼角膜鼻侧隆起，曲率已呈增高，明显不规则（处理前 A），角膜恢复正常术后的地形图形态（处理后 B），治疗前后显示明显差异（术前后差异图 A-B）

1）上皮植入向视轴方向进行性发展。

2）上皮植入未进展，但角膜瓣下的囊状隆起导致角膜产生不规则及无法校正的散光影响视力。

3）角膜瓣开始发生溶解。

4）上皮植入已经威胁到最佳矫正视力

（2）治疗原则及方法：根据上皮植入的分期合理治疗。稳定期可定期观察不予处理；活动期及时地积极处理，避免视功能进一步受损；清除植入的上皮时注意角膜瓣侧及基质床侧均需要彻底清除干净避免遗漏，提倡局部清除，避免扩大正常部位的创面而导致新的上皮侵入；手术终止时角膜边缘干燥密闭，切口加用角膜绷带镜促进创口愈合，防止新上皮植入的发生[2]。

4. 防范策略

- 手术设计时角膜瓣的边切角度增大，增加其剪切力。
- 术中避免角膜上皮损伤。
- 术后增加角膜创口的干燥时间，增强其密闭性。
- 加强术后防范眼部受撞击外伤的宣教[3]。

（李　玉　张丰菊）

参考文献

1. AsanoKN,Toda I,HoriKY,et al.Epithelial ingrowth after laser in situ keratomileusis:clinical features and possible mechanisms.American Journal of Ophthalmology,2001,134(6):801-807

2. Rapuano CJ.Management of epithelial ingrowth after laser in situ keratomileusis on a tertiary care cornea service. Cornea,2010,29(3):307-313

3. Todni A,Melki SA. Late-onset epithelial ingrowth after laser in situ keratomileusis.J Cataract Refract Surg,2009, 35(11):2022-2023

病例 19　FS-LASIK 术后角膜上皮植入

病例介绍

【简要病史】

患者男性,25 岁,因双眼飞秒激光制瓣准分子激光角膜基质磨镶术(FS-LASIK)术后左眼不适,视力模糊 2 个月余就诊。当地发现左眼角膜中央区上皮粗糙水肿,诊断为"弥漫性层间角膜炎",以"露达舒滴眼液"、"百力特滴眼液"等滴眼液治疗 2 个月余,未见明显好转,故来我院就诊。

【眼科检查】

裸眼视力:右眼 1.0+,左眼:0.8+

显然验光:右眼 pl= 1.2,左眼:+0.25DS/−1.50DC×170=1.2

裂隙灯检查左眼无结膜和睫状充血,角膜瞳孔颞侧 3 点方位可见奶白色病灶,界清晰色稍淡,表面微隆起(图 1-1-2-148)。前节 OCT 见图 1-1-2-149。

【临床诊断】

左眼角膜上皮植入

双眼 FS-LASIK 术后

双眼屈光不正

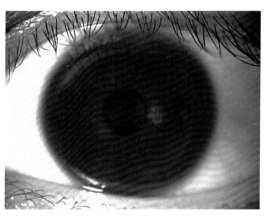

图 1-1-2-148　FS-LASIK 术后 2 个月,裂隙灯照相显示左眼无结膜和睫状充血,角膜瞳孔颞侧 3 点方位可见奶白色病灶,边界清晰色稍淡,表面微隆起

【处理】

1. 左眼角膜瓣下上皮刮除术。

2. 使用 0.02% 氟米龙滴眼液减量轻角膜混浊,每天 4 次,每 3 天减 1 滴,2 周后停药。

术后 1 个月复查,角膜上皮去除干净,但局部组织仍存在轻度混浊(图 1-1-2-150),前节 OCT 见图 1-1-2-151。

术后 2 个月复查,角膜混浊较前变淡(图 1-1-2-152),前节 OCT 显示角膜瓣下混浊的厚度明显减小且透明度增加(图 1-1-2-153)。

术后 7 个月复查,裸眼视力:右眼 1.5,左眼 1.5;电脑验光:右眼 +0.25D 左眼 +0.50DS/−0.75DC×165;眼压:右眼 10mmHg,左眼 11mmHg。裂隙灯检查显示左眼角膜混浊较前变淡(图 1-1-2-154),前节 OCT 见图 1-1-2-155。

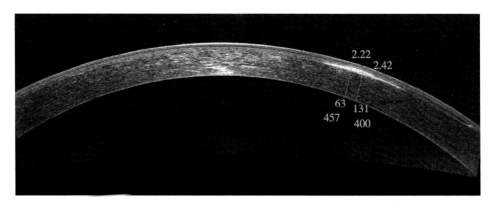

图 1-1-2-149 前节 OCT 扫描显示左眼角膜层间局限性高密度区。角膜瓣厚约 120μm,颞侧角膜瓣下可见一梭形强反射,最厚处厚约 68μm

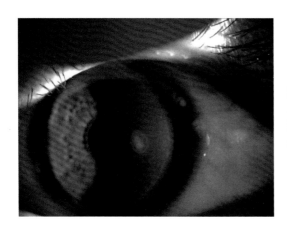

图 1-1-2-150 左眼角膜瓣下上皮植入刮除术后 1 个月,裂隙灯照相显示左眼角膜上皮去除干净,但局部组织仍存在轻度混浊

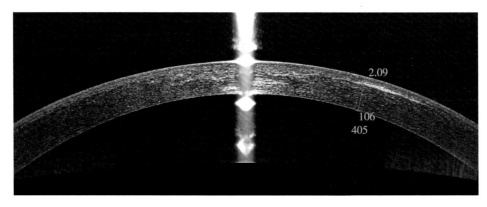

图 1-1-2-151 左眼角膜上皮植入刮除术后 1 个月,前节 OCT 显示角膜层间局限性高密度区厚度较前明显变薄

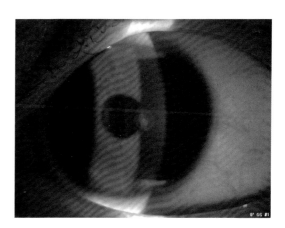

图 1-1-2-152 左眼角膜上皮植入刮除术后 2 个月,裂隙灯照相显示混浊区较前变淡

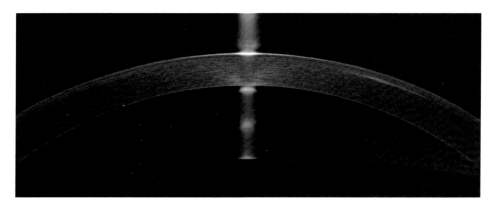

图 1-1-2-153 左眼角膜上皮植入刮除术后 2 个月,使用低浓度激素后上皮植入灶处混浊较前明显改善。角膜瓣下混浊的厚度明显减小且透明度增加

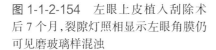
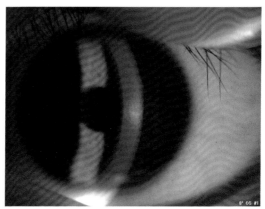

图 1-1-2-154 左眼上皮植入刮除术后 7 个月,裂隙灯照相显示左眼角膜仍可见磨玻璃样混浊

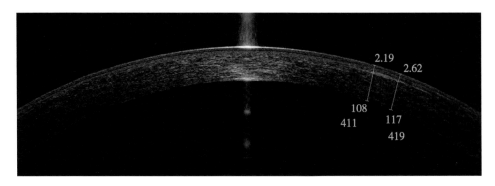

图 1-1-2-155　左眼上皮植入刮除术后 7 个月,颞侧角膜瓣下梭形强反射最厚处变薄至 9μm

术后 9 个月复查,前节 OCT 可见角膜瓣下高反光带基本消失(图 1-1-2-156)。

术后 14 个月复查,左眼角膜上皮植入基本处理干净,角膜透明(图 1-1-2-157)。

术后 19 个月复查,裸眼视力:右眼 1.5,左眼 1.5;电脑验光:右眼 +0.25DS,左眼 +0.50DS/−0.50DC×165;眼压:右眼 12mmHg,左眼 13mmHg。裂隙灯检查仅在瞳孔区外残留局部角膜上皮,角膜透明度好(图 1-1-2-158)。

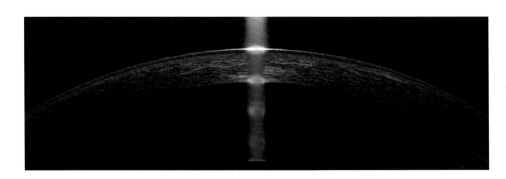

图 1-1-2-156　左眼上皮植入刮除术后 9 个月,颞侧角膜瓣下高反光基本消失

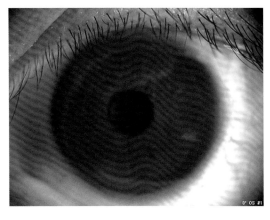

图 1-1-2-157　左眼上皮植入刮除术后 14 个月,裂隙灯照相显示角膜上皮植入基本处理干净,角膜透明度好

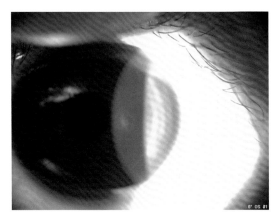

图 1-1-2-158　左眼上皮植入刮除术后 19 个月,裂隙灯照相显示仅残留局部角膜上皮,角膜透明度好

᚛ 病例解析 ᚜

1. 诊断依据

(1) 左眼角膜层间局限性奶白色混浊、边界清晰隆起。

(2) 左眼无结膜充血及睫状充血。

(3) 前节 OCT 扫描显示左眼角膜瓣层间局限性高反光区伴隆起。

2. 术后上皮植入的可能原因分析

(1) 术中角膜上皮受损脱落在冲洗角膜瓣时带入层间的可能。

(2) 术后早期 DLK 或者角膜瓣水肿造成瓣边缘产生的缝隙为上皮植入造成机会。

(3) 角膜屈光手术后早期角膜瓣受外力挤压移位。

(4) 加强手术需要再次掀开角膜瓣可造成上皮植入的可能;各种原因眼部外伤造成上皮植入;或者原因表述不清。

本病例属于原因不明,分析可能由于其角膜瓣边缘受损导致上皮细胞进入层间所致。

3. 治疗原则与方法

(1) 药物治疗的指征:上皮植入位于角膜视轴外的病灶小于 2mm,尤其是位于边缘部的上皮植入,随访观察病灶稳定可暂不处理[1]。若发现角膜瓣边缘溶解伴有炎症反应,建议使用低浓度糖皮质类固醇激素如氟米龙短期使用。若病灶随访持续进展并向视轴区侵入,患眼伴有异物感及视力下降时则建议手术治疗。

(2) 手术治疗的指征:上皮植入位于视轴区虽然不发展,但局部隆起造成角膜表面不规则或散光较大干扰视力;周边部上皮植入超过 2mm,进行性发展侵入视轴,影响最佳矫正视力;上皮植入伴有进行性角膜瓣溶解。

4. 防范策略

• 术前防范:手术设计角膜瓣的边切角度增大,增加其剪切力。

• 术中防范:表面麻醉药物避免过多、频繁使用造成角膜上皮的松解脱落;分离边切口时轻柔操作,避免角膜上皮损伤脱落带入层间;术终边切口对合整齐避免错位;增加角膜创口的干燥时间,增强其密闭性;轻柔取出开睑器,避免挤压造成角膜瓣移位[2]。

• 术后防范:早期避免揉搓、挤压眼睛;加强术后防范眼部受撞击外伤的宣教。发现问题应及时诊治,为挽回视功能赢得宝贵时机。

• 再次上皮植入的防范:初次清除植入的上皮动作轻柔,避免造成已溶解的创面穿破。在清除再次角膜瓣层间植入的上皮时,首先掀开角膜瓣时尽量保持切口整齐,避免上皮损伤;注意将角膜瓣侧面及基质面的上皮均充分清除干净,但尽量局限于病灶范围内,勿扩大清除面累及到非上皮侵入区,造成再次植入的机会和可能性;术终层间冲洗净并保持切口密闭干燥后,放置角膜绷带镜 1~3 天保持创面的稳定性。上皮植入术后局部炎症反应可使用糖皮质类固醇激素滴眼液每日四次,持续一周即可。如创面混浊较重,炎症消退后可使用低浓度糖皮质激素滴眼液,持续 2~3 周减轻瓣下瘢痕增生、增加组织的透明性和胶原排列的规则性。

᚛ 诊疗思路和提示 ᚜

1. FS-LASIK 术后早期角膜层间上皮植入需要与角膜层间弥散性炎症相鉴别[3]。上皮植入需要判断是否为活动期,是否影响视轴区域的屈光度和矫正视力,尽早去除增生或液化的上皮,防止角膜组织溶解影响视觉质量。本例病人早期误诊为层间炎症,持续使用糖皮质激素滴眼液未见明显效果。持续2个月视力受影响而再次就诊。故早期正确鉴别、合理治疗以避免长期使用激素造成药物相关的并发症。

2. 清除上皮时角膜瓣双面均需要处理干净,轻柔操作避免扩大创面及组织损伤,密闭切口及合理使用绷带镜。

3. 角膜上皮植入去除后,已经溶解的创面逐渐愈合,在恢复期出现层间混浊,需要局部使用低浓度糖皮质激素减轻瘢痕形成,增加角膜的透明性和规则性。从而使得患者能够获得满意的视功能。

(李　玉　张丰菊)

参考文献

1. Zhang R,Jhanji V,Zhang M.Sponaneous resolution of delayed epithelial ingrowth after lasik.Eye Contact Lens,2013,39(6):400-401
2. 李莹,张潇,罗岩,等.LASIK术后角膜上皮植入的原因及分型.眼科,2009,18(3):165-168
3. Randleman JB,Shan RD.LASIK interfacecomplications:etiology,management,and outcomes.J Refract Surg,2012,28(8):575-865

病例20　SMILE术后角膜帽下上皮植入

病例介绍

【简要病史】

患者双眼近视要求摘镜来诊。经筛查后确定行飞秒激光小切口角膜基质透镜取出术(SMILE),右眼术中扫描顺利,透镜分离过程中患者眼球不断转动,切口处角膜上皮破损(图1-1-2-159),分离取镜过程顺利。术后第1天复诊诉轻度异物感。

【眼科检查】

术前检查:

视力:右眼裸眼视力0.02/Jr7,最佳矫正视力 –5.00DS=1.0

左眼裸眼视力0.02/Jr7,最佳矫正视力 –5.25DS=1.0

眼压:右眼9.6mmHg,左眼12.2mmHg

角膜厚度:右眼535μm,左眼533μm

术后第1天检查:

视力:双眼1.0

眼压:右眼6.2mmHg,左眼6.5mmHg

裂隙灯下右眼瞳孔区角膜基质层中可见一小片状灰白色异物(图1-1-2-160),前节OCT为上皮帽下片状高密度反光(图1-1-2-161),OCT-3D扫描其反光与角膜上皮一致(图1-1-2-162)。角膜地形图无明显异常(图1-1-2-163)。

【临床诊断】

右眼角膜帽下上皮植入

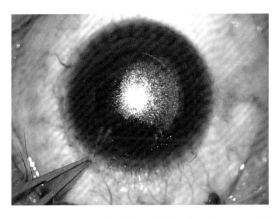

图 1-1-2-159 右眼手术显微镜下可见 2mm 微切口处上皮片状剥脱

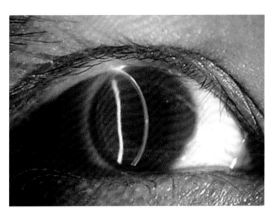

图 1-1-2-160 右眼术后第 1 天,裂隙灯下可见瞳孔区角膜基质层中一片状灰白色异物

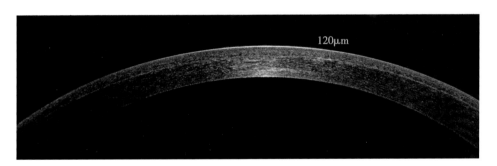

图 1-1-2-161 右眼术后第 1 天,前节 OCT 可见上皮帽下一片状高密度反光区

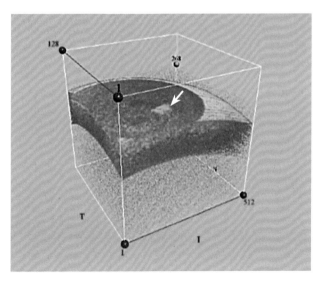

图 1-1-2-162 右眼术后第 1 天,OCT-3D 扫描可见层间异物反光区(箭头所示),且与角膜上皮区一致

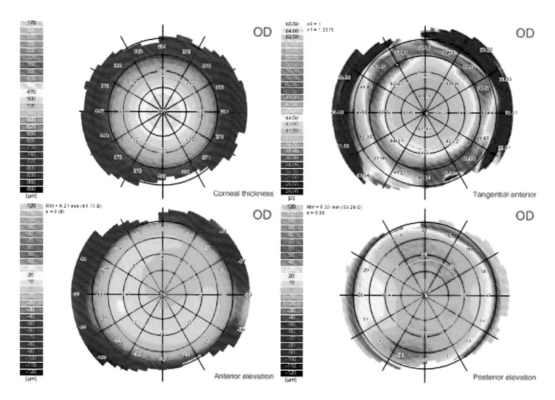

图 1-1-2-163　右眼术后第 1 天,角膜地形图显示术后正常地形图

双眼 SMILE 术后

【处理】

显微镜下取出植入的角膜上皮。取出术后,裂隙灯下右眼角膜透明(图 1-1-2-164),前节 OCT 检查角膜层间高反射片状影消失(图 1-1-2-165)。

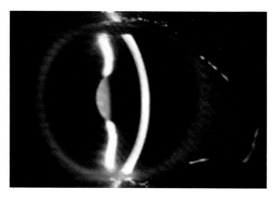

图 1-1-2-164　右眼取出植入的角膜上皮后,裂隙灯下可见角膜透明

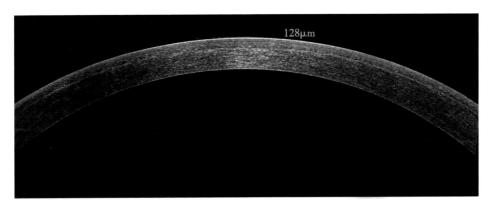

图 1-1-2-165　右眼取出植入的角膜上皮后,前节 OCT 可见角膜层间高反射片状影消失

======== **病例解析** ========

1. 诊断依据

(1) 右眼 SMILE 术后。

(2) 术中微切口处角膜上皮片状剥脱。

(3) 裂隙灯下瞳孔区角膜基质层中可见一小片状灰白色异物。

(4) 前节 OCT 为上皮帽下片状高密度反光,OCT-3D 扫描其反光与角膜上皮一致。

2. 可能原因分析

(1) 表麻药使用过多,部分上皮松解剥脱,分离或取镜时带入层间,术毕冲洗不彻底。

(2) 患者配合不佳或手术操作粗糙,切口处上皮受损,分离或取镜时带入层间,术毕冲洗不彻底。

(3) 术毕冲洗时将上皮带入。

(4) 切口处上皮受损,复位时对合不良。

本例产生的原因是:分离透镜时切口处上皮受损,分离或取镜时带入层间,术毕未进行层间冲洗。

3. 治疗原则与方法

(1) SMILE 手术切口虽然微小,但也存在潜在的囊腔,上皮植入后较开放式 LASIK 更加难以处理,故更加需要预防上皮植入。

(2) 周边区小的上皮植入可观察或局部糖皮质激素滴眼液治疗[1,2]。

(3) 上皮植入位于中央区或向视轴发展或产生不规则散光影响患者视力或角膜帽发生溶解,则应手术刮除,尽量在保留囊袋的情况下彻底刮除干净,否则需要掀开角膜帽扩大切口,引起新的组织损伤,故重在预防。

(4) 即使位于切口处的上皮植入也应该及早处理,避免边缘溶解及向光学中心侵入,影响视功能。

4. 防范策略

• 术前进行良好宣教,减轻患者紧张情绪,提高患者的配合度。

• 规范术前准备及手术操作。

• 分离取出透镜动作轻柔。

• 避免上皮损伤。

- 术毕切口密闭。
- 定期随访,早发现早处理。

(尹连荣)

参考文献

1. 中华医学会眼科学分会眼视光学组. 我国飞秒激光小切口角膜基质透镜取出术手术规范专家共识(2016年). 中华眼科杂志,2016,52(1):1-7
2. 周行涛,王晓瑛. 飞秒激光小切口透镜取出术. 上海:上海科学技术文献出版社,2014

病例 21 角膜穿通伤前房型人工晶状体植入术后 12 年,行波前优化加强手术

病例介绍

【简要病史】

患者男性,19 岁,12 年前左眼球穿通伤、外伤性白内障后囊破裂行白内障吸除术联合开放襻前房型人工晶状体(anterior chamber intraocular lenses, AC-IOL)植入术,现因需要参军入伍提高裸眼视力就诊。

【眼科检查】

显然验光:右眼:−3.75DS/−O.75DC × 180=1.0

左眼:−3.50DS/−4.75DC × 165=0.8

裂隙灯左眼角膜瞳孔区约 3mm×1mm 斑翳,前房型人工晶状体在位,瞳孔不圆,呈楔形(图 1-1-2-166)。角膜地形图可见明显不规则散光,后表面无异常膨隆(图 1-1-2-167~图 1-1-2-169)。左眼角膜 OCT 中央区深基质层 0.29mm 深度处可见外伤后瘢痕形成,中央区最薄点角膜厚度为 0.41mm,旁中央区角膜厚度约 0.61mm(图 1-1-2-170),角膜内皮细胞镜检查内皮

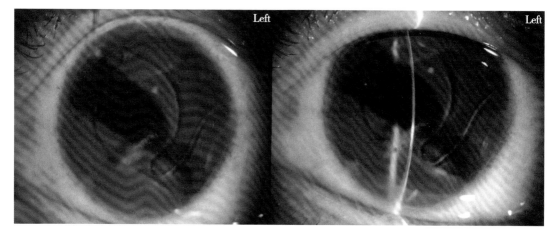

图 1-1-2-166 左眼前节照相可见角膜瞳孔区约 3mm×1mm 斑翳,前房型人工晶状体在位,瞳孔不圆成楔形

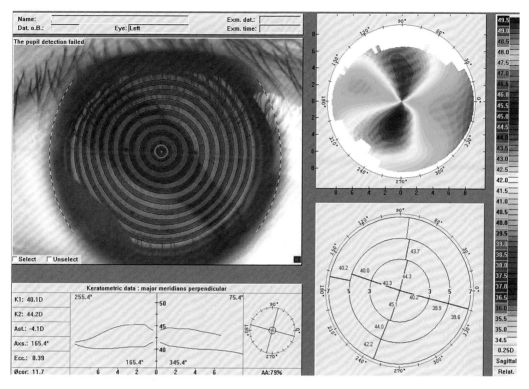

图 1-1-2-167 左眼角膜地形图显示明显的散光,但呈现上下尚对称。Placido 环投影显示左眼鼻上方环不规则,透见虹膜缺损的纹理和不规则的瞳孔

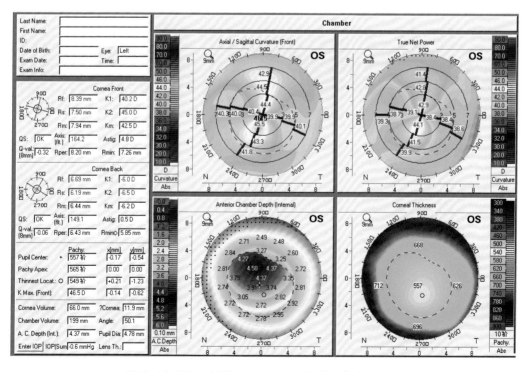

图 1-1-2-168 左眼 Pentacam 显示角膜最薄点 549μm

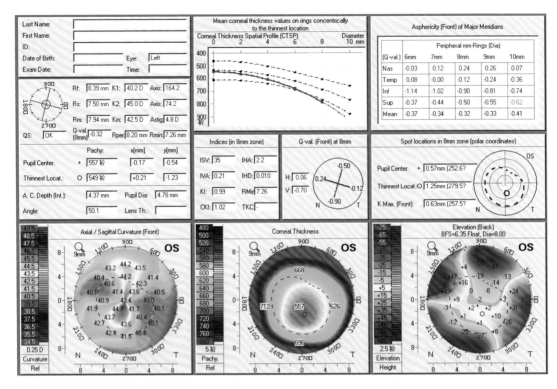

图 1-1-2-169　左眼 Pentacam 显示后表面无异常膨隆

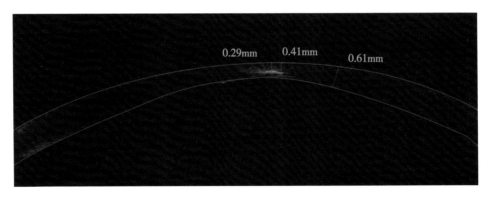

图 1-1-2-170　左眼角膜 OCT 显示中央区深基质层 0.29mm 深度处可见外伤后瘢痕形成,中央区最薄点角膜厚度为 0.41mm,旁中央区角膜厚度约 0.61mm

细胞形态尚正常(图 1-1-2-171)。角膜共聚焦显微镜显示左眼角膜内皮六角形内皮细胞形态尚正常,计数为 2147 个 /mm²。

【临床诊断】

左眼角膜斑翳

左眼前房型人工晶状体眼

左眼外伤性虹膜缺损

双眼屈光不正

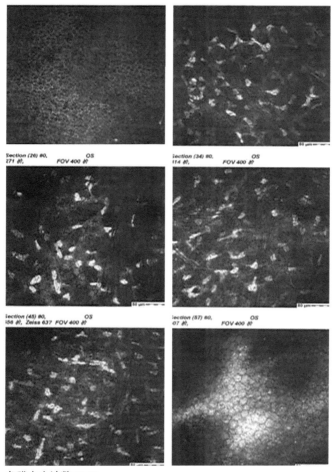

角膜内皮计数 2147

图 1-1-2-171　角膜共聚焦显微镜显示左眼六角形内皮细胞形态尚正常,细胞密度为 2147 个 /mm²

【处理】

波前优化下行双眼 FS-LASIK(图 1-1-2-172~ 图 1-1-2-174)。

术后 1 天复查:

视力:右眼 1.2,左眼 0.6;双眼角膜透明,角膜瓣对位良好。给予 0.3% 加替沙星滴眼液一日 4 次;0.3% 氟米龙滴眼液一日 4 次;重组牛碱性成纤维细胞生长因子滴眼液眼用凝胶一日 4 次,常规抗炎促上皮生长治疗。

术后 1 周复查:

视力:右眼 1.5,左眼 0.8;眼压:右眼 9mmHg,左眼 10mmHg;双眼角膜透明,角膜瓣对位良好。继续用抗炎促上皮药。

术后 6 个月复查:

视力:右眼 1.2 左眼 1.0;电脑验光:右眼 +0.750DS 左眼 +0.25DS/−1.25DS×5;眼压:右眼 7mmHg,左眼 7mmHg;双眼角膜透明,余未见异常。

术后 1 年复查:

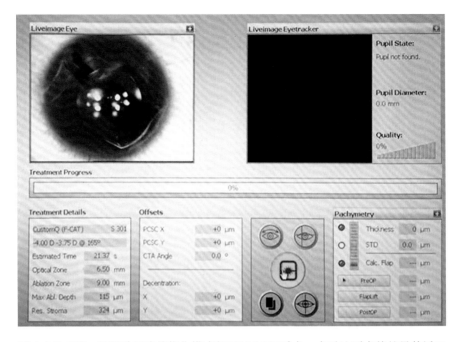

图 1-1-2-172　双眼采用波前优化模式行 FS-LASIK 手术。术后达到术前的最佳矫正视力,顺利通过体检,患者及家属满意

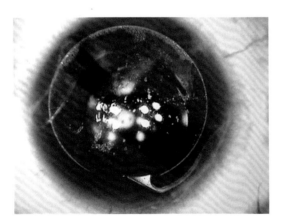

图 1-1-2-173　飞秒激光制瓣时注意角膜瓣居中性,负压吸引操作时间尽量缩短,避免对前房型人工晶状体及眼内组织产生影响

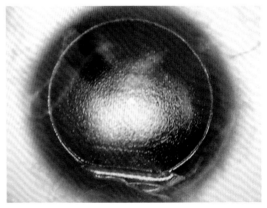

图 1-1-2-174　切削光区扩大,周边能量补偿,非球面切削,避免导入球差,预防术后夜间眩光

　　视力:右眼 1.2　左眼 0.8;电脑验光:右眼 +1.00DS/−0.25DS × 8,左眼 +0.50DS/−1.75DS × 173;眼压:右眼 14mmHg,左眼 18mmHg;双眼角膜透明,余未见异常。

　　术后 3 年复查:

　　视力:右眼 1.2　左眼 1.0;电脑验光:右眼 +0.50DS/−0.50DS × 8,左眼 +0.75DS/−0.50DS × 178;眼压:右眼 10mmHg,左眼 9mmHg;双眼角膜透明,余未见异常。

>>> 病例解析 <<<

1. 诊断依据

（1）左眼角膜斑翳,虹膜缺如,瞳孔不规则。

（2）左眼前房型人工晶状体眼。

（3）左眼角膜高度散光。

（4）双眼近视。

2. 原因分析左眼角膜外伤愈合后瘢痕造成散光影响视力。

3. 治疗原则与方法此患者因参军视力要求达标而迫切要求手术提高。尽管表层手术对眼内干扰相对较小的首选的术式[1],但因患者术后难以及时随访护理等问题,难以规避角膜混浊（Haze）和激素性青光眼的风险,故采取波前优化模式下飞秒制作角膜瓣大光区治疗高度散光[2],操作时注意缩短负压吸引时间为宜,避免前房 IOL 对组织的潜在损伤,以及长时间高负压对玻璃体的干扰等问题[3]。

由于前房人工晶状体对角膜内皮细胞的影响较大,故此类病人应长期随访,监测角膜内皮功能。

（李　玉　张丰菊）

参考文献

1. 张丰菊,孙明甡.飞秒激光时代浅谈表层角膜屈光手术的临床意义.中华眼视光学与视觉科学杂志, 2017,19（11）:641-645

2. Duran JA,Gutierrez E,Atienza R,et al. Vector analysis of astigmatic changes and optical quality outcomes after wavefront-guided laser in situ keratomileusis using a high-resolution aberrometer.J Cataract Refract Surg,2017, 43（12）:1515-1522

3. Zhao H,Ai Y,Niu C,et al.Research on influences of transient high IOP during LASIK on retinal functions and ultrastracture.J Opthalmol,2009,2009:230528

病例 22　LASIK 术后屈光回退行波前像差引导的加强手术

>>> 病例介绍 <<<

【简要病史】

患者男性,30 岁,12 年前因双眼近视 –2.00D（患者自述）,接受双眼准分子激光角膜基质磨镶术（LASIK）,术后视力达 1.0 以上,患者自我感觉满意。2 年前自觉视力下降,因民航职业体检需要,患者要求再次行屈光矫正手术。

【眼科检查】

视力:右眼裸眼视力 0.9/Jr1

左眼裸眼视力 0.8/Jr1

眼压:右眼 14mmHg,左眼 12mmHg

显然验光:右眼 –0.50DS/–0.75DC × 10=1.2（Echart）/1.0（Cchart）

左眼 –0.75DS/–0.50DC×170=1.2（Echart）/1.0（Cchart）

散瞳验光：右眼 –0.25DS/–0.75DC×15=1.2（Echart）/1.0（Cchart）

左眼 –0.50DS/–0.50DC×175=1.2（Echart）/1.0（Cchart）

裂隙灯检查：角膜瓣对合良好，双眼底未见明显异常。双眼前节 OCT 检查见图 1-1-2-175，图 1-1-2-176，角膜地形图检查见图 1-1-2-177，图 1-1-2-178，波前像差检查见图 1-1-2-179，图 1-1-2-180。

【临床诊断】

双眼 LASIK 术后屈光回退（refractive regression）

【处理】

双眼波前像差引导下飞秒激光制瓣 LASIK 加强术。

术后常规使用 0.5% 左氧氟沙星滴眼液 1 周，0.1% 氟米龙滴眼液每日 4 次，每 3 日递减 1 次，人工泪液滴眼液每日 4 次，共 1 个月。

术后 1 天：

裸眼视力：右眼 1.0 左眼 0.7；电脑验光：右眼 +0.12DS，左眼 +0.75DS/–0.75DC×179；裂隙灯检查：双眼角膜瓣对合良好，角膜瓣层间干净。

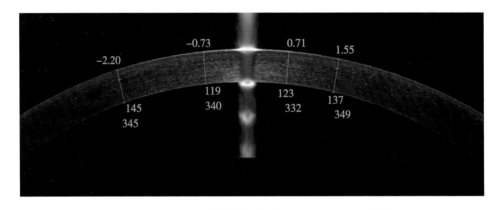

图 1-1-2-175　右眼前节 OCT 显示角膜瓣厚度中央区 119~123μm，周边区 137~145μm

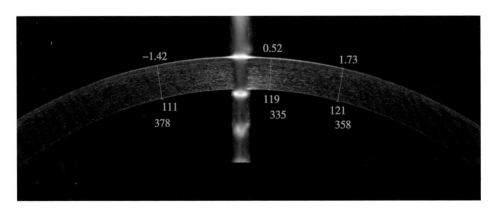

图 1-1-2-176　左眼前节 OCT 显示角膜瓣厚度近中央区 119μm，周边区 111~121μm

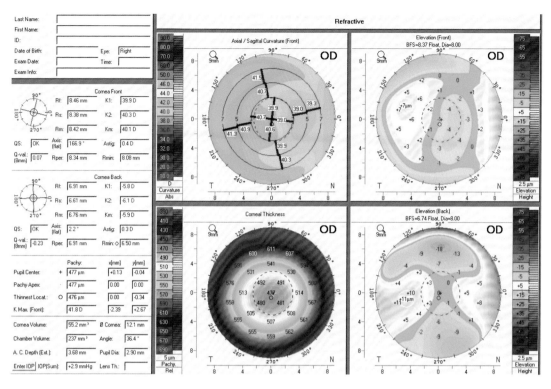

图 1-1-2-177　Pentacam 角膜地形图显示右眼角膜最薄处 477μm 角膜后表面高度正常,无异常隆起

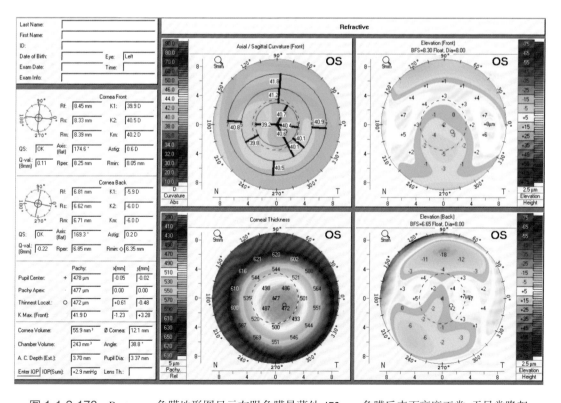

图 1-1-2-178　Pantacam 角膜地形图显示左眼角膜最薄处 472μm,角膜后表面高度正常,无异常隆起

Polar Zernike Coeffs(μ) at Ap. Diam: 4.00mm		High Order Aberrations Graph	
	Value	Coefficient Name	0.0　　　　　　　　　0.12383　Axis
Z₂₀	1.17765	Defocus	
Z₂₂	0.18337 @ 130°	Astigmatism	
Z₃₁	0.12383 @ 182°	Coma	
Z₃₃	0.11539 @ 55°	Trefoil	
Z₄₀	-0.01928	Sph. Aberration	
Z₄₂	0.04149 @ 51°	Astig. 2nd Order	
Z₄₄	0.00371 @ 59°	Tetrafoil	
Z₅₁	0.00121 @ 34°		
Z₅₃	0.00507 @ 112°		
Z₅₅	0.00146 @ 35°		
Z₆₀	0.00384		
Z₆₂	0.00216 @ 141°		
Z₆₄	0.00029 @ 74°		
Z₆₆	0.00137 @ 53°		

图 1-1-2-179　右眼波前像差检查显示高阶像差彗差和三叶草像差较高

Polar Zernike Coeffs(μ) at Ap. Diam: 4.00mm		High Order Aberrations Graph	
	Value	Coefficient Name	0.0　　　　　　　　　0.10091　Axis
Z₂₀	1.38634	Defocus	
Z₂₂	0.30220 @ 80°	Astigmatism	
Z₃₁	0.10091 @ 66°	Coma	
Z₃₃	0.09598 @ 88°	Trefoil	
Z₄₀	-0.02791	Sph. Aberration	
Z₄₂	0.01393 @ 173°	Astig. 2nd Order	
Z₄₄	0.01508 @ 4°	Tetrafoil	
Z₅₁	0.00380 @ 177°		
Z₅₃	0.00438 @ 27°		
Z₅₅	0.00296 @ 50°		
Z₆₀	0.00480		
Z₆₂	0.00029 @ 124°		
Z₆₄	0.00051 @ 44°		
Z₆₆	0.00108 @ 33°		

图 1-1-2-180　左眼波前像差检查显示高阶像差彗差和三叶草像差较高

术后 1 周：

裸眼视力：右眼 1.5 左眼 1.5；电脑验光：右眼 +0.37DS/–0.75DC×5，左眼 +0.25DS；裂隙灯检查：双眼角膜瓣对合良好，无炎症反应。

术后 1 个月：

裸眼视力：右眼 1.2（Echart）/1.0（Cchart），左眼 1.2（Echart）/1.0（Cchart）；眼压：12mmHg，左眼 10mmHg；电脑验光：右眼 +0.37DS/–0.37DC×3，左眼 –0.25DS/–0.37DC×180；裂隙灯检查：双眼角膜瓣对合良好，透明；角膜地形图见图 1-1-2-181~ 图 1-1-2-183；角膜 OCT 见图 1-1-2-184，图 1-1-2-185。

❖❖❖❖ 病例解析 ❖❖❖❖

1. 诊断依据

（1）双眼 LASIK 手术史明确。

（2）自觉视力下降，通过检测 C 字表不达标，夜视力下降。

（3）验光结果为轻度屈光不正。

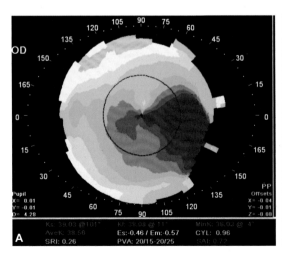
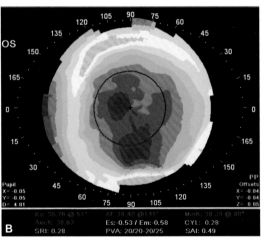

图 1-1-2-181　角膜地形图显示切削中心居中，位于瞳孔中心

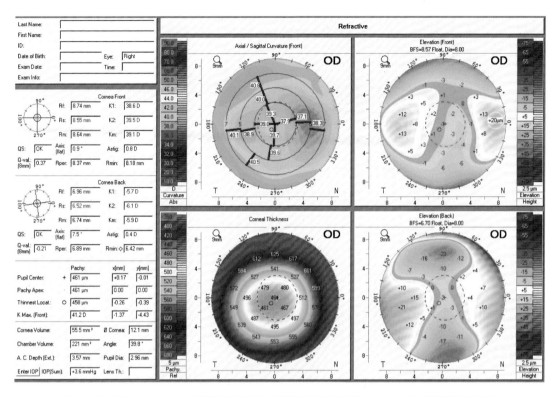

图 1-1-2-182 Pentacam 角膜地形图显示角膜最薄点厚度为 464μm，后表面高度无异常

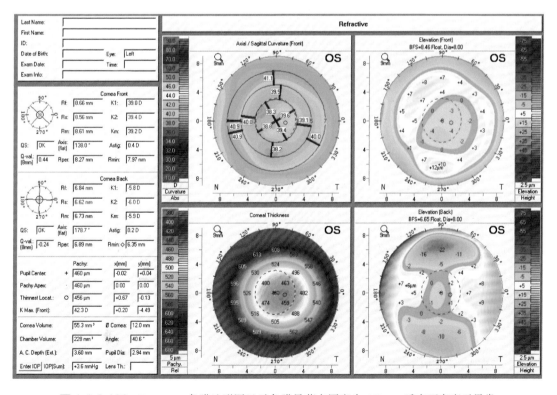

图 1-1-2-183 Pentacam 角膜地形图显示角膜最薄点厚度为 460μm，后表面高度无异常

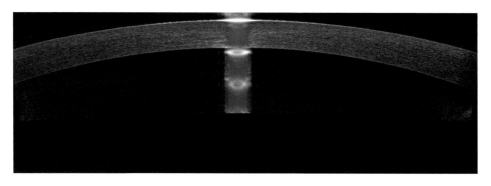

图 1-1-2-184　角膜 OCT 显示右眼角膜层间愈合良好,未见上皮植入及碎屑残留

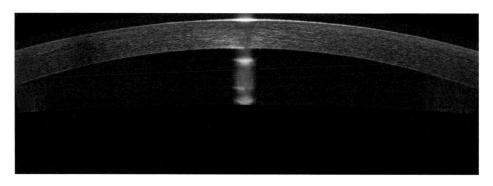

图 1-1-2-185　角膜 OCT 显示左眼角膜层间愈合良好,未见上皮植入及碎屑残留

（4）波前像差检查显示高阶像差彗差和三叶草像差较高。

2. 可能原因分析

（1）患者 12 年前 LASIK 术由角膜板层刀制瓣,精确度不佳。OCT 检测角膜瓣较厚,且薄厚不均。

（2）首次手术时年龄较小,角膜生物力学特性不够稳定,屈光度进展及角膜愈合造成高阶像差增加,屈光度回退。

3. 治疗原则与方法

（1）治疗原则:避免进一步减弱角膜生物力学,导致角膜扩张的并发症发生,故行飞秒辅助下在原来角膜瓣上制作新的角膜薄瓣[1],波前像差引导下在原角膜瓣上的基质行准分子切削,减少高阶像差,提升视觉质量。

（2）治疗方法:准确地检测屈光度,采集重复性好的波前像差图像加以比较分析,充分思考并设计波前像差引导下的切削方案,利用飞秒激光在原角膜瓣上制作精准均匀的角膜瓣,达到切削后能够提升视觉质量的目的[2]。

4. 防范策略

• 屈光度回退的防范在于术前的筛查,以术前屈光度稳定期治疗为宜。

• 切削时避免偏中心及不规则切削,避免小光区等导致术后视觉质量的降低。

• 诊断角膜屈光术后屈光回退必须首先排除角膜后扩张造成的屈光回退假象。避免盲目加强手术进一步减弱角膜生物力学,增加角膜扩张的风险。

• 加强手术时需要全面分析,检测角膜各个方位的厚度,充分评价其安全性和预测性,设计好完美的手术方案,以期达到预期效果,避免术后因预测性不佳而导致视觉质量较差的问题发生[3]。

• 分离飞秒制作的角膜瓣时,操作需轻柔,避免原角膜板层切削瓣的移位、错层、错位或上皮植入等问题发生。

(李 玉 张丰菊)

参考文献

1. 张丰菊.应加强角膜屈光术后角膜扩张的防范.中华医学杂志,2010,90(07):436-438

2. Tanna M,Schallhorn SC,Hettinger KA.Femtosecond laser versus mechanical microkeratome:a retrospective comparison of visual outcomes at 3 months. J Refract Surg,2009,25(7):668-671

3. Moshirfar M,Jehangir N,Fenzl CR,et al. LASIK Enhancement:Clinical and surgery management. J Refract Surg,2017,33(2):116-127

病例 23 FS-LASIK 术后不规则散光行角膜像差引导的加强手术

病例介绍

【简要病史】

患者男性,29 岁,10 个月前因双眼近视散光行飞秒激光辅助制瓣准分子激光原位角膜磨镶术(FS-LASIK),术后右眼视力无提高,伴夜间眩光无法正常工作,故要求再次手术。自述术前右眼:-9.50DS/-0.75DC×30=1.2,左眼:-8.75DS=1.2

【眼科检查】

视力:右眼裸眼视力 0.2,最佳矫正视力 +1.50DS=0.3

左眼裸眼视力 0.3,最佳矫正视力 -0.75DS/-0.50DC×150=0.9

角膜厚度:右眼 408μm,左眼 450μm,角膜地形图可见右眼角膜切削光区不规则且颞上方偏心,左眼切削光区尚均匀(图 1-1-2-186,图 1-1-2-187)。Pentacam 检查后表面高度尚可(图 1-1-2-188,图 1-1-2-189),术前双眼模拟像差(图 1-1-2-190,图 1-1-2-191)。

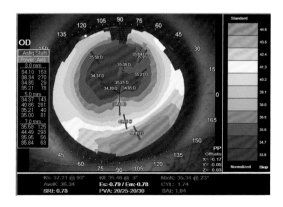

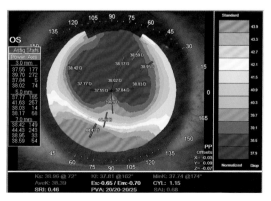

图 1-1-2-186 右眼 FS-LASIK 术后角膜地形图,角膜切削光区不规则且颞上方偏心

图 1-1-2-187 左眼 FS-LASIK 术后角膜地形图,切削光区尚均匀,中心向上略偏移

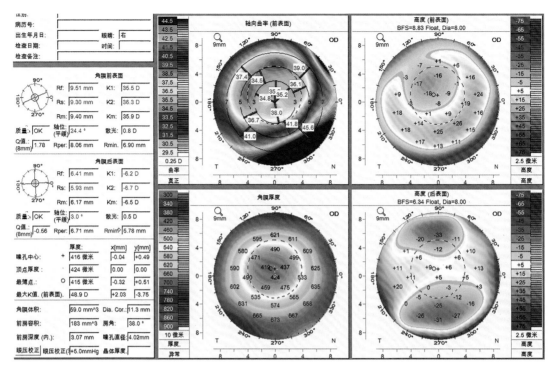

图 1-1-2-188　右眼 FS-LASIK 术后角膜最薄点厚度为 415μm, 切削光区不规则, 向颞上方偏心

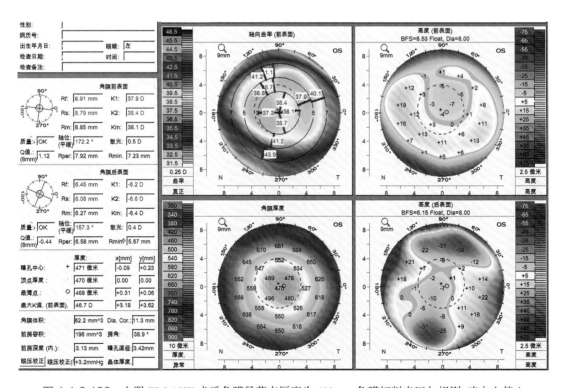

图 1-1-2-189　左眼 FS-LASIK 术后角膜最薄点厚度为 470μm, 角膜切削光区欠规则, 略向上偏心

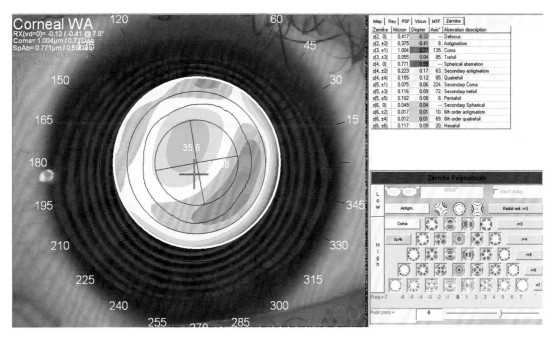

图 1-1-2-190　右眼 FS-LASIK 术后模拟 6mm 瞳孔直径下、校正球差后的角膜像差图,显示明显的彗差图像,彗差(Coma):1.004μm,球差(SpAb):0.771μm,高阶像差(RMS):1.317μm

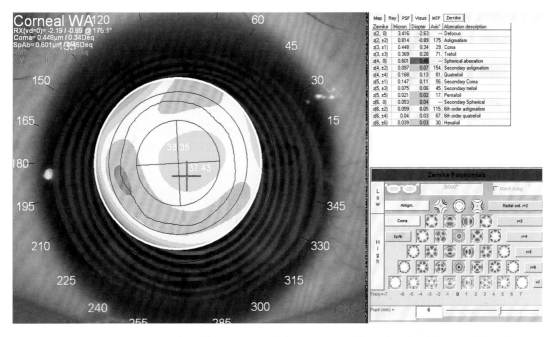

图 1-1-2-191　左眼 FS-LASIK 术后模拟 6mm 瞳孔直径下、校正球差后的角膜像差图,彗差(Coma):0.448μm,球差(SpAb):0.601μm,高阶像差(RMS):0.881μm

【临床诊断】

右眼角膜不规则（corneal irregularity）

FS-LASIK 术后

双眼屈光不正

【处理】

在原飞秒制作的角膜瓣下，选择性角膜像差引导（corneal wave-front guided）下准分子激光切削加强手术，消除高阶像差纠正偏心及角膜不规则，提高视觉质量（图 1-1-2-192~ 图 1-1-2-204）。

角膜像差设计：

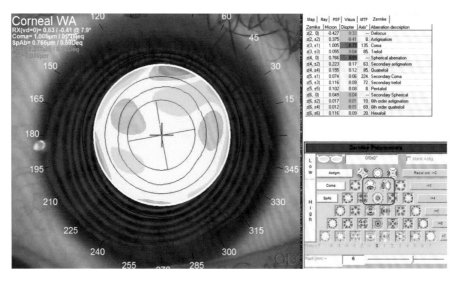

图 1-1-2-192　右眼模拟 6mm 瞳孔直径下、校正球差和水平及垂直彗差后的角膜像差图像，显示角膜基本趋于规则

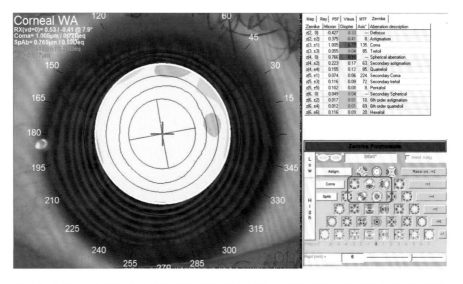

图 1-1-2-193　右眼因为角膜残留的组织厚度有限，仅仅选择性模拟消除主要干扰视觉质量的高阶像差，以期达到提高视觉质量，并达到最大限度节省角膜组织的目的

手术设计：

手术拟矫：右眼 +2.00DS/−0.25DC × 175　　左眼 −0.50DS/−0.38DC × 150

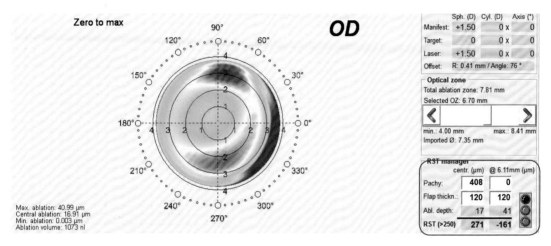

图 1-1-2-194　术前模拟切削设计方案，因中央区角膜厚度在临界安全范围，尽量避免中央区的角膜组织
进一步消耗，切削方案以节省组织为原则调整

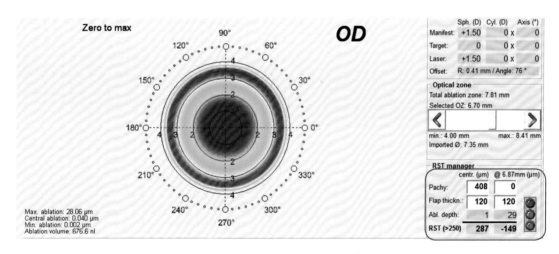

图 1-1-2-195　纠正偏心切削的设计方案

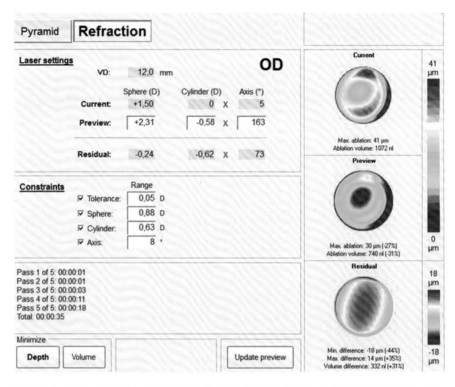

图 1-1-2-196　应用屈光度调整设计程序,模拟预期达到的术后结果及设计最小化切削组织的方案

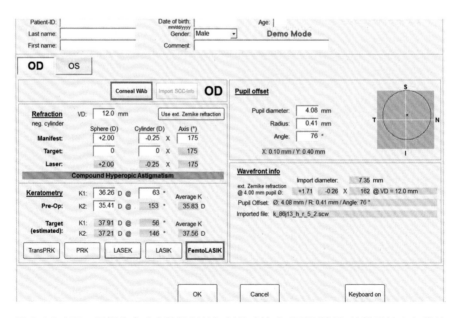

图 1-1-2-197　根据临床验光数据调整切削的球镜达到预测结果,柱镜及轴向与像差图中显示的数据基本一致为最佳,建议柱镜偏差低于 0.25~0.50DC,轴向偏差低于 5° 为宜。如果偏差过大,建议删除二阶的屈光度,仅仅先消除高阶像差使其角膜更加规则后,再根据角膜残留厚度的安全与否决策做常规的加强手术还是配镜为宜,切忌盲目引导个性化角膜切削,恶化视觉质量及损失角膜组织而失去再次修补的机会

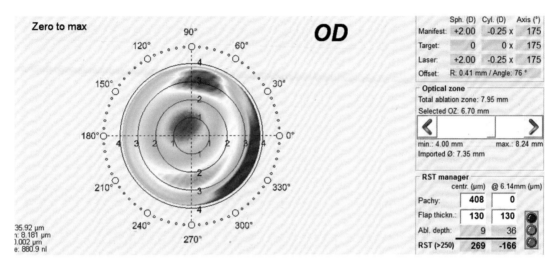

图 1-1-2-198　模拟屈光度调整后的切削形态图

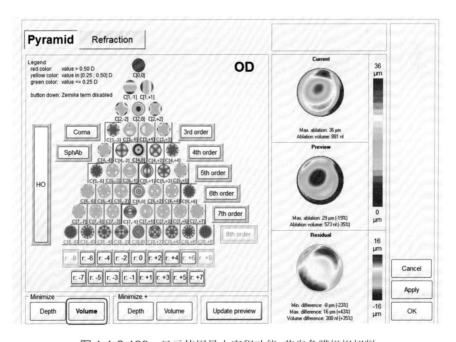

图 1-1-2-199　显示使用最小容积功能,节省角膜组织切削

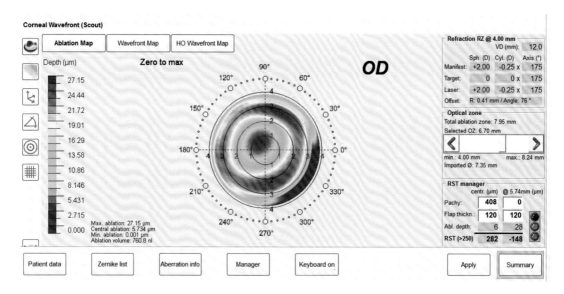

图 1-1-2-200 模拟的切削方案与角膜地形图的形态比对是否匹配,如果有偏差需要进一步细致调整,以达到互补匹配状态为宜

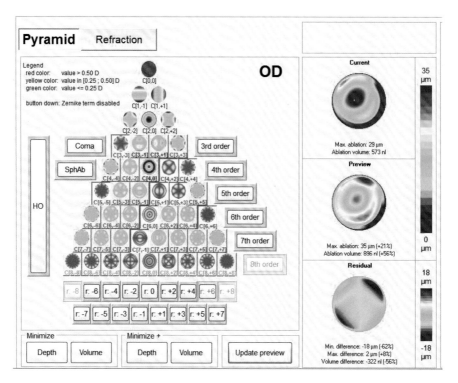

图 1-1-2-201 在角膜像差选择时,如果完全校正所有的高阶像差,会过多切削角膜组织,此病例残留角膜组织在临界值,故不适合,需要个性化选择单项最大影响其视觉质量的像差来做矫正,以达到预期目的

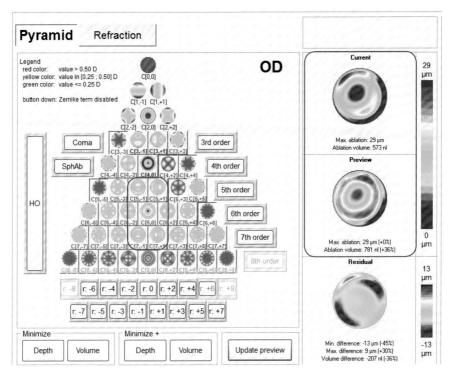

图 1-1-2-202 在个性化设计消除高阶像差时,需要仔细结合临床需求和检测的角膜生物学参数来进行合理设计

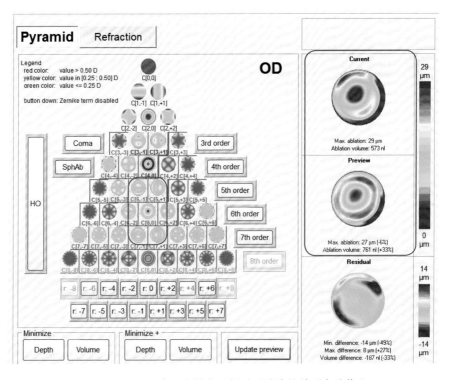

图 1-1-2-203 合理个性化选择需要消除的单项高阶像差

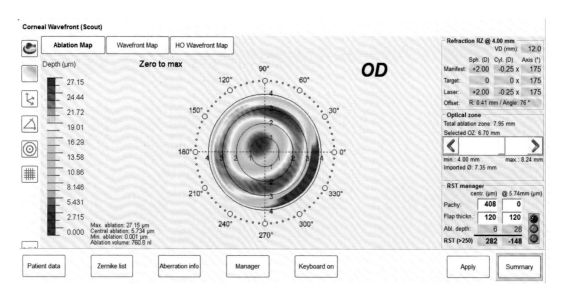

图 1-1-2-204　最后选择决策的切削方案与角膜地形图比对使其能够基本匹配为宜

术后 1 天：

视力：右眼 0.5 左眼 0.5；裂隙灯检查角膜瓣对位良好，常规给予妥布霉素地塞米松滴眼液 4 次 / 日抗炎治疗，聚乙二醇滴眼液 4 次 / 日保护角膜等。

术后 1 周：

视力：右眼 0.5 左眼 0.5；眼压：右眼 9.7mmHg 左眼 13mmHg；裂隙灯检查角膜瓣对位良好，给予常规 0.1% 氟米龙滴眼液 4 次 / 日，加替沙星滴眼液 4 次 / 日等抗炎，盐酸卡替洛尔滴眼液 2 次 / 日，聚乙二醇滴眼液 4 次 / 日等稳定角膜力学，营养角膜等治疗。

术后 1 个月：

视力：右眼 0.5 左眼 0.7；眼压：右眼 11.7mmHg 左眼 12.8mmHg；裂隙灯检查角膜瓣对位良好层间无异常，眼底情况可。给予聚乙二醇滴眼液 4 次 / 日治疗。角膜地形图检查见图 1-1-2-205~ 图 1-1-2-208，角膜像差见图 1-1-2-209，图 1-1-2-210。

术后 3 个月：

视力：右眼 1.0 左眼 0.7；眼压：右眼 9.8mmHg 左眼 10.6mmHg；双眼前后节检查均未见异常。角膜地形图检查见图 1-1-2-211~ 图 1-1-2-214，角膜像差见图 1-1-2-215，图 1-1-2-216。

术后 6 个月：

视力：右眼 0.9 左眼 0.7；眼压：右眼 10.8mmHg 左眼 11.4mmHg；双眼前后节检查均未见异常。角膜地形图检查见图 1-1-2-217，图 1-1-2-218。

术后 1 年：

视力：右眼 1.0 左眼 0.7；眼压：右眼 10mmHg 左眼 11.7mmHg；双眼前后节检查均未见异常。角膜地形图检查见图 1-1-2-219~ 图 1-1-2-220，角膜像差见图 1-1-2-221，图 1-1-2-222。

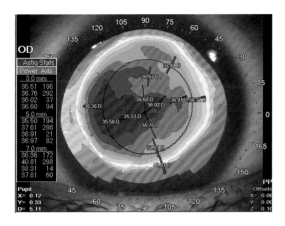

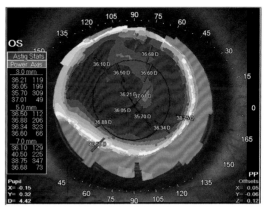

图 1-1-2-205　右眼术后 1 个月切削光区明显扩大，切削面均匀,居中性好

图 1-1-2-206　左眼术后 1 个月切削光区明显扩大，切削面均匀,居中性好

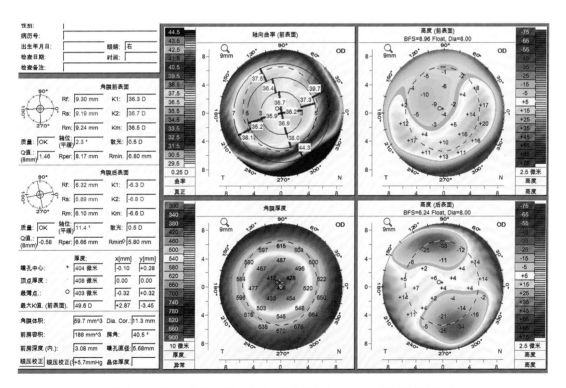

图 1-1-2-207　右眼术后 1 个月,角膜最薄点 403μm,后表面高度正常

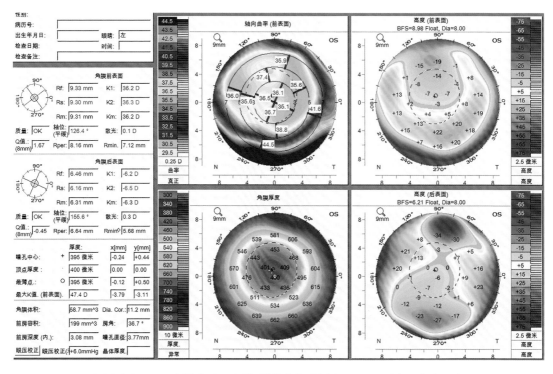

图 1-1-2-208　左眼术后 1 个月，最薄点角膜厚度 395μm，后表面高度正常

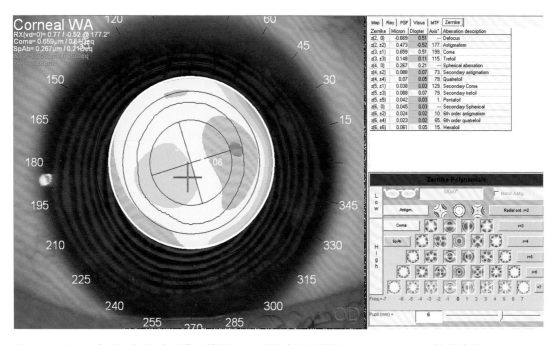

图 1-1-2-209　术后 1 个月，右眼像差模拟 6mm 瞳孔直径下彗差（Coma）：0.659μm，较术前减少 0.345μm；球差（SpAb）：0.267μm，较术前减 0.504μm；高阶像差（RMS）：0.758μm，较术前减少 0.559μm

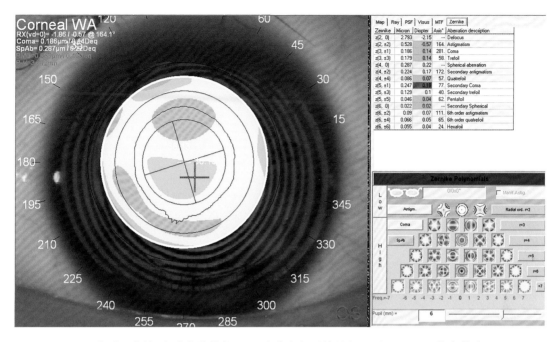

图 1-1-2-210 术后 1 个月,左眼像差模拟 6mm 瞳孔直径下彗差(Coma):0.186μm,较术前减少 0.262μm;球差(SpAb):0.287μm,较术前减少 0.314μm;高阶像差(RMS):0.557μm,较术前减少 0.324μm

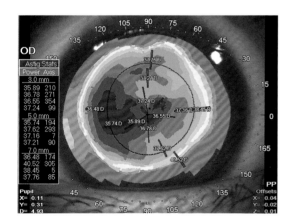

图 1-1-2-211 右眼术后 3 个月,切削光区扩大,切削面均匀,居中性好

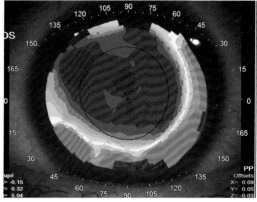

图 1-1-2-212 左眼术后 3 个月,切削光区扩大,切削面均匀,居中性好

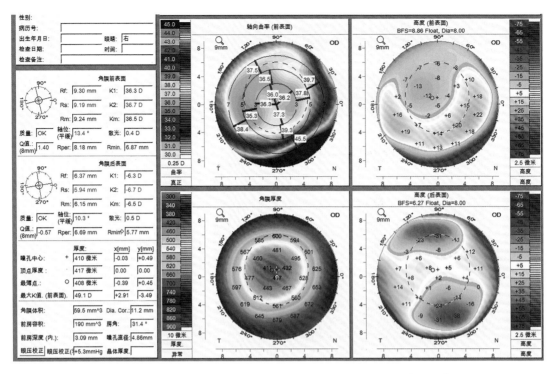

图 1-1-2-213　右眼术后 3 个月，角膜最薄点 408μm，后表面高度正常

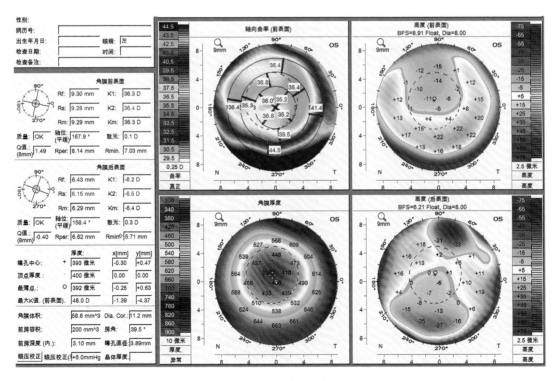

图 1-1-2-214　左眼术后 3 个月，角膜最薄点 392μm，后表面高度正常

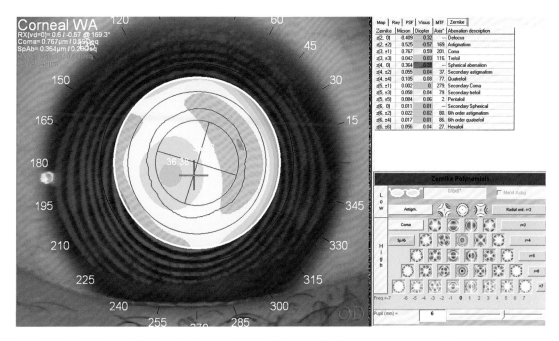

图 1-1-2-215　右眼术后 3 个月，像差模拟 6mm 瞳孔直径下彗差（Coma）：0.767μm，球差（SpAb）：0.364μm，高阶像差（RMS）：0.868μm

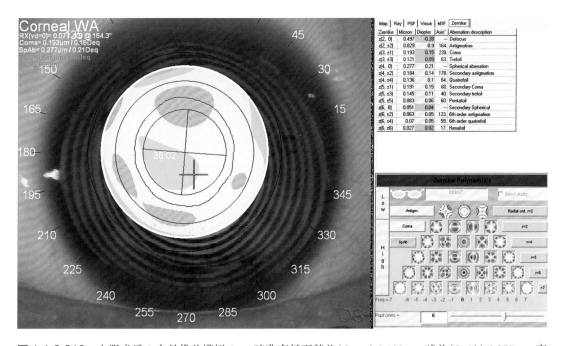

图 1-1-2-216　左眼术后 3 个月像差模拟 6mm 瞳孔直径下彗差（Coma）：0.193μm，球差（SpAb）：0.277μm，高阶像差（RMS）：0.515μm

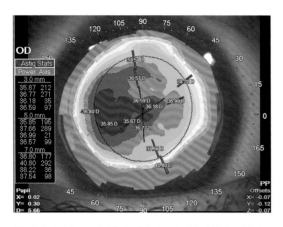

图 1-1-2-217　右眼术后半年,切削面均匀、居中,与瞳孔区一致

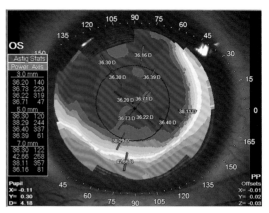

图 1-1-2-218　左眼术后半年,切削面均匀、居中,与瞳孔区一致

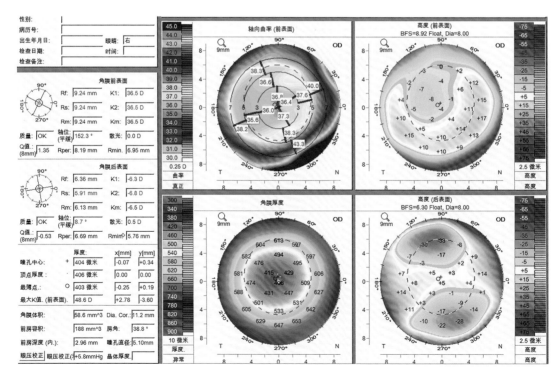

图 1-1-2-219　右眼术后 1 年,Pentacam 显示最薄点角膜厚度 403μm,后表面高度正常,无扩张风险,手术安全

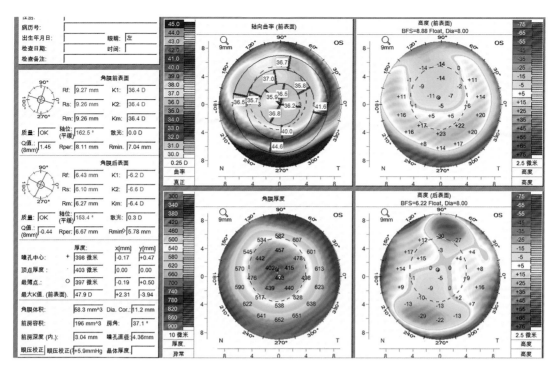

图 1-1-2-220 左眼术后 1 年,Pentacam 显示最薄点角膜厚度 397μm,后表面高度正常,无扩张风险,手术安全

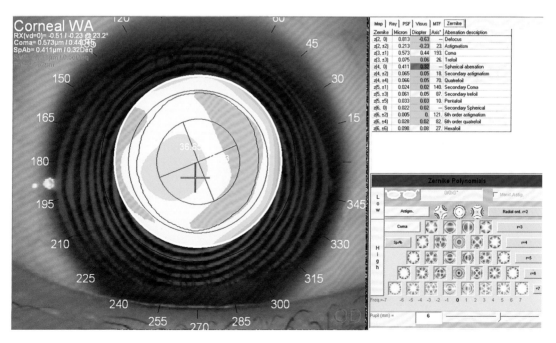

图 1-1-2-221 右眼术后 1 年,像差模拟 6mm 瞳孔直径下彗差(Coma):0.573μm,较术前减少 0.431μm;球差(SpAb):0.411μm,较术前减少 0.36μm;高阶像差(RMS):0.733μm,较术前减少 0.584μm

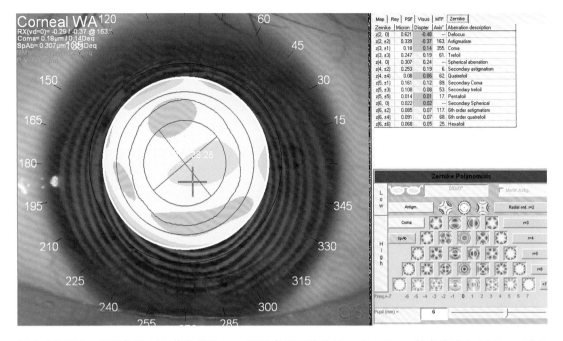

图 1-1-2-222　左眼术后 1 年,像差模拟 6mm 瞳孔直径下彗差(Coma):0.18μm,较术前减少 0.268μm;球差(SpAb):0.307μm,较术前减少 0.294μm;高阶像差(RMS):0.571μm,较术前减少 0.31μm

━━━❖　病例解析　❖━━━

1. 诊断依据

(1)双眼屈光不正飞秒激光辅助角膜基质准分子激光磨镶术的病史;主观症状影响日常工作。

(2)裸眼视力 0.3,矫正不提高。角膜地形图显示明显的偏心及不规则角膜形态特征。

2. 可能原因分析　高度近视注视功能不良,术中配合不良,深度切削角膜后个体差异致角膜愈合不规则等[1]。

3. 治疗原则与方法　仔细检测重复性佳的角膜像差图及临床验光数据,甄别术后视力不提高的确切因素;除外角膜切削术后表面扩张的隐患后,根据角膜瓣厚度及残留的角膜总厚度合理地设计可能的加强手术方案。此例病人采取掀开原角膜瓣,选择角膜像差个性化引导切削去除主要影响其视觉质量的高阶像差,最小化消除角膜组织,达到预期矫正目的[2]。

4. 防范策略

• 高度近视尤其超过 −8.00D 以上尽量避免作全眼波前像差引导下准分子激光角膜切削术,避免因预测性不佳,术后视觉质量差。可选择消像差模式或波前优化模式增加术后的安全性和预测性。

• 二次加强手术术前全方位合理地评价残留的角膜厚度、基质厚度、前后表面的高度是否在正常范围,分析主要影响视觉质量的因素,设计最优化节省角膜组织的治疗方案,避免术后角膜力学失衡发生角膜扩张[3]。

（李　玉　张丰菊）

参考文献

1. 许寅聪,杜之渝,宾莉.飞秒激光制瓣 LASIK 术后角膜生物力学变化和创伤愈合反应.中国实用眼科杂志,2011,29(9):889-893
2. Reinstein DZ,Archer TJ,Carp GI,et al. Incidence and outcomes of optical zone enlargement and recentration after previous myopic LASIK by topography-guided cutom ablation. J Refract Surg,2018,34(2):121-130
3. Giri P,Azar DT.Risk profiles of ectasia after keratorefractive surgery. Curr Opin Opthalmol,2017,28(4):337-342

病例 24　LASIK 偏心切削后行角膜地形图引导的加强手术

病例介绍

【简要病史】

患者 19 年前主因屈光不正行双眼准分子激光原位角膜磨镶术(LASIK),术后自觉左眼视力下降,视物重影,夜间眩光症状明显。

【眼部检查】

视力:左眼裸眼视力 0.5,最佳矫正视力 –2.00DS/–2.25DC×65=1.0^{-2},中央角膜厚度 522µm,前节 OCT 检查显示左眼中央部角膜瓣厚度平均约 183µm(图 1-1-2-223),角膜地形图检查显示左眼切削区明显偏向鼻侧(图 1-1-2-224),Pentacam 检查显示左眼角膜最薄点厚度为 526µm,光学切削区中心与瞳孔中心偏差较大,后表面无明显异常隆起及相应区域的角膜变薄,排除术后角膜扩张可能(图 1-1-2-225)。

【临床诊断】

左眼 LASIK 激光偏中心切削(decentered ablation)

左眼屈光不正

【处理】

使用 Topolyzer 角膜地形图引导(topography-guided)的 LASIK 加强手术。

治疗后 1 个月,左眼裸眼视力 0.8^{+2},最佳矫正视力 +0.25DS–0.50DC×100=0.8^{+2},患者视物重影、夜间眩光症状明显好转。术后角膜地形图检查可见光学区较前扩大并居中(图 1-1-2-226,图 1-1-2-227)。

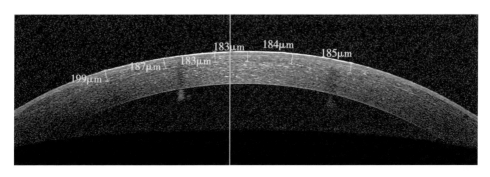

图 1-1-2-223　前节 OCT 检查显示左眼中央部角膜瓣厚度平均约 183µm

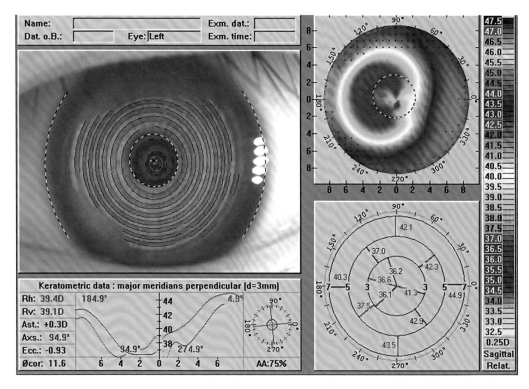

图 1-1-2-224　角膜地形图检查显示左眼明显偏心切削,角膜地形图不规则

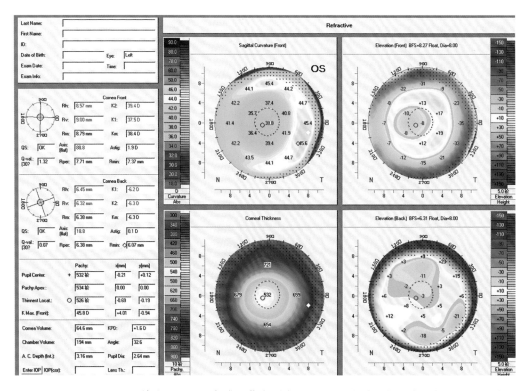

图 1-1-2-225　Pentacam 检查显示左眼角膜最薄点厚度为 526μm,光学切削区中心与瞳孔中心偏差较大,后表面无明显异常隆起及相应区域的角膜变薄,排除术后角膜扩张可能

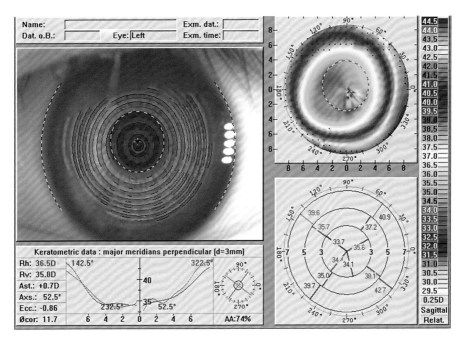

图 1-1-2-226 左眼术后 1 个月,角膜地形图显示角膜切削中心扩大、居中

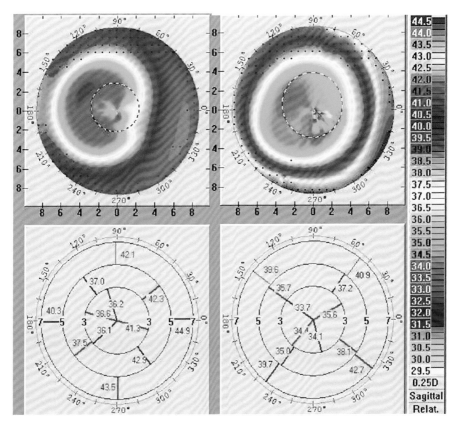

图 1-1-2-227 左眼角膜地形图检查术前、术后对比图显示术后角膜切削中心扩大、居中,角膜散光得到改善,规则性较前好转

❖❖ 病例解析 ❖❖

1. 诊断依据

（1）患者视力下降,视物重影,夜间眩光症状明显。

（2）角膜地形图显示光学切削区中心与瞳孔中心偏差较大,并无明显异常隆起和相应区域的角膜变薄,可排除术后角膜扩张问题。

（3）验光结果:近视散光。

2. 偏中心切削的可能原因分析

（1）视轴偏离瞳孔中心过远（Kappa 角大）。

（2）术中瞳孔缩小偏向鼻侧。

（3）患者未注视目标光源。

（4）头位摆放不当。

3. 治疗原则 准分子激光屈光手术中的偏心消融非常多见,但多数患者偏移幅度不大,部分患者术后一段时间后可以适应。

对于 LASIK 偏中心消融造成明显术后不规则散光、欠矫、眩光等视觉质量下降及单眼复视的患者最好的治疗措施就是重新掀开角膜瓣,在角膜地形图或波前像差引导下进行个体化的加强手术。术前需排除角膜后表面扩张,多点测量原角膜瓣厚度,测算剩余角膜基质床厚度是否在安全范围内再进行手术。

4. 防范措施[1]

● 为使患者在术中看到的固视光源更加清晰,可适当减弱照明灯亮度。

● 切削过程中应密切注意患者的眼位,如有偏移及时调整。

● 对于配合比较差的患者可以使用显微镊协助固定眼球。

● 注意偏中心严重、角膜表面不规则会导致术前验光度数不可靠,二次手术首要解决的是修正角膜的不规则,使消融中心回到正常位置以提高术后视觉质量和最佳矫正视力,残留的屈光度必要时再次手术或配镜矫正。

● 注意加强手术前应首先分析角膜地形图结果,除外角膜扩张可能后再进行。

（尹　奕）

参考文献

1. 陈跃国.准分子激光角膜屈光手术专家释疑.北京:人民卫生出版社,2007.

病例 25 LASIK 术后屈光回退行角膜地形图引导的加强手术

❖❖ 病例介绍 ❖❖

【简要病史】

王某,男性,34 岁,11 年前双眼行准分子激光角膜基质磨镶术（LASIK）,术后满意,现自觉视物模糊、眩光来我院就诊。

术前显然验光：右眼 −3.00DS/−0.75DC×130=1.2

左眼 −2.75DS/−0.75DC×65=1.2

角膜厚度：右眼 518μm，左眼 515μm

【眼科检查】

视力：右眼裸眼视力 0.5，最佳矫正视力 −2.00DS/−0.75DC×170=1.2

左眼裸眼视力 1.0，最佳矫正视力 −0.50DS=1.0

角膜厚度：右眼 492μm，左眼 496μm

角膜地形图检查见图 1-1-2-228~图 1-1-2-231。

【临床诊断】

右眼 LASIK 术后屈光回退

【处理】

角膜地形图引导的个体化切削治疗（topography-guided customized ablation treatment，T-CAT）LASIK

加强手术设计如下（图 1-1-2-232~图 1-1-2-234）。

右眼通过角膜地形图引导的加强手术后角膜切削区较前扩大，修正了不规则角膜，改良了视觉质量（图 1-1-2-235~图 1-1-2-237）。

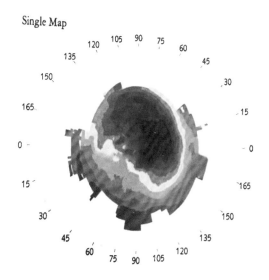

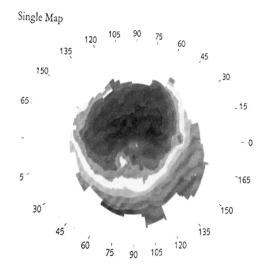

图 1-1-2-228　角膜地形图显示右眼角膜切削光区不规则，中心向鼻上方偏移

图 1-1-2-229　角膜地形图显示左眼切削光区均匀，居中性较好

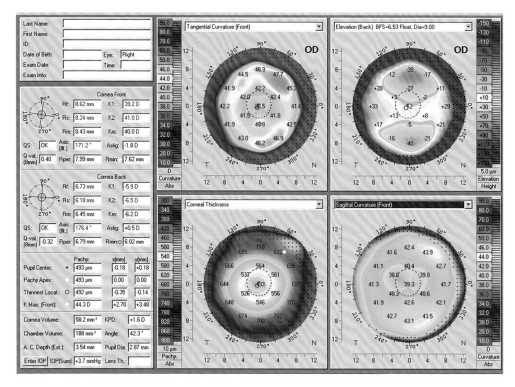

图 1-1-2-230　Pentacam 角膜地形图显示右眼角膜最薄点厚度 492μm，角膜前后表面高度正常，排除角膜屈光术后角膜扩张问题

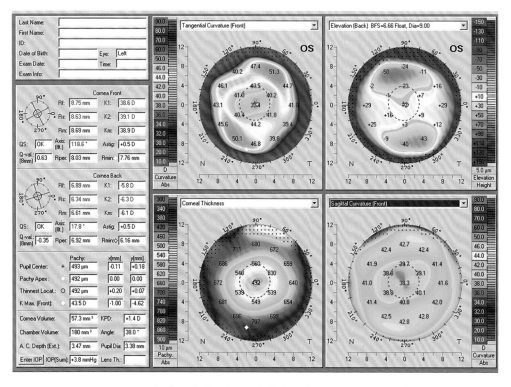

图 1-1-2-231　Pentacam 角膜地形图显示左眼最薄点厚度 492μm，切削中心与瞳孔中心一致

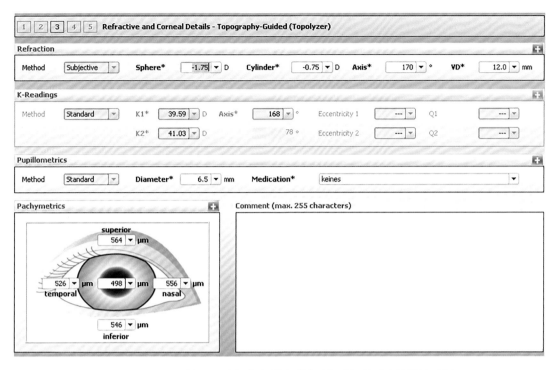

图 1-1-2-232 界面显示角膜地形图引导下角膜切削手术的设计过程

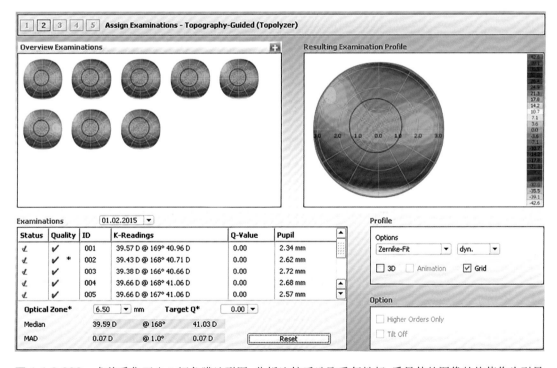

图 1-1-2-233 术前采集至少 8 幅角膜地形图,分析比较后选取重复性好、质量佳的图像的均值作为引导治疗的依据,删除差异较大的图像

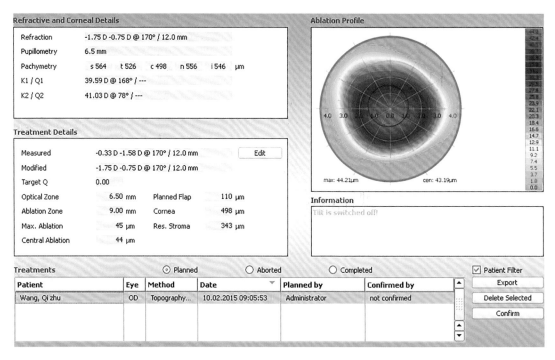

图 1-1-2-234 图像显示临床验光值、地形图检测的屈光度值，经过结合病人的年龄、用眼的需求及眼部生物学参数特点，修改设计最后的切削参数，比较决策后的角膜切削图案，使其与术前的图像相匹配

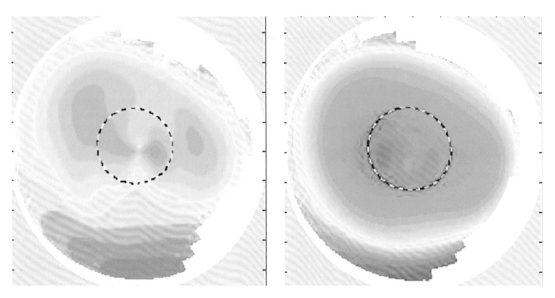

图 1-1-2-235 加强手术前，角膜地形图显示右眼角膜切削光区不规则，中心向鼻上方偏移

图 1-1-2-236 加强手术后，角膜地形图显示角膜光学区扩大，位于瞳孔中央

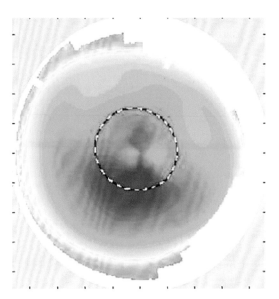

图 1-1-2-237 加强手术前后两者间差异图显示角膜地形图引导下再次激光切削修正了不规则的角膜

✧◈✦ **病例解析** ✦◈✧

---

1. 诊断依据

（1）LASIK 手术史。

（2）右眼显然验光 –2.00DS/–0.75DC × 170=1.2。

（3）双眼 Pentacam 角膜后表面分析显示高度正常，无异常膨隆。

2. 可能原因分析 此例病人屈光回退的原因分析与角膜的不规则愈合、屈光度的进展及切削光区偏心有关[1]。

3. 治疗原则与方法

（1）诊断角膜屈光手术后的屈光回退，首先需要排除角膜后表面扩张而导致的屈光度出现。避免误诊为屈光回退而盲目行加强手术，从而造成角膜生物力学的进一步下降。

（2）排除角膜后表面扩张问题后，再次加强手术的术式可选择重新掀起角膜瓣基质切削；原角膜瓣上飞秒制作薄角膜瓣后基质上扫描，或者行角膜瓣上的表层手术[2,3]。

（3）本例患眼采取了表层角膜地形图引导下的准分子激光角膜切削术，基于角膜偏中心的纠正及有效地保持角膜生物力学稳定性，避免原角膜瓣下基质的过多损耗，同时减少高阶像差的引入。术后随访至今 2 年效果稳定，患者满意。

4. 防范策略

• 对于拟接受角膜屈光手术的年轻患者，术前应充分交流沟通角膜屈光手术后的由于角膜组织重塑和角膜生物力学变化造成屈光回退及由于眼轴延长造成屈光度进行性进展的可能。

• 术中准分子激光切削的光区居中性与远期的稳定性密切相关，应引起重视和注意[1]。这也是目前准分子激光不断改进更新，以操作更加精准和智能化的原因。

• 在行微小切口角膜基质透镜摘除术中，也必须注意基质透镜的居中性问题，避免偏心切削导致视觉质量下降及远期屈光度的稳定性下降。

（李 玉 张丰菊）

参考文献

1. Applegate RA，Howland HC.Refractive surgery optical aberrations and visual performance.J Refract Surg，1997，13（3）：295-299
2. Parikh NB，Management of residual refractive error after laser in situ keratomileusis and photorefractive keratectomy.Curr Opin Opthalmol，2014，25（4）：275-280
3. Shetty R，Shroff R，Grover T，et al.Topography-guided neutralization technique for the management of flap complication in laser in situ keratomileusis.Indian J Opthalmol，2017，65（7）：618-620

病例 26　利用 SMILE 术后供体角膜行飞秒激光辅助角膜表层镜片术治疗 LASIK 术后继发圆锥角膜

病例介绍

【简要病史】

患者，女，43 岁。14 年前因双眼高度近视行双眼准分子激光角膜基质磨镶术（LASIK），术后满意。两年前出现右眼视力下降，近半年来视力下降加重。既往无其他疾病史。

【眼科检查】

视力：右眼裸眼视力 0.08/Jr4，最佳矫正视力 –7.50DS/–4.50DC×40=0.5

左眼裸眼视力 0.6/Jr7，最佳矫正视力 –2.75DS/–2.25DC×15=0.8

眼压：右眼 10mmHg，左眼 6mmHg

眼轴：右眼 26.20mm，左眼 26.16mm

右眼角膜中央前突，变薄。Fleischer 环（+），晶状体透明，余未见明显异常（图 1-1-2-238）。行双眼角膜地形图检查见右眼下方前突，符合圆锥角膜诊断（图 1-1-2-239），角膜 OCT 检查见图 1-1-2-240，图 1-1-2-241。

【临床诊断】

双 眼 LASIK 术 后 继 发 圆 锥 角 膜（keratoectasia after LASIK）

【处理】

1. 右眼飞秒激光辅助的表层镜片术

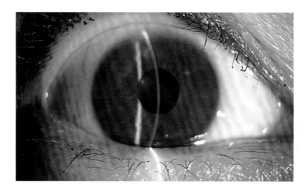

图 1-1-2-238　右眼术前裂隙灯照相显示角膜中央变薄

（femtosecond laser assisted epikeratophakia），加厚角膜，压平圆锥。

2. 患者术后 7 个月拆除全部角膜缝线后角膜厚度为 639μm，术后效果见图 1-1-2-242~图 1-1-2-246，具备了行角膜表层屈光手术矫正屈光不正的条件。患者视网膜视力 0.6，行角膜表层屈光手术治疗，术后视力可提高。

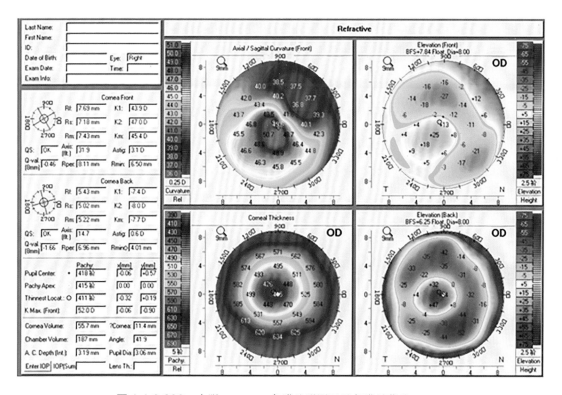

图 1-1-2-239　右眼 Pentacam 角膜地形图显示角膜最薄处 411μm

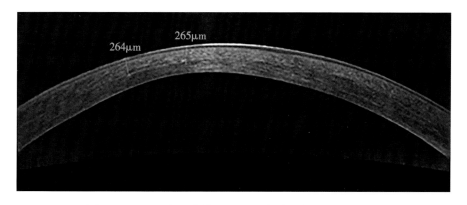

图 1-1-2-240　右眼前节 OCT 显示角膜云翳的厚度 265μm

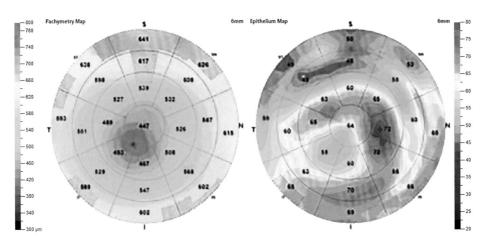

图 1-1-2-241 右眼前节 OCT 显示角膜厚度 476μm，角膜上皮厚度不均匀

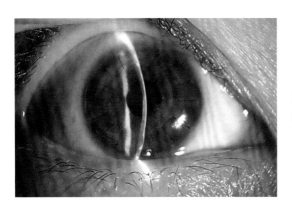

图 1-1-2-242 右眼术后 5 个月，角膜植片透明

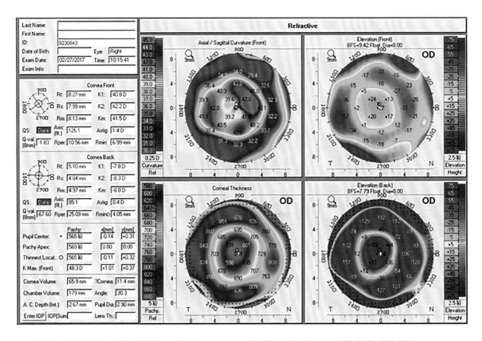

图 1-1-2-243 右眼术后 5 个月，Pentacam 角膜地形图显示最薄点角膜厚度 565μm

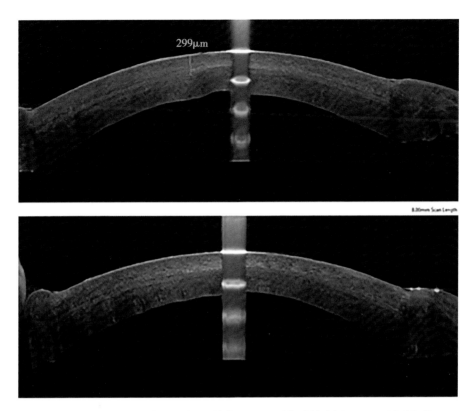

图 1-1-2-244　右眼术后 5 个月,前节 OCT 显示角膜植片厚 299μm,压平角膜

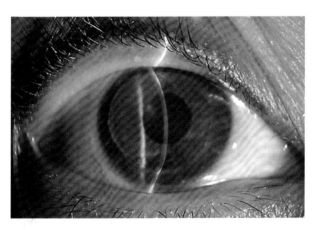

图 1-1-2-245　右眼术后 7 个月,裸眼 0.08,矫正视力
−4.75DS/−2.75DC × 30=0.4

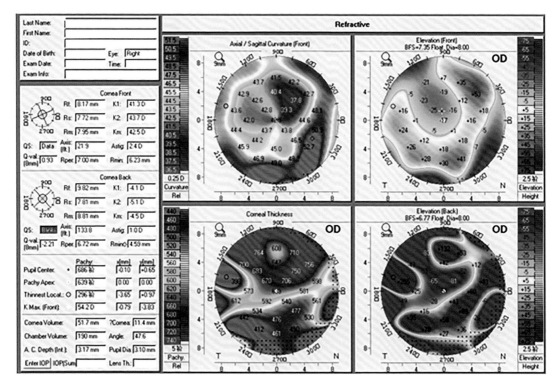

图 1-1-2-246　右眼术后 7 个月，Pentacam 角膜地形图角膜厚度为 639μm

⟐ 病例解析 ⟐

1. 诊断依据

（1）LASIK 手术病史。

（2）视力下降及角膜体征。

（3）角膜地形图。

2. LASIK 术后继发圆锥角膜的原因[1~3]有以下几种

（1）患眼处于圆锥角膜的亚临床期，术前检查由于设备限制难以发现。

（2）术后残留角膜基质太薄，导致角膜生物力学稳定性低，在眼内压作用下角膜向前膨隆。目前这种超出手术适应证的情况已经杜绝，更多的是第三种情况。

（3）尽管角膜残留基质是在适应证安全范围内，但患者本身的角膜生物力学特性比正常人差，因此出现继发圆锥，这种情况很难避免。

3. 治疗原则与方法

（1）如果患者角膜最薄点厚度 <400μm，应该做紫外光 - 核黄素角膜胶原交联控制发展。

（2）如果发生急性圆锥穿孔，大部分只能行穿透性角膜移植术（penetrating keratoplasty，PKP），少部分也可行基质缝合联合前房注气后再行保留部分基质的深板层角膜移植（predescemet deep lamellar keratoplasty，pDLKP），但是因为患者残存的近视、散光等原因，这些手术的术后视力都欠佳。

（3）对于有角膜基质瘢痕的病例只能做深板层移植，但是术后又趋于退回到 LASIK 术前的高度近视和散光的状态，故临床效果不甚满意。

（4）对于没有瘢痕的患者,应该采取角膜表层镜片术[4,5],该手术可以控制圆锥的发展,加厚患者角膜,以便将来可进一步行角膜表层屈光手术,重建良好功能。该术式临床应用后数据显示手术安全精确,厚度可控,提高了视觉质量。对于LASIK术后继发圆锥角膜是一种较好的治疗方法。

　　4. 防范策略

● 术前准确测量中央角膜厚度,每个患者角膜多点及多部位测量,选择最薄值作为计算依据。患者行角膜地形图检查排除圆锥角膜和亚临床期圆锥角膜。有条件建议利用Pentacam等设备排除角膜后表面扩张。

● 术中尽量实际测量角膜瓣厚度和瓣下基质床的厚度。

● 术后务必对患者进行严格的随访和复查。特别是出现裸眼视力和最佳矫正视力下降时,务必行角膜地形图检查,以排除继发性圆锥角膜的可能。如果早期能及时诊断并正确处理,可能会阻止或者延缓病情的发展。

（李绍伟）

参考文献

1. 李绍伟,王敏,孙同,等.飞秒激光辅助的角膜表面镜片术治疗圆锥角膜.中华眼科杂志,2010,46(01):70-71

2. Spitznas M,Eckert J,Frising M,et al.Long-term functional and topographic results seven years after epikeratophakia for keratoconus.Graefes Arch Clin Exp Ophthalmol,2002,240(8):639-643

3. Panda A,Gupta AK,Sharma N,et al.Anatomical and functional graft survival,10 years after epikeratoplasty in keratoconus.Indian J Ophthalmol,2013,61(1):18-22

4. Nakamura H,Riley F,Sakai H,et al. Histopathological and immunohistochemical studies of lenticules after epikeratoplasty for keratoconus. Br J Ophthalmol,2005,89(7):841-846

5. Kaminski SL,Biowski R,Lukas JR,et al. Corneal sensitivity 10 years after epikeratoplasty. J Refract Surg,2002,18(6):731-736

病例 27　利用 SMILE 术后供体角膜行飞秒激光辅助角膜表层镜片术治疗圆锥角膜

病例介绍

【简要病史】

患者男性,17岁,因双眼视力下降1年来诊。

【眼科检查】

视力:右眼裸眼视力0.12,最佳矫正视力 –11.00DS/–5.75DC × 16=0.25,左眼裸眼视力0.04,矫正无提高。

裂隙灯检查:右眼(−),左眼角膜中央变薄锥状突起,基质混浊,Fleischer环(+)(图1-1-2-247)。左眼验光测不出,眼轴27.25mm,前节OCT示中央角膜厚度324μm(图1-1-2-248),Pentacam角膜地形图示 K_{max}:79.6D,角膜散光:6.8D(图1-1-2-249)。

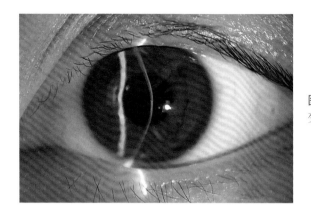

图 1-1-2-247　左眼裂隙灯照相显示角膜中央变薄锥状突起,基质混浊

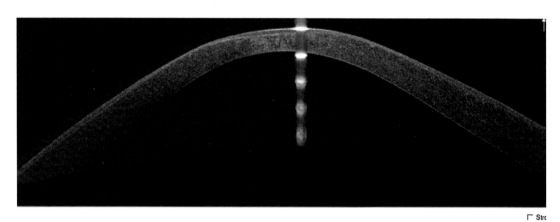

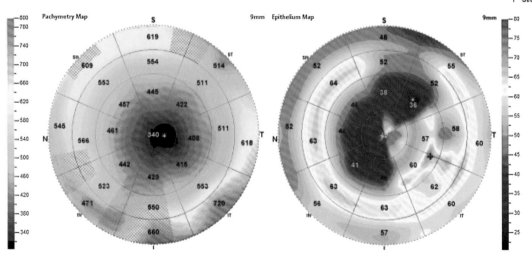

图 1-1-2-248　左眼前节 OCT 显示中央角膜厚度 324μm

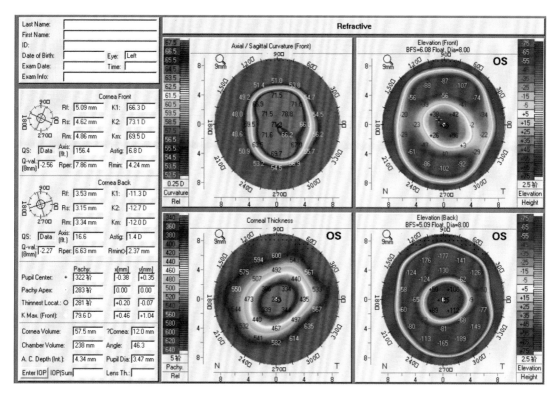

图 1-1-2-249　左眼 Pentacam 角膜地形图显示 K_{max}:79.6D,角膜散光(Astig):6.8D

【临床诊断】

双眼圆锥角膜(keratoconus)(右眼Ⅱ期　左眼Ⅳ期)

双眼高度近视

【处理】

飞秒激光辅助角膜表层镜片术。

供体资料:捐赠者意外身亡的前 2 年曾行双眼飞秒激光小切口基质透镜取出术(small-incision lenticule extraction,SMILE)矫正近视;供体植片内皮密度 3506 个 /mm^2。

飞秒激光制作植片植床:植片直径 9mm,厚度 290μm,植床直径 7mm,深度 130μm(图 1-1-2-250)。

术后 9 个月查左眼裸眼视力 0.4,最佳矫正视力:–6.25DS/–3.25DC×65=0.4

裂隙灯检查:左眼角膜透明(图 1-1-2-251),前节 OCT 显示中央角膜厚度 576μm(图 1-1-2-252),Pentacam 角膜地形图显示最大角膜曲率 53.6D,角膜散光 3.60D(图 1-1-2-253)。

角膜表层镜片术既可以加厚角膜,又可以阻止圆锥进展。SMILE 手术后的角膜植片较正常角膜植片基质内已经多切除了一个 6.50D 的透镜,在患者角膜表面缝合上这样一个带度数的角膜片,理论上可以同时矫正患者的 –6.50D 近视(图 1-1-2-254,图 1-1-2-255)。

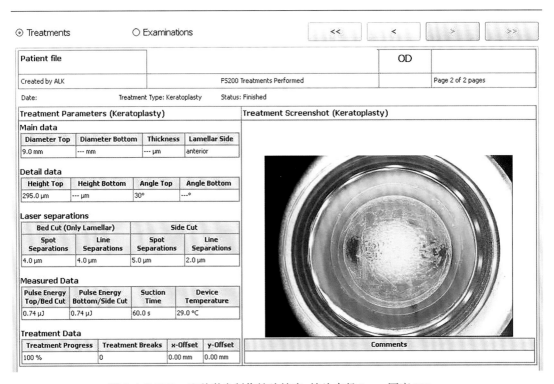

| ⊙ Treatments | ○ Examinations | | << | < | > | >> |

Patient file			OD	
Created by ALK		FS200 Treatments Performed		Page 2 of 2 pages
Date:	Treatment Type: Keratoplasty	Status: Finished		

Treatment Parameters (Keratoplasty) | **Treatment Screenshot (Keratoplasty)**

Main data

Diameter Top	Diameter Bottom	Thickness	Lamellar Side
9.0 mm	--- mm	--- μm	anterior

Detail data

Height Top	Height Bottom	Angle Top	Angle Bottom
295.0 μm	--- μm	30°	---°

Laser separations

Bed Cut (Only Lamellar)		Side Cut	
Spot Separations	Line Separations	Spot Separations	Line Separations
4.0 μm	4.0 μm	5.0 μm	2.0 μm

Measured Data

Pulse Energy Top/Bed Cut	Pulse Energy Bottom/Side Cut	Suction Time	Device Temperature
0.74 μJ	0.74 μJ	60.0 s	29.0 °C

Treatment Data

Treatment Progress	Treatment Breaks	x-Offset	y-Offset
100 %	0	0.00 mm	0.00 mm

Comments

图 1-1-2-250　飞秒激光制作植片植床:植片直径 9mm,厚度 290μm

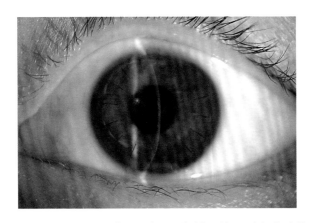

图 1-1-2-251　左眼术后 9 个月,裂隙灯照相显示角膜透明

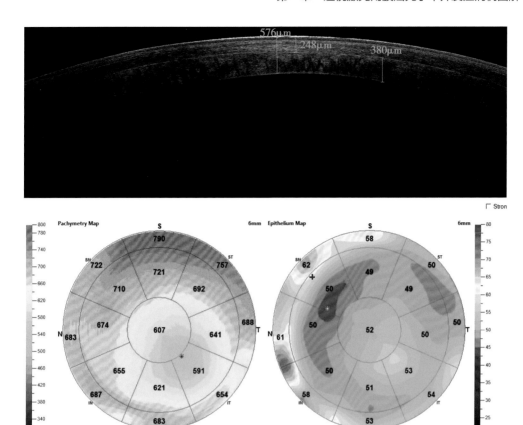

图 1-1-2-252 左眼术后 9 个月,前节 OCT 显示中央角膜厚度 576μm,中央区透镜帽厚度 248μm

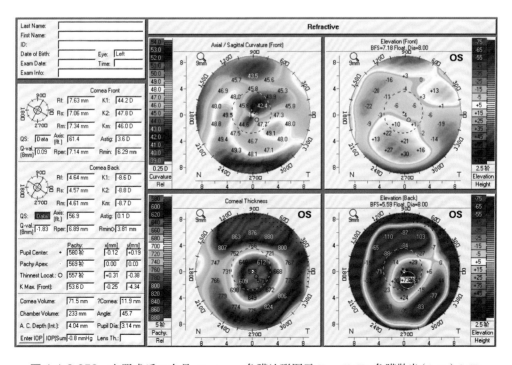

图 1-1-2-253 左眼术后 9 个月,Pentacam 角膜地形图示 K$_{max}$:53.6D,角膜散光(Astig):3.6D

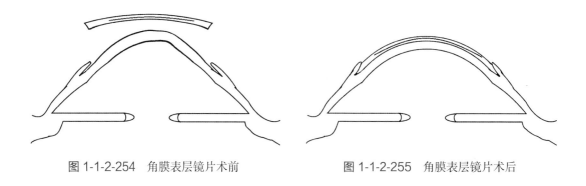

图 1-1-2-254　角膜表层镜片术前　　　　　　　图 1-1-2-255　角膜表层镜片术后

❖❖❖ **病例分析** ❖❖❖

1. 诊断依据

（1）病史及体征：患者青少年男性，双眼视力下降 1 年。裂隙灯检查显示左眼角膜中央变薄锥状突起，基质混浊，Fleischer 环（+）。

（2）辅助检查：裸眼视力：右眼 0.12，左眼 0.04。矫正视力：右眼 −11.00DS/−5.75DC×16=0.25，左眼矫正不提高。左眼验光测不出，眼轴 27.25mm，前节 OCT 示中央角膜厚度324μm，Pentacam 角膜地形图示 K_{max}：79.6D，角膜散光 6.8D。

2. 圆锥角膜形成的原因分析　圆锥角膜的病因及机制仍不清楚，有以下几种学说[1]：

（1）胶原学说。

（2）遗传学说。

（3）上皮学说。

（4）代谢与发育障碍学说。

（5）变态反应学说及其他。

3. 治疗原则与方法

（1）治疗原则：

1）框架眼镜：对早期的屈光不正或低度的不规则散光可用框架眼镜矫正。

2）角膜接触镜：适用于无角膜瘢痕的中期患者，对散光较大的可选用硬性角膜接触镜。

3）对于Ⅲ期之前的圆锥角膜患者，如果矫正视力尚可，都可采用胶原交联治疗[2]控制进展，然后再矫正屈光不正。

4）手术治疗：只有以下因素者可考虑手术治疗。

a. 不能很好地配戴接触镜。

b. 虽可配戴接触镜，但不能长时间耐受者。

c. 接触镜不能矫正视力者。

d. 角膜中央已出现瘢痕或急性圆锥者。

（2）治疗方法：圆锥角膜的手术治疗可以做穿透移植、深板层移植或角膜表层镜片术。穿透移植只适合全层瘢痕和部分的急性圆锥患者，深板层适合除了穿透移植适应证的其他病例，最好是眼轴正常的患者，术后视力好。对于长眼轴患者，单纯深板层术后仍残存近视。最好做表层镜片术，表层镜片术是去除患者上皮后在表面镶嵌缝合一定厚度的角膜片，类似于角膜接触镜片，厚度可以根据患者角膜厚度决定，达到术后总厚度为 600μm，将来可以进一步做 PRK 等矫正残存近视和散光。

角膜屈光手术后的供体角膜,因角膜厚度和屈光度的改变,一般只用于内皮移植、角膜感染或穿孔的急救处理,也可用于没有视力的美容性角膜移植或解除大泡性角膜病变痛苦。因为以往的角膜屈光手术大多是准分子激光原位角膜磨镶术(LASIK),这类供体有一个难以愈合的角膜瓣,且术后角膜中央变薄,也不适合做板层移植,因此很少用于穿透性角膜移植、板层移植、甚至治疗性角膜移植。

近年来出现的飞秒激光小切口基质透镜取出术(SMILE),即全飞秒角膜屈光手术使得这类供体没有角膜瓣,只是角膜中央部分变薄、角膜曲率变低。理论上如果用近视接受过SMILE 术的角膜给普通患者进行角膜移植术,术后可能会产生一定的远视效果,除非此受体角膜恰好有相应的近视度数。本例患者眼轴 27.25mm,为高度近视,理论上应用这类角膜曲率变低的供体可以矫正部分近视。

另外圆锥角膜患者自身角膜较薄,如果利用这类供体做常用的深板层角膜移植,术后选择激光矫治近视、不规则散光等屈光问题可能会受角膜厚度限制[3],因此本病例选择了飞秒激光辅助的角膜表层镜片术。该患者因为有浅层角膜瘢痕,所以我们切除了 130μm 厚度的前部基质,然后表面镶嵌缝合上 290μm 厚度的供体角膜片(本来希望术后角膜厚度接近 600μm,以便术后稳定后可以再进行表层屈光手术恢复视力)。该患者左眼术前 345μm,切除 130μm 后剩余 215μm。供体角膜厚度应该至少 385μm,这样术后总厚度才可能达到600μm。但是因为该供体还要用做内皮移植,后基质厚度需要 120μm 左右,又因为供体角膜做过全飞秒近视矫正,可能切除了 150μm,这样原来 SMILE 术后角膜总厚度就只有大约410μm 左右了。减去内皮片的 120μm,剩下的能用于表层镜的前基质厚度就只有 290μm 了,术后 9 个月的角膜厚度测量大约为 576μm(图 1-1-2-252)。这样既可以加厚角膜,又可以阻止圆锥进展,后期还可利用激光矫正近视和散光,能够重建良好的视觉质量[4]。

4. 防范策略

• 圆锥角膜应早发现早治疗,早期可建议硬性角膜接触镜配戴或进行胶原交联术预防其发展,晚期要进行手术治疗。因此发现可疑病例要定期随访,及时确诊并合理治疗。

• 屈光状态变化分析。

• 详细分析屈光手术患者的既往史及用眼习惯,因长期配戴角膜接触镜患者的泪液及角膜上皮变薄等变化,会影响角膜曲率的变化,应嘱患者停止配戴角膜接触镜一个月后,再行角膜地形图等术前检查。

(李绍伟)

参考文献

1. Khaled ML,Helwa I,Drewry M,et al. Molecular and Histopathological Changes Associated with Keratoconus. Biomed Res Int,2017,2017:7803029

2. Wollensak G,Spoerl E,Seiler T. Riboflavin/ultraviolet-a-induced collagen crosslinking for the treatment of keratoconus. Am J Ophthalmol,2003,135(5):620-627

3. Karimian F,Feizi S. Deep anterior lamellar keratoplasty:indications,surgical techniques and complications. Middle East Afr J Ophthalmol,2010,17(1):28-37

4. 李绍伟,王敏,孙同,等.飞秒激光辅助的角膜表面镜片术治疗圆锥角膜.中华眼科杂志,2010,46(1):70-71

第二章
近视眼内屈光手术并发症病例图解

第一节
近视有晶状体眼人工晶状体植入术病例

病例 1　角膜内皮移植联合白内障手术治疗前房型人工晶状体致大泡性角膜病变

⟫⟫ 病例介绍 ⟪⟪

【简要病史】

患者女,46 岁,因"左眼视物模糊 2 年,加重 1 个月"来诊。9 年前因"双眼高度近视"行"双眼前房人工晶状体植入术",2 年前出现左眼视力下降,外院诊断为"左眼角膜内皮失代偿"并行"双眼前房型人工晶状体取出术",1 年前因"右眼白内障"行"右眼白内障摘除联合人工晶状体植入术"。无其他疾病史。

【眼科检查】

视力:右眼裸眼视力 0.6/Jr5,最佳矫正视力 –0.50DS/–1.75DC × 85=1.0

　　　左眼裸眼视力 0.05/Jr7,矫正无提高

眼压:右眼 14mmHg,左眼 11mmHg

眼轴:右眼 32.01mm,左眼 31.53mm

裂隙灯检查:左眼角膜大泡、水肿,瞳孔椭圆形,角膜直径 11mm,晶状体混浊(LOCSⅡ-C1N2P0)(图 1-2-1-1,图 1-2-1-2)。角膜共聚焦显微镜检查见图 1-2-1-3。

【临床诊断】

左眼大泡性角膜病变(bullous keratopathy)

左眼并发性白内障

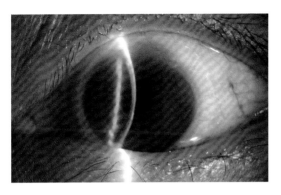

图1-2-1-1　左眼配戴角膜绷带镜,角膜大泡、水肿,瞳孔椭圆形

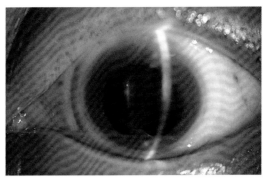

图1-2-1-2　左眼晶状体混浊(LOCSⅡ-C1N2P0)

右眼人工晶状体眼

双眼高度近视

【处理】

左眼行飞秒激光角膜内皮移植+超声乳化白内障吸除(phacoemulsification,PHACO)+后房型人工晶状体(intraocular lens,IOL)囊袋内植入术。

术后第1天:

左眼角膜轻度水肿,内皮植片贴合良好,前房气体约剩1/2(图1-2-1-4)。

术后第5天:

左眼裸眼视力0.08,最佳矫正视力−2.00DS/−5.00DC×45=0.15左眼上皮修复,角膜轻度水肿(图1-2-1-5)。

术后8个月:

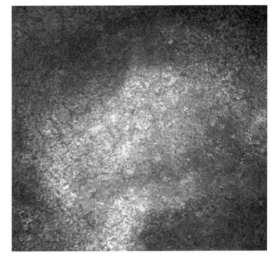

图1-2-1-3　左眼角膜共聚焦显微镜显示角膜内皮细胞结构消失

裸眼视力0.2,最佳矫正视力−2.00DS/−2.25DC×60=0.5左眼角膜透明,内皮植片贴合良好,人工晶状体位置佳(图1-2-1-6,图1-2-1-7)。

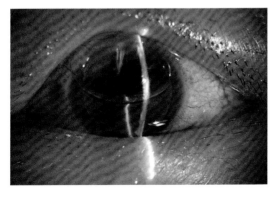

图1-2-1-4　左眼术后第1天,角膜轻度水肿,内皮植片贴合良好,前房气体约剩1/2

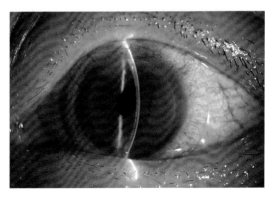

图1-2-1-5　左眼术后第5天,上皮修复,角膜轻度水肿

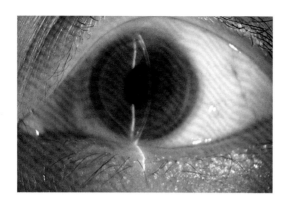

图1-2-1-6　左眼术后8个月,角膜透明,内皮植片贴合良好,人工晶状体位置佳

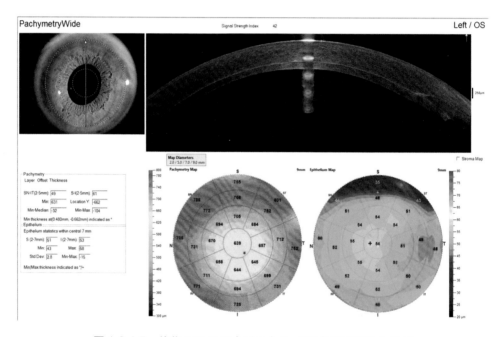

图 1-2-1-7　前节 OCT 显示术后 8 个月,左眼角膜内皮贴合良好

⟫⟫⟫ 病例解析 ⟪⟪⟪

1. 诊断依据

(1) 双眼前房型人工晶状体植入病史。

(2) 视力下降及角膜体征。

(3) 共聚焦显微镜检查所示(图 1-2-1-3)。

(4) 高度近视病史及眼轴。

2. 原因分析　前房型人工晶状体导致内皮失代偿(corneal endothelial decompensation)引起大泡性角膜病变。

3. 治疗原则与方法　对于该病例的治疗,因其既有白内障又有角膜内皮失代偿,最佳治疗方案为飞秒激光角膜内皮移植 +PHACO+IOL 植入术。如果没有合适的供体角膜可先行 PHACO+IOL,以后再行角膜内皮移植。

前房型人工晶状体致内皮功能失代偿的病例不少见[1,2],处理原则有以下建议:首先应

及时取出前房型人工晶状体,终止其对内皮细胞的进一步破坏。术后再根据矫正视力情况的不同,有以下几种方案:

(1) 晶状体透明,患者接受戴框架眼镜或者耐受 RGP,可行单纯角膜内皮移植手术。

(2) 如果不愿意接受 RGP,且年龄 <38 岁,内皮植片密度符合标准,可行有晶状体眼后房型人工晶状体(implantable collamer lens,ICL)植入;如年龄 >38 岁,可同时行角膜内皮移植联合 PHACO+IOL 植入。

4. 防范策略

- 对于已植入前房型人工晶状体者,应严密随访,监测角膜内皮细胞数量。如内皮细胞数量明显减少,应及时取出人工晶状体。

- 对于已发生内皮失代偿者,需先行 PHACO+IOL 植入,后视情况再行角膜内皮移植,避免造成角膜内皮植片进一步损伤。

- 利用飞秒激光切割供体角膜制作超薄内皮植片,通过小切口将内皮植片推注植入前房,更精确安全[3-5]。

- 高度近视人工晶状体度数测算比较难,可参考 LSW1 公式(高度近视白内障患者人工晶状体度数计算公式)[6]。

(李绍伟)

参考文献

1. Ylegala E,Tamawska D. Management of pseudophakie bullous keratopathy by combined Descemet-stripping endothelial keratoplasty and intraocular lem exchange.J Cataract Refract Surg,2008,34(10):1708-1714
2. 洪晶,郝燕生,马志中,等. 角膜内皮移植联合超声乳化白内障吸除及人工晶状体置换手术的疗效评价. 中华眼科杂志,2011,47(1):11-16
3. 李海燕,李绍伟. 飞秒激光在角膜移植手术中的应用,国际眼科纵览,2007,31(6):385-388
4. Mian SI.Shtein RM.Femtosecond laser-assisted corneal surgery.Curt Opin Ophthalmol,2007,18(4):295-299
5. 张涛,李绍伟,何景良,等. 飞秒激光辅助的猫角膜基质板层切割界面光滑度的研究. 国际眼科杂志,2017,17(4):592-596
6. 李绍伟,任 杰,萨其热,等. 高度近视白内障患者人工晶状体度数计算 LSW1 经验公式临床结果报告. 国际眼科杂志,2015,15(3):499-502

病例 2 虹膜固定型有晶状体眼人工晶状体植入术后眼前段毒性反应

❖❖❖ 病例介绍 ❖❖❖

【简要病史】

患者男性,24 岁,主因右眼高度近视散光(−16.00DS/−5.00DC×175=0.8),在我院行右眼虹膜固定型有晶状体眼人工晶状体(iris-claw phakic intraocular lens,IC-PIOL)(Verisyse)植入术。术后 18 小时,患者主诉术眼疼痛剧烈。

【眼科检查】

右眼裸眼视力手动 / 眼前,眼压 12mmHg。裂隙灯检查显示右眼混合充血,角膜水肿,后弹力层皱褶,前房深,人工晶状体居中,前房 Tyndall(++),瞳孔区有渗出,瞳孔部分后粘连,

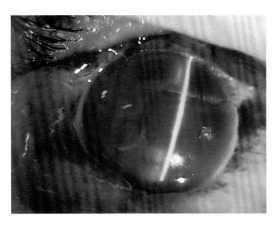

图 1-2-1-8　右眼裂隙灯检查显示混合充血,角膜水肿,后弹力层皱褶,前房深,人工晶状体居中,前房 Tyndall(++),瞳孔区有渗出,瞳孔部分后粘连,不能散开

不能散开(图 1-2-1-8)。辅助检查:血常规各项指标在正常范围,双眼 B 超与术前无明显改变。

【临床诊断】

右眼眼前段毒性反应综合征(toxic anterior segment syndrome,TASS)

右眼有晶状体眼人工晶状体眼

【处理】

1. 前房穿刺进行房水细菌及真菌培养,前房冲洗。

2. 静脉给予抗生素及地塞米松 10mg,结膜下注射妥布霉素 2 万单位及地塞米松 2.5mg。

3. 局部点用妥布霉素地塞米松眼液一日 4 次,用复方托吡卡胺滴眼液散瞳,一日 2 次。

治疗一周后病情好转,眼压维持在正常范围,逐渐停用全身用药,局部继续点用妥布霉素地塞米松滴眼液一日 4 次,复方托吡卡胺滴眼液散瞳一日 2 次。

术后 1 个月,患者裸眼视力恢复 0.08,眼压(NCT):右 16mmHg,左 14mmHg。裂隙灯检查:右眼裂隙灯检查显示角膜 KP(+++),瞳孔不圆,直接及间接对光反射(-),虹膜出现大面积色素脱失及萎缩,前房 Tyndall(-),人工晶状体表面大量色素沉着,自身晶状体出现皮质混浊(图 1-2-1-9),角膜内皮细胞检查 1642 个 /mm^2,停止局部用药。

术后 3 个月,患者裸眼视力手动 / 眼前,眼压(NCT):右 14mmHg,左 14mmHg。裂隙灯检查:右眼裂隙灯显示角膜 KP(++),瞳孔不圆,直接及间接对光反射(-),虹膜大面积色素脱失及萎缩,人工晶状体表面大量色素沉着,自身晶状体完全呈灰白色混浊(图 1-2-1-10)。角膜内皮细胞检查 1624 个 / mm^2。B 超检查无特殊改变。

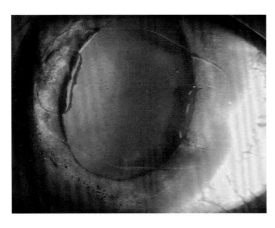

图 1-2-1-9　术后 1 个月,右眼裂隙灯检查显示角膜 KP(+++),瞳孔不圆,直接及间接对光反射(-),虹膜出现大面积色素脱失及萎缩,前房 Tyndall(-),人工晶状体表面大量色素沉着,自身晶状体出现皮质混浊

4. 盐酸丙美卡因表面麻醉下行右眼虹膜固定型有晶状体眼人工晶状体(Verisyse)取出联合白内障摘除手术。

白内障摘除术后 2 周,术眼裸眼视力 0.3,矫正视力 0.6。角膜透明,前房无炎症反应(图 1-2-1-11)。

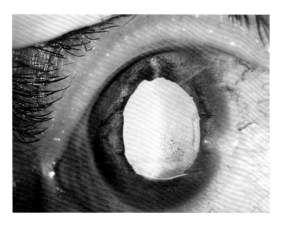

图 1-2-1-10　术后 3 个月，右眼裂隙灯显示角膜 KP(++)，瞳孔不圆，直接及间接对光反射(−)，虹膜可见大面积色素脱失及萎缩，人工晶状体表面大量色素沉着，自身晶状体完全呈灰白色混浊

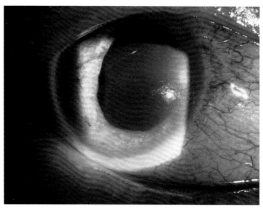

图 1-2-1-11　白内障摘除术后 2 周，右眼裂隙灯显示角膜透明，前房无炎症反应

❊❊ 病例解析 ❊❊

1. 诊断依据

（1）24 小时内发病。

（2）房水细菌及真菌培养阴性。

（3）患眼 B 超未见玻璃体腔明显异常。

（4）对糖皮质激素治疗敏感。

2. 可能原因分析[1,2]

（1）表面麻醉药物、结膜囊消毒药物经切口进入眼内。

（2）灌注液内的防腐剂进入眼内。

（3）消毒后器械表面的沉积锈斑、存留的异物、耐热革兰氏阴性菌内毒素进入眼内。

（4）手术手套上的滑石粉经切口进入眼内。

（5）眼膏或棉絮等异物经手术切口进入眼内等。

3. 治疗原则与方法[3,4]

（1）治疗原则：明确诊断后尽早处理。根据发病时间、症状、B 超检查、血常规检查等结果，与感染性眼内炎进行鉴别。

（2）治疗方法：

1）患眼进行房水取样培养，并进行前房冲洗。

2）早期足量全身及局部使用激素治疗，并使用散瞳剂散瞳减轻炎症反应。

4. 防范措施

• 术前尽可能了解患者的过敏史、家族史。

• 进行手术切口构造前，用生理盐水进行结膜囊冲洗，彻底去除结膜囊内的表面麻醉药物及消毒剂聚维酮碘。

• 严格术中无菌操作，术中仔细检查进入眼内的器械，并核对灌注液的成分。

• 手术结束密闭切口，以免结膜囊涂覆的眼膏进入眼内。

（董　喆）

参考文献

1. Sorenson AL, Sorenson RL, Evans DJ.Toxic anterior segment syndrome caused by autoclave reservoir wall biofilms and their residual toxins. J Cataract Refractive Surq,2016,42(11):1602-1614

2. Çakır B, Celik E, Aksoy NÖ, et al. Toxic anterior segment syndrome after uncomplicated cataract surgery possibly associated with intracamaral use of cefuroxime. Clin Ophthalmol,2015,9:493-497

3. Eom Y, Lee DY, Kang BR, et al .Comparison of aqueous levels of inflammatory mediators between toxic anterior segment syndrome and endotoxin-induced uveitis animal models .Invest Ophthalmol Vis Sic,2014,55(10):6704-6710

4. Mamalis N.United States Food and Drug Administration TASS Program.Ophthalmology,2013,120(3):653

病例 3　中央孔型有晶状体眼后房型人工晶状体（ICL-V4c）植入术后 2 小时高眼压

病例介绍

【简要病史】

患者,女性,41 岁,近视约 20 年余,欲行手术治疗双眼近视,就诊于我院门诊。否认眼部其他疾病、外伤、手术史。

【眼科检查】

主觉验光:右眼 –9.50DS/–0.50DC×15=1.0,左眼 –10.50DS=1.2

眼压:右眼 13mmHg,左眼 14mmHg

前房深度:右眼 3.18mm,左眼 3.24mm

卡尺测量角膜横径:双眼均为 11.3mm

裂隙灯检查和眼底检查无异常。

根据手术设计及相关公式,选择中央孔型有晶状体眼后房型人工晶状体（implantable collamer lens V4c,ICL-V4c）植入,长度 12.6mm,右眼 –10.50D,左眼 –11.00D。

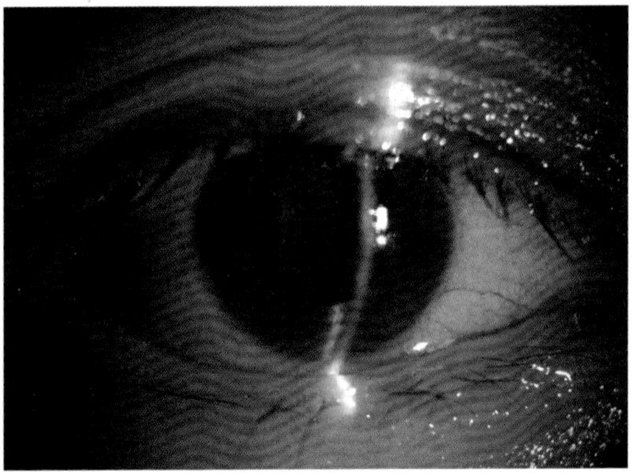

左眼手术顺利,术后 3 小时内眼压正常,术后 1 天,裸眼视力 1.0,眼压 16mmHg,切口闭合,角膜清,前房深、无炎症反应,ICL 位正,前节 OCT 检查 ICL 拱高 0.5mm。

次日行右眼 ICL 植入术,术中见瞳孔中度大,手术顺利。术后 1 小时眼压 16mmHg,瞳孔直径中度大,术后 2 小时眼压 24mmHg,术后 2 个半小时眼压升至 35mmHg,角膜轻度水肿,虹膜膨隆,中央前房浅,周边前房呈裂隙状,瞳孔直径 4~5mm,对光反射迟缓,ICL 位正,拱高为 2 个角膜厚度（图 1-2-1-12）。

图 1-2-1-12　裂隙灯照相显示右眼术后 2 小时角膜轻度水肿,中央前房浅,周边前房呈裂隙状,瞳孔直径 4~5mm,对光反射迟缓,ICL 位正

【临床诊断 】

右眼有晶状体眼人工晶状体植入术后高眼压（postoperative high intraocular pressure）

双眼高度近视

【处理 】

右眼即刻点 1% 毛果芸香碱滴眼液 1 滴，消毒眼睑皮肤，奥布卡因滴眼液点眼，从颞侧侧切口放出少量前房液体（图 1-2-1-13）。30 分钟后右眼眼压将至 15mmHg，瞳孔直径 3mm，中央及周边前房较前加深，鼻侧虹膜膨隆，颞侧虹膜平坦，拱高降至 1 个角膜厚度（图 1-2-1-14）。

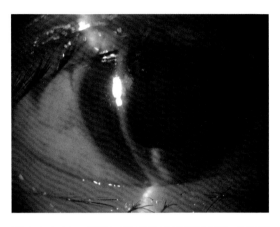 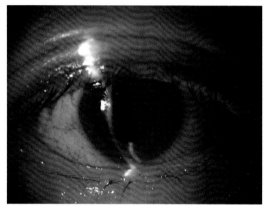

图 1-2-1-13　侧切口前房放液后裂隙灯检查前房深度无明显变化

图 1-2-1-14　侧切口前房放液后 30 分钟后裂隙灯检查可见中央及周边前房较前加深

右眼前房放液后 1 小时眼压 21mmHg，中央及周边前房明显加深，瞳孔直径 2.5mm，拱高 1 个角膜厚度，右眼用妥布霉素地塞米松眼膏并无菌纱布包盖后离院。术后第 1 天复查患者未诉不适，右眼裸眼视力 1.0，眼压 15mmHg，中央前房深，周边前房 1/2CT，瞳孔直径 2mm。前节 OCT 查右眼拱高为 0.53mm。玻璃体及眼底检查同术前。

------ 病例解析 ------

1. 诊断依据

（1）手术史。

（2）术后眼压高。

2. 可能病因分析　ICL 植入术后有少数患者在术后几天内可出现眼压升高的表现，无孔型 ICL 较 ICL-V4c 更容易出现术后眼压升高及房角关闭，中央孔的存在及适合的 ICL 大小可降低这类并发症的发生。

本例患者植入的人工晶状体类型为 ICL-V4c，结合其临床特点及相关检查，我们考虑术后早期眼压升高的主要原因可能是术中瞳孔小，ICL 后方黏弹剂残留较多，术后随房水循环堵塞房角引起眼压升高。

ICL 植入手术中常常使用黏弹剂来支撑前房，保护角膜内皮和晶状体前囊膜，冲洗时在 ICL 后表面和房角等位置可能会残留一部分黏弹剂，导致术后 1~2 小时内眼压升高。如果粘弹剂较黏稠，残留过多，术后眼压可升高到 30mmHg 以上，若未及时行有效处理，眼压会进一步升高,前房压力增加,后房房水无法流入前房,推动ICL和虹膜向前膨隆,房角进一步关闭,眼压进一步升高,甚至可能引起房水逆流到玻璃体腔,即恶性青光眼的发作。

3. 治疗原则

(1) 术后早期轻度眼压升高的患者,若眼压在25mmHg以内,建议采取继续观察的方式,术后3个小时内眼压未进一步升高,前房不浅则暂时不予处理。

(2) 若术后眼压超过30mmHg,且伴有虹膜膨隆、房角关闭的临床表现,则立刻行前房穿刺术,此法简单易行。

操作时要注意无菌,穿刺前需消毒裂隙灯和眼睑皮肤,术中从侧切口穿刺行前房放液,注意要分次少量放液,以避免前房过浅,穿刺后1~2分钟确认前房及切口是否情况正常,最后于结膜囊内涂抗生素眼膏。

4. 防范措施　ICL植入术后早期眼压高的原因是术中黏弹剂冲洗不干净,原因可能有以下几点:

• 推荐选择相对浓度低的黏弹剂。浓度高、附着性好且黏稠的黏弹剂不容易被冲洗清除。

• 术中尽量保持相对较大的瞳孔。若术中植入ICL后瞳孔变小遮盖住了ICL的边缘,则不利于将后房黏弹剂冲洗置换出来。

• 若所选ICL尺寸偏大,需延长术后观察眼压的时间。尺寸偏大的ICL植入后周边前房易明显变浅,冲洗时虹膜容易向切口外脱出,导致冲洗困难,增加黏弹剂残留机会引起眼压升高。

• ICL术后3小时内是监测眼压的重要时期,此时对于黏弹剂残留所致的眼压升高,及时行前房穿刺十分必要。

• 若术后未及时对眼压进行监测,术后4~5小时候才发现眼压升高、前房变浅、虹膜膨隆,ICL拱高的进一步增大可能会导致周边前房消失,甚至无法行前房穿刺,此时需行20%甘露醇静脉输液及局部散瞳药物治疗,扩大瞳孔使后房房水从ICL上下边缘和虹膜的缝隙中流入前房,待前房加深后也可以再次行前房穿刺,直至眼压正常。

(罗　岩)

病例4　中央孔型有晶状体眼后房型人工晶状体(ICL-V4c)植入术后反复高眼压

病例介绍

【简要病史】

患者女,30岁,因超高度近视,要求通过有晶状体眼后房型人工晶状体植入术摘镜。

给予右眼植入 –8.00D,13.7mm,中央孔型有晶状体眼后房型人工晶状体(ICL-V4c),术中发现人工晶状体略大,将其调整至垂直位,术毕观察前房较浅。术后2小时患者诉右眼胀痛伴同侧头痛、恶心欲吐。

【眼科检查】

中央孔型有晶状体眼后房型人工晶状体(ICL-V4c)植入术前检查:

视力:右眼裸眼视力0.05/Jr2,最佳矫正视力 –6.75DS/–0.75DC × 175=1.2^{-1}

左眼裸眼视力 0.05/Jr2，最佳矫正视力 −5.75DS/−0.75DC×175=1.0

眼压：右眼 15.1mmHg，左眼 13.7mmHg

眼轴：右眼 26.43mm，左眼 26.05mm

白-白（IOL master）：右眼 12.7mm，左眼 12.5mm

前房深度（IOL Master）：右眼 3.87mm，左眼 3.94mm

角膜内皮计数：右眼 2491 个 /mm²，左眼 2171 个 /mm²

角膜厚度：右眼 509μm，左眼 507μm

角膜清，前房深，瞳孔圆，直径约 3mm，晶状体透明，豹纹状眼底，黄斑中心反光（+）。

【临床诊断】

有晶状体眼后房型人工晶状体（ICL-V4c）植入术后高眼压

【处理】

术后 2 小时：

右眼眼压：44.5mmHg，侧切口前房放液，虹膜向侧切口移动，放液后眼压：39.3mmHg。散瞳、20% 甘露醇 500ml 静点、2% 盐酸卡替洛尔滴眼液、酒石酸溴莫尼定滴眼液点眼 1 次。

术后 3 小时：

患者诉眼胀痛、头痛减轻。查：角膜水肿减轻，前房浅 I°，瞳孔较前略大（5mm），ICL 顶着虹膜，拱高约 2.5CT，眼压：32mmHg。自侧切口前房放液，虹膜向侧切口移动，放液后眼压：26mmHg。

术后 4 小时：

患者诉眼胀痛、头痛加重。查：角膜水肿较前明显，前房浅 II a°，瞳孔散大同前，眼压：46mmHg。侧切口无法放液。

急诊行"右眼玻璃体腔抽液 + 前房冲洗术"。术中抽出玻璃体腔液体 0.1ml，前房加深后行前房及人工晶状体后冲洗，术毕前房略浅，瞳孔中等大小，人工晶状体与瞳孔缘相贴。

二次手术术后 1 小时：眼压：8mmHg，术后 2 小时：眼压：11mmHg。

二次手术术后第 1 天：

右眼视力 0.6，−2.50DS/−1.00DC×130=1.0，眼压：11.6mmHg。查：角膜透明，前房浅 I°，ICL 与虹膜相贴，虹膜前凸，瞳孔约 3mm，拱高约 2.3CT。

二次手术术后第 3 天：

右眼视力 1.0⁻²，−0.50DS/−0.75DC×110=1.2，眼压：15.6mmHg。查：角膜透明，前房浅 I°，ICL 与虹膜相贴，虹膜前凸，瞳孔约 3mm，拱高约 2CT。测量拱高约 1.06mm（图 1-2-1-15）。

二次手术术后第 5 天：

自诉右眼眩光，眼压：25.4mmHg，角膜透明，前房浅 I°，ICL 与虹膜相贴，虹膜前凸，瞳孔约 3mm，拱高约 2CT。重新分析患者术前资料，考虑人工晶状体型号选择偏大。

与患者沟通后行"右眼人工晶状

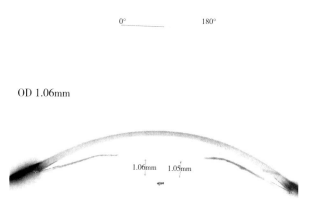

图 1-2-1-15　右眼测量拱高约 1.06mm

体置换术"术中置换小一号人工晶状体(13.2mm)。

右眼 ICL 置换术后第 1 天：

裸眼视力：1.2，眼压：14.6mmHg，裂隙灯检查角膜透明，前房中深，瞳孔约 3mm，拱高约 1CT（图 1-2-1-16），测量拱高 560μm（图 1-2-1-17）。

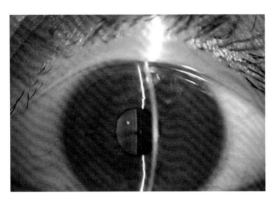

图 1-2-1-16　右眼置换术后第 1 天 裂隙灯下可见角膜透明，前房中深，瞳孔约 3mm，拱高约 1CT

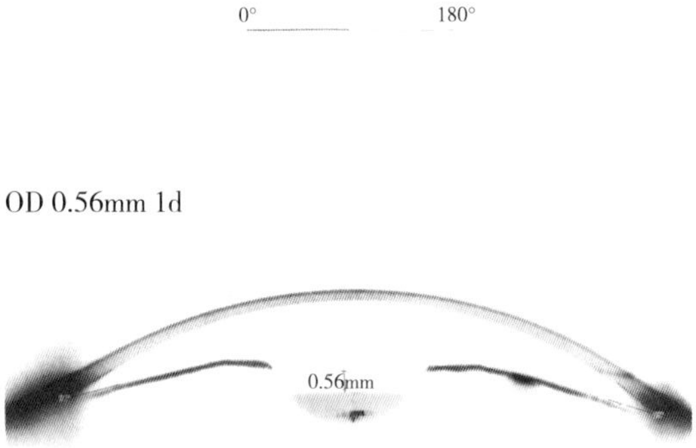

图 1-2-1-17　右眼置换术后第 1 天，拱高约 560μm

右眼 ICL 置换术后 1 周：

视力：1.2，眼压：11.6mmHg，裂隙灯检查角膜透明，前房中深，瞳孔约 3mm，拱高约 1CT（图 1-2-1-18），测量拱高 550μm（图 1-2-1-19），UBM 检查右眼拱高 440μm（图 1-2-1-20）。

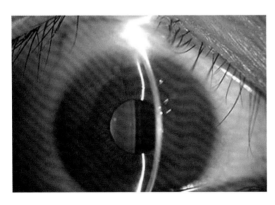

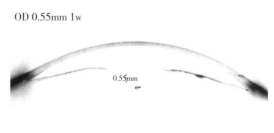

图 1-2-1-18　右眼置换术后 1 周 裂隙灯下可见角膜透明，前房中深，瞳孔约 3mm，拱高约 1CT

图 1-2-1-19　右眼置换术后 1 周，拱高约 550μm

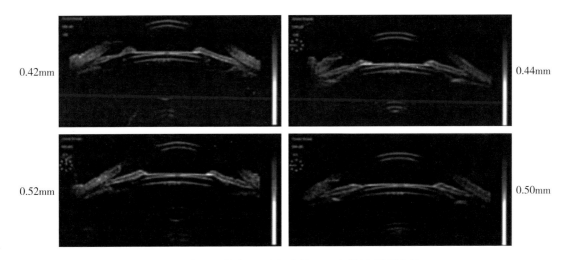

0.42mm

0.44mm

0.52mm

0.50mm

图 1-2-1-20　右眼置换术后 1 周，全景 UBM 测量右眼拱高约 440μm

病例解析

1. 诊断依据

（1）右眼行"有晶状体眼后房型人工晶状体植入"。

（2）患者诉右眼胀痛伴同侧头痛、恶心呕吐。

（3）术眼角膜水肿，前房浅，瞳孔中等散大，ICL 顶着虹膜。

（4）眼压高。

2. 可能病因分析

（1）术后早期急性眼压升高原因：

1）黏弹剂残留[1]：最常见。

2）ICL 过大[2]：拱高 >1000μm。

3）激素性高眼压：正常人群中 5%~10% 对糖皮质激素高反应。

4）炎症反应。

5）隐匿原发性开角型青光眼：高度近视患者中约 2% 为原发性开角型青光眼。

（2）本例高眼压的原因：

1）黏弹剂残留。

2）ICL 过大。

3. 治疗原则与方法

（1）黏弹剂残留：早处理。

1）前房放液：少量多次。

2）缩瞳。当瞳孔中度大小，人工晶状体有进一步向前膨隆的趋势，可以适当缩瞳。

3）散瞳。当虹膜膨隆明显，人工晶状体向前突出，拱高大，周边房角极窄甚至消失，这时可考虑散瞳，暴露人工晶状体边缘，促进房水排除降低后房压力。

4）前房及 ICL 后冲洗。

5）玻璃体腔抽液＋前房及 ICL 后冲洗。

（2）人工晶状体直径过大,拱高过高（拱高 >1000μm）。

1）人工晶状体调位:垂直位长于水平位约 0.5mm。

2）人工晶状体置换:置换条件:拱高 >1000μm,虹膜膨隆明显,房角极窄,眼压升高,患者眩光,眼胀等不适感持续不能缓解者或不能坚持定期复查者,1~2 周后可考虑人工晶状体置换。

3）拱高过大,房角有关闭趋势或已关闭:眼压不稳定且逐步升高。

4）拱高比较大,房角开放,眼压稳定,但眩光明显,需改善视觉质量。

（3）本例置换 ICL 原因:

1）拱高过高约 2CT,虹膜与晶状体摩擦,长时间脱色素。

2）房角狭窄:<20°。

3）眼压逐步升高。

4）右眼眩光,左眼没有。

5）双眼 W-W 及前房深度相似,左眼 13.2mm 人工晶状体,拱高 1CT。

4. 防范措施

● 减少黏弹剂残留:

　● 术中充分冲洗:对着中央孔冲洗;晶状体后冲洗。

　● 选择内聚型黏弹剂:支撑力好;眼内成团易冲出。

● 选择适当直径人工晶状体:

　● ICL 大小的选择应在精准测量基础上多参数参考。

　● W-W（mm）:IOL master>Pentacam>Orbscan> 量角规测量。

　● ACD（mm）:Pentacam>Orbscan;IOL master 接近 Pentacam、Orbscan。

　● UBM:了解垂直径与水平径差异;睫状体囊肿;晶状体位置、悬韧带是否异常。

（尹连荣）

参考文献

1. Sabaani N,Assiri A,Torbak A,et al.Outcome of posterior chamber phakic intraocular lens procedure to correct myopia.Saudi J Ophthalmol,2013,27（4）:259-266

2. Salem A,Abdulah A,Nasser A. et al.Causes of elevated intraocular pressure following implantation of phakic intraocular lenses for myopia. International Ophthalmology,2016,36（2）259-265

病例 5　有晶状体眼虹膜固定型人工晶状体植入术后人工晶状体半脱位

◈ 病例介绍 ◈

【简要病史】

患者女,34 岁。因双眼高度近视散光（右眼 −13.50DS/−1.75DC×180=0.5,左眼 −15.00DS/−1.00DC×180=0.5）行虹膜固定型有晶状体眼人工晶状体（IC-PIOL）（Verisyse）植入术,术后

26 个月时,因某日晨起穿套头毛衣后突觉左眼视力下降就诊。

【眼科检查】

左眼裸眼视力 0.1,矫正视力 0.3。左眼压 16mmHg。裂隙灯下检查发现左眼 IC-PIOL 鼻侧螯形夹松脱,人工晶状体半脱位(图 1-2-1-21)。

【临床诊断】

左眼人工晶状体半脱位(intraocular lens subluxation)

双眼有晶状体眼人工晶状体眼

双眼高度近视

【处理】

左眼人工晶状体复位

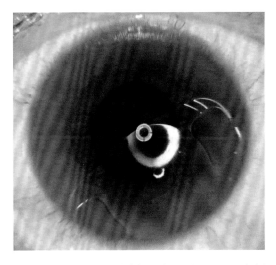

图 1-2-1-21　左眼裂隙灯照相显示 IC-PIOL 鼻侧螯形夹松脱,人工晶状体半脱位

>>> 病例解析 <<<

1. 诊断依据　根据裂隙灯检查可以明确诊断。

2. 病因分析　眼部受到外力作用是导致此患者人工晶状体发生脱位的主要原因。此外,不正确的固定方式(如嵌夹虹膜组织过少或错位嵌夹)使植入前房内的人工晶状体在各类外力作用下更容易发生襻松脱,也是发生的重要因素。

3. 治疗原则与方法

(1) 治疗原则[1-3]:尽快进行虹膜固定型人工晶状体取出或复位。

(2) 治疗方法[4,5]:

1) 对于角膜内皮计数处于正常范围的患眼,进行人工晶状体复位手术。

2) 对于已经发生严重角膜水肿、内皮无法计数的患眼,进行人工晶状体取出。根据角膜内皮的恢复情况进行相应二期处理。该例患者患眼角膜内皮细胞为 2078 个 /mm²,遂进行了人工晶状体复位。

4. 防范措施

● 手术中将中周部虹膜组织准确对合嵌夹入襻内,并且保证嵌夹入的虹膜组织有一定宽度(不少于 1mm),以保证术后人工晶状体其在前房内的稳定性。

● 定期复诊,有视力下降等情况,立即就诊。

(董　喆)

参考文献

1. Guell JL, Vazquez M, Gris O, et al. Combined surgery to correct high myopia:iris claw phakic intraocular lens and laser in situ keratomilesis. J Refract Surg, 1999, 15(5):529-537

2. Pop M, Payette Y, Mansour M. Ultrasound biomicroscopy of the Artisan phakic intraocular lens in hyperopic eyes. J Cataract Refract Surg. 2002, 28(10):1799-1803

3. Budo C, Hessloeh JC, Izak M, et al. Multicenter study of the Artisan phakic intraocular lens. J Cataract Refract Surg, 2000, 26(8):1163-1171

4. Alexander L, John M, Cobb L, et al. U.S clinical investigation of the Artisn myopia lens for the correction of high myopia in phakic eyes. Optometry, 2000, 71(10): 630-642

5. Singhal S, Sridhar MS. Late spontaneous dislocation (disenclavation) of iris-claw intraocular lens. J Cataract Refract Surg, 2005, 31(7): 1441-1443

6. Yoon H, Macalusu DC, Moshirfar M. et al. Traumatic dislocation of Ophtec Artisan phakic intraocular lens. J Refract Surg, 2002, 18(4): 481-483

第二节
近视合并白内障人工晶状体植入术病例

病例 1　飞秒激光角膜松解弧形切开联合 Toric-ICL 植入矫正角膜移植术后屈光不正

❖❖ 病例介绍 ❖❖

【简要病史】

患者男性，23 岁，因左眼穿透性角膜移植术后视力不佳 3 年就诊。患者 3 年前因左眼急性期圆锥角膜行左眼穿透性角膜移植（penetrating keratoplasty, PKP）。术后角膜植片愈合可，无排斥反应。但患者对术后视力不满意。患者为改善视力就诊。

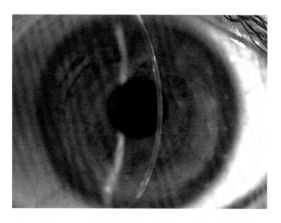

图 1-2-2-1　左眼裂隙灯照相显示处理前角膜透明，可见角膜移植后瘢痕

【眼科检查】

右眼裸眼视力 1.0⁻，最佳矫正视力 −0.75DS/−0.75DC × 60=1.0

左眼裸眼视力 0.15，最佳矫正视力 −2.25DS/−8.5DC × 100=0.6

眼压、晶状体及眼底检查无异常。穿透性角膜移植术后裂隙灯像见图 1-2-2-1。

【临床诊断】

左眼穿透性角膜移植术后

左眼屈光不正

双眼屈光参差

【处理】

1. 行左眼飞秒激光角膜松解弧形切开术（femtosecond laser assisted relaxing arcuate keratotomy, FS-RK）　应用飞秒激光在角膜曲率陡峭轴上平行于角膜缘弧形切开，切割深度为角膜厚度的 85%，切割长度、弧度及位置由角膜地形图陡峭轴边界确定。

2. FS-RK 后 22 个月后，角膜散光度数明显减小，但近视度数增加（−8.00DS/−3.75DS × 110=0.6）。FS-RK 前后地形图改变见图 1-2-2-2。

3. 行散光矫正型有晶状体眼后房型人工晶状体（Toric implantable collamer lens, Toric-

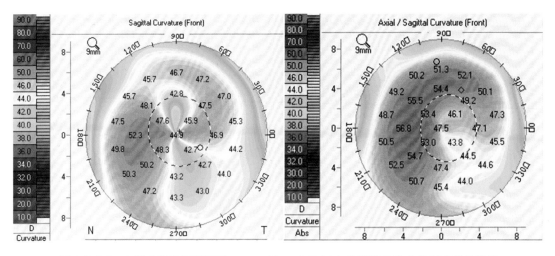

图 1-2-2-2 左眼角膜地形图显示 FS-RK 后 22 个月(右),角膜散光较术前(左)明显降低

ICL) 植入术以改善 FS-RK 后残余屈光不正。术后裸眼视力 0.8,显然验光:–0.50DS/–0.75DC×65=1.0,屈光不正基本矫正。术后 6 个月角膜内皮细胞密度无明显下降。裂隙灯照相左眼 Toric-ICL 在位,角膜及晶状体透明(图 1-2-2-3)。

图 1-2-2-3 左眼裂隙灯照相显示处理后患者左眼 Toric-ICL 在位,角膜及晶状体透明

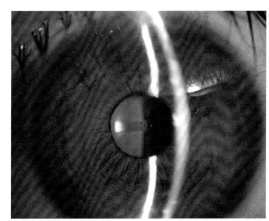

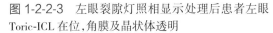
病例解析

1. 诊断依据
(1)左眼穿透性角膜移植手术史。
(2)缝线拆除 3 个月后,左眼验光 –2.25DS/–8.50DC×100,裸眼视力 0.15,最佳矫正视力 0.6。
(3)右眼验光 –0.75DS/–0.75DC×60,裸眼视力 1.0。
(4)角膜地形图改变。

2. 穿透性角膜移植术后散光的可能原因分析

（1）角膜植片切缘与受体对合不严密。

（2）角膜植片偏中心。

（3）缝线缝合张力不均匀。

（4）角膜植片愈合瘢痕不均匀。

3. 治疗原则与方法

（1）治疗原则：

1）穿透性角膜移植术后屈光不正首先考虑框架眼镜矫正。

2）存在较大屈光参差考虑角膜接触镜矫正。

3）角膜接触镜不耐受的患者可考虑行 PRK 或 LASIK。

4）残留散光度数大，不宜行 PRK 或 LASIK 的患者可行 FS-RK。

5）FS-RK 后残留屈光参差可仍可考虑植入 ICL 矫正。

（2）治疗方法选择分析：高度散光是穿透性角膜移植术后常见并发症之一[1]。常用的治疗方式有框架眼镜、角膜接触镜、LASIK 和 PRK 等。若存在严重的屈光参差，角膜接触镜不耐受，角膜厚度偏薄等原因，上述治疗的使用则会受到限制。角膜弧形切开是另一项有效的角膜散光治疗手段[2,3]。但该治疗难以完全精确地矫正角膜散光，常伴有不同程度的残留散光。本例病例角膜弧形切开术后角膜散光度数明显下降，但仍有残余散光及近视（−8.00DS/−3.75DC×110）。残余的高度近视以及中度角膜散光使得 LASIK 和 PRK 技术的应用面临过多角膜切削的风险并且可能增加角膜排斥的可能[4,5]。本例最终选择了角膜松解弧形切开联合 Toric-ICL 植入术，取得了比较满意的效果。

4. 防范策略

- 使用真空环钻或飞秒激光制作角膜植片，提高角膜植片切缘整齐度。
- 术中缝合需均匀对称。
- 术后伤口愈合过程中适时调整缝线。
- 避免植片偏中心切削，保证角膜植片位置的居中性。

（李绍伟）

参考文献

1. Price FW Jr, Feng MT, Price MO. Evolution of endothelial keratoplasty: Where Are We Headed? Cornea, 2015, 34 Suppl 10: S41-S47

2. Nubile M, Carpineto P, Lanzini M, et al. Femtosecond laser arcuate keratotomy for the correction of high astigmatism after keratoplasty. Ophthalmology, 2009116(6): 1083-1092

3. Viswanathan D, Kumar NL. Bilateral femtosecond laser-enabled intrastromal astigmatic keratotomy to correct high post-penetrating keratoplasty astigmatism. J Cataract Refract Surg, 2013, 39(12): 1916-1920

4. Hoffart L, Proust H, Matonti F, et al. Correction of postkeratoplasty astigmatism by femtosecond laser compared with mechanized astigmatic keratotomy. Am J Ophthalmol, 2009, 147(5): 779-787

5. Ghanem RC, Ghanem MA, Bogoni A, et al. Corneal ectasia secondary to LASIK after arcuate keratotomy. J Refract Surg, 2013, 29(6): 426-429

病例 2　人工晶状体悬吊术后复发嵌顿

❄❄❄ 病例介绍 ❄❄❄

【简要病史】

患者女性,41 岁,因左眼人工晶状体第 4 次嵌顿来诊。

既往患有马方综合征,6 年半前曾因"双眼白内障"于当地医院行"双眼 PHACO+IOL 植入术";半年后因"左眼人工晶状体脱位"行"左眼人工晶状体悬吊术(suture-fixation of intraocular lens)",术后视力不佳;来我院就诊,诊为"左眼脉络膜脱离型视网膜脱离",行"左眼玻璃体切除联合硅油填充视网膜复位术",后又行"左眼玻璃体腔硅油取出术",术后视力恢复至 0.12;术后 5 年摔倒后自觉左眼疼痛,来院诊为"左眼人工晶状体嵌顿",先后行 3 次"左眼人工晶状体复位术"仍复发。

【眼部检查】

裂隙灯检查见左眼 IOL 鼻下方部分嵌顿于瞳孔区虹膜前,瞳孔呈"D"形,轻度虹膜震颤(图 1-2-2-4)。

【临床诊断】

左眼 IOL 嵌顿

左眼玻璃体切除联合视网膜复位术后

右眼 IOL 眼

马方综合征

【处理】

1. 散瞳使人工晶状体复位(图 1-2-2-5)。

2. 缩瞳后行 YAG 激光虹膜周切术(图 1-2-2-6)。

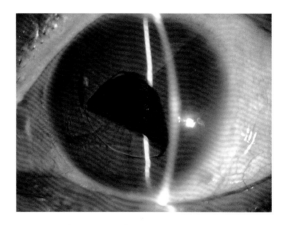

图 1-2-2-4　左眼裂隙灯照相显示 IOL 鼻下方部分嵌顿于瞳孔区虹膜前,瞳孔呈"D"形,轻度虹膜震颤

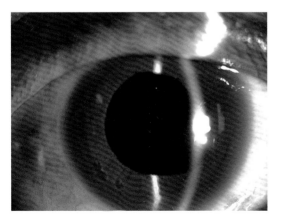

图 1-2-2-5　左眼散瞳后,IOL 自动复位

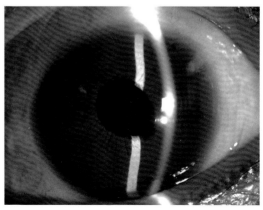

图 1-2-2-6　左眼缩瞳后行 YAG 激光虹膜周切术,治疗后 3 周复诊,裂隙灯照相显示 IOL 在位,未见复发

❊❊❊ 病例解析 ❊❊❊

1. 诊断依据

（1）病史。

（2）体征及眼部专科检查所见。

2. IOL 嵌顿的原因

（1）国外曾有文献报道，睫状沟缝合固定 IOL 比睫状体平坦部固定更易发生嵌顿[1]，可能是由于睫状沟缝合固定的 IOL 位置相对更为偏前，更易发生瞳孔夹持（pupillary capture）。

（2）也有学者认为是由于虹膜与 IOL 贴在一起，瞳孔阻滞，导致后房压力增加，最终至 IOL 嵌顿[2]。

（3）两点悬吊式人工晶状体容易倾斜，倾斜后易发生人工晶状体嵌顿。

（4）患者人工晶状体，5 年内未出现嵌顿，受伤后出现 IOL 嵌顿，可能是由于虹膜、瞳孔括约肌等组织受损，往后塌陷，晚上平卧后出现反向阻滞；人工晶状体外伤后轻度倾斜移位等原因导致嵌顿。

3. 治疗原则与方法[3-5]

（1）治疗原则：对于此类 IOL 嵌顿，应仔细分析其原因，本着"最小化创伤"的原则，可单纯散瞳，使其仰卧位，部分 IOL 可自行回位而无需手术治疗。如外力使人工晶状体倾斜或脱位，应再次手术缝合或者手术复位。

（2）治疗方法：本例患者出现 IOL 嵌顿脱位的原因是由于 IOL 悬吊后瞳孔阻滞。同时由于 IOL 与瞳孔区虹膜贴近，还可导致后房压力升高，眼压升高。又由于 IOL 两个悬吊点不能稳固在一个平面，发生偏转后就会出现瞳孔区 IOL 嵌顿。

回顾本例病史，患者 IOL 悬吊术后 5 年余无明显异常，说明既往的晶状体位置比较合适，受伤后出现 IOL 嵌顿，可能是由于虹膜瞳孔括约肌等组织受损，往后塌陷，晶状体倾斜、移位，晚上平卧后出现反向阻滞。散瞳后 IOL 自行复位，缩瞳后行 YAG 激光虹膜周切术，避免进一步的瞳孔阻滞问题的发生。

4. 防范策略

● 巩膜固定人工晶状体植入方法可有效减少人工晶状体嵌顿的发生率。

● 避免剧烈活动及外伤。

（李绍伟）

参考文献

1. Ma DJ，Choi HJ，Kim MK，et al. Clinical comparison of ciliary sulcus and pars plana locations for posterior chamber intraocular lens transscleral fixation. J Cataract Refract Surg，2011，37（8）：1439-1446

2. Higashide T，Shimizu F，Nishimura A，et al. Anterior segment optical coherence tomography findings of reverse pupillary block after scleral-fixated sutured posterior chamber intraocular lens implantation. J Cataract Refract Surg，2009，35（9）：1540-1547

3. Lee VY，Tang JL，Liu DT，et al. Prospective randomized comparative study of the effect of pupil dilation or miosis in intraocular lens pupillary capture after combined phacoemulsification and vitrectomy with intraocular tamponade. Asia Pac J Ophthalmol（Phila），2012，1（2）：72-76

4. Bang SP，Joo CK，Jun JH. Reverse pupillary block after implantation of a scleral-sutured posterior chamber

intraocular lens:a retrospective,open study. BMC Ophthalmol,2017,17(1):35

5. Kim SI,Kim K. Tram-Track Suture Technique for Pupillary Capture of a Scleral Fixated Intraocular Lens. Case Rep Ophthalmol,2016,7(2):290-295

病例 3　高度近视 LASIK 术后并发性白内障

❖ 病例介绍 ❖

【简要病史】

患者男性,46 岁,因右眼渐进性无痛性视力下降半年就诊。自述 20 年前因双眼高度近视合并散光接受双眼准分子激光角膜基质磨镶术(LASIK),术后双眼裸眼视力均为 1.0。LASIK 术前具体屈光度不详。半年前发现右眼无痛性视力下降,症状逐渐加重就诊。

【眼部检查】

视力:右眼裸眼视力 0.2/Jr3,最佳矫正视力 –3.00DS/–0.75DC×17=0.6

左眼裸眼视力 0.6/Jr2,最佳矫正视力 –0.50DS/–0.75DC×172=1.0

眼压:右眼眼压 9mmHg,左眼眼压 10mmHg。

右眼晶状体后囊下灰白色混浊(LOCSⅡ-C1N1P3)(图 1-2-2-7)。右眼眼底未见异常病变(图 1-2-2-8)。右眼 OCT 检查黄斑区未见异常病变(图 1-2-2-9)。左眼前后节未见明显异常。

【临床诊断】

右眼并发性白内障(complicated cataract)

双眼 LASIK 术后

双眼屈光不正

【处理】

1. 测量患者的角膜地形图,确定右眼无偏中心切削(图 1-2-2-10)。

2. 测量角膜像差,右眼角膜的高阶像差 0.096μm、Alpha 角 0.107mm(图 1-2-2-11,图 1-2-2-12)。

患者右眼前后节未见其他病变,角膜像差和 Alpha 角检查均在正常范围内,患者有较强

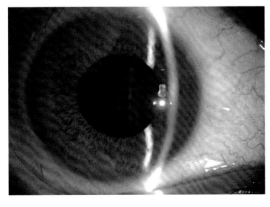

图 1-2-2-7　右眼裂隙灯照相显示晶状体后囊下灰白色混浊

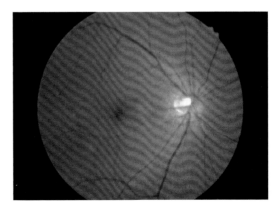

图 1-2-2-8　右眼眼底照相显示眼底大致正常

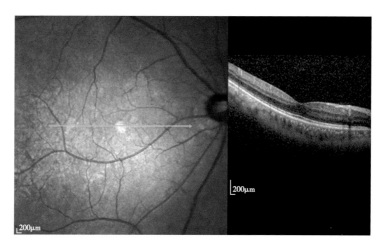

图 1-2-2-9　右眼 OCT 显示黄斑区未见异常病变

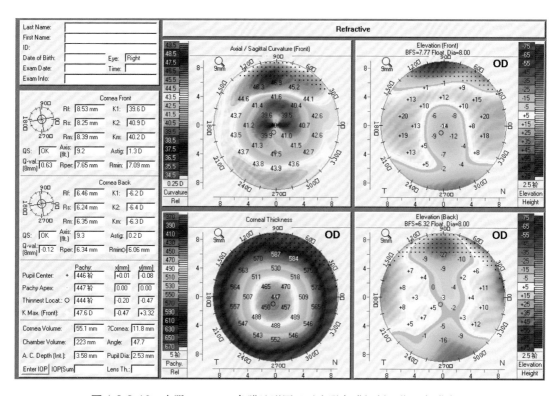

图 1-2-2-10　右眼 Pentacam 角膜地形图显示右眼角膜切削区位于角膜中央

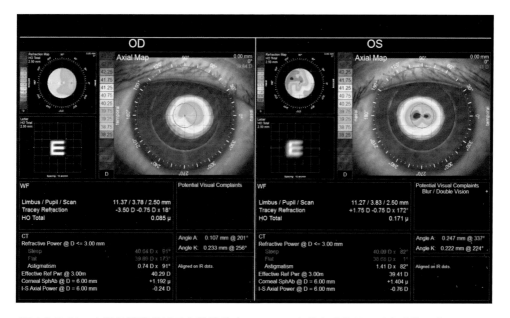

图 1-2-2-11　右眼角膜像差显示高阶像差为 0.085μm，左眼角膜像差显示高阶像差为 0.171μm

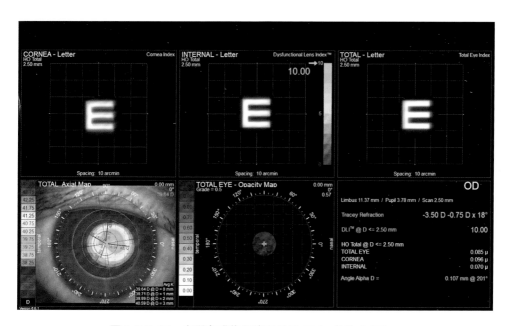

图 1-2-2-12　右眼角膜像差检查显示 Alpha 角为 0.107mm

烈的看远、中、近距离的需求，拟植入三焦点人工晶状体。

3. 行 IOL Master 和角膜地形图检查，确定拟植入的人工晶状体度数。

方法一：IOL Master 内置的 Haigis-L 公式计算出使术后正视的人工晶状体度数 16.75D（图 1-2-2-13）。

方法二：将 IOL Master 检查的眼部生物学数据代入美国白内障与屈光手术协会（American HYPERLINK "http://www.baidu.com/link?url=4DzkmFiR58xtzRG2tFdtFdpSDb5yONkoA5P7nzkcr0S" \t "_blank"Society of Cataract and Refractive Surgery，ASCRS）

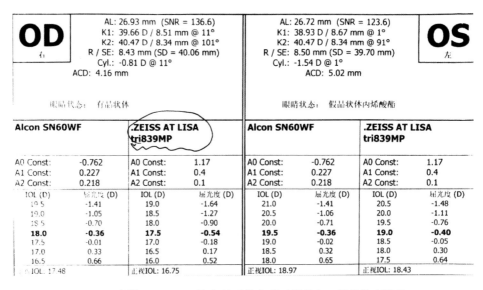

图 1-2-2-13　右眼 IOL Master 检查显示使术后正视的人工晶状体度数为 16.75D

方法三：提供的 Barrett True K No History 公式，计算出使术后正视的人工晶状体度数 17.00D（图 1-2-2-14）。用三维角膜地形图内置的光线追踪软件计算出使术后正视的人工晶状体度数约为 16.00D（图 1-2-2-15）。

三种公式的计算结果仍有差别，因此，我们又采用 Mackool 的两步法并加以改进。

方法四：先行右眼 Phaco 术，但未 I 期植入人工晶状体，术后第二天利用电脑验光结果

Optical/Ultrasound Biometric Data:

Ks	K1(D) 39.66	K2(D) 40.47	Device Keratometric Index (n)	● 1.3375 ○ 1.332 ○ Other	
	AL(mm) 26.93	ACD(mm) 4.16	Lens Thick (mm)		WTW (mm)
Lens Constants**	A-const(SRK/T) 118.8	SF(Holladay1) 1.64			
	Haigis a0 (If empty, converted value is used) 1.17	Haigis a1 (If empty, 0.4 is used) 0.4	Haigis a2 (If empty, 0.1 is used) 0.1		

*If entering "Sph(D)", you must enter a value for "Cyl(D)", even if it is zero.
§Most recent stable refraction prior to development of a cataract.
Magellan ACP or OPD-Scan III APP 3-mm manual value (personal communication Stephen D. Klyce, PhD).
**Enter any constants available; others will be calculated from those entered. If ultrasonic AL is entered, be sure to use your ultrasound lens constants. It is preferable to use optimized a0, a1, and a2 Haigis constants.

[Calculate]　　[Reset Form]

IOL calculation formulas used: Double-K Holladay 1[1], Shammas-PL[2], Haigis-L[3], OCT-based[4], & Barrett True K[5]

Using ΔMR		Using no prior data	
[1]Adjusted EffRP --		[2]Wang-Koch-Maloney	--
[2]Adjusted Atlas 9000 (4mm zone)		[2]Shammas	**17.15 D**
[1]Adjusted Atlas Ring Values		[3]Haigis-L	**16.74 D**
Masket Formula --		[1]Galilei	--
Modified-Masket --		[2]Potvin-Hill Pentacam	--
[1]Adjusted ACCP/ACP/APP		[4]OCT	--
[5]Barrett True K --		[5]Barrett True K No History	**17.00 D**

图 1-2-2-14　ASCRS 网站提供的 Barrett True K No History
公式显示使右眼术后正视的人工晶状体度数为 17.00D

代入 Mackool 两步法计算拟植入的人工晶状体度数，P=1.75×SE+A-118.84，其中 SE 为无晶状体眼屈光度的等效球镜(本病例为 +9.25D)，A 为拟植入的人工晶状体 A 常数(本例拟植入三焦点人工晶状体，其 A=118.3)，通过计算得出使术后正视的人工晶状体度数 P=15.65D。

综合四种方法结果最终决定植入度数为 16.50D 的三焦点人工晶状体。

4. 次日行右眼 16.50D 的单纯后房囊袋内人工晶状体植入术。

术后 1 个月右眼裸眼远视力 1.0，中视力 0.8(80cm)，近视力 1.0(40cm)，电脑验光为 -0.25DS，术后眼前节无不良反应，人工晶状体位置正(图 1-2-2-16)。双眼全程视力良好，其术后离焦曲线见图 1-2-2-17。

Generic	
Generic	
A = 118.3	PLP=4.32mm
IOL centration: Corneal vertex	

Power[D]	Pred.Sph.Eq.[D]
+14.50	+1.11
+15.00	+0.75
+15.50	+0.34
◉ +16.00	+0.03
+16.50	-0.35
+17.00	-0.74
+17.50	-1.14

IOL cyl[D]	Sph[D] Cyl[D] Ax[°]
◉ 0.00	+0.48 -0.90 170°

图 1-2-2-15　右眼三维角膜地形图检查显示使右眼术后正视的人工晶状体度数约 16.00D

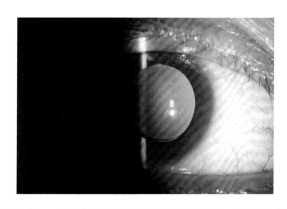

图 1-2-2-16　右眼术后裂隙灯照相显示三焦点人工晶状体位置正

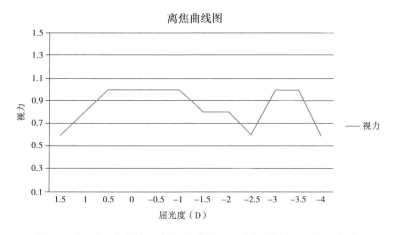

离焦曲线图

图 1-2-2-17　右眼术后离焦曲线图显示右眼远、中、近视力良好

⟨◈◈ **病例解析** ◈◈⟩

1. 诊断依据

(1) 近视眼 LASIK 手术病史。

(2) 右眼视力下降及晶状体混浊体征。

(3) 除外引起晶状体混浊的其他并发因素。

2. 近视眼 LASIK 术后常规公式计算人工晶状体度数不准确的原因在于：

(1) 常用的角膜曲率计测量距角膜中心 3mm 的角膜曲率来替代角膜中心曲率，LASIK 术后角膜前表面中央变平，此时角膜中心实际曲率大于距中心 3mm 处的曲率，导致角膜屈光力高估(仪器误差)[1]。

(2) 测量角膜曲率的仪器多以角膜前表面曲率计算角膜屈光力，通过公式：角膜屈光力 [D]=(n−1)/ 角膜前表面曲率半径，其中 n 为角膜屈光指数，而它是建立在模型眼前后表面曲率比值恒定的状态上的。LASIK 术后角膜前后表面曲率比例发生变化，仍按原有角膜屈光指数计算会导致角膜屈光力的高估(屈光指数误差)[1]。

(3) 常用理论公式依据术前角膜曲率和眼轴长度估算术后有效人工晶状体位置(effective lens power, ELP)，由于角膜屈光术后角膜曲率半径已经较术前变大，用这个较大的曲率半径估算 ELP 可导致 ELP 低估，从而低估人工晶状体度数，导致术后远视现象(公式误差)[2]。

3. 治疗原则和方法

(1) 人工晶状体类型选择：一是植入单焦人工晶状体，选择目标值为正视以匹配对侧正视眼，患者近距离视力受影响；二是植入单眼的多焦点人工晶状体(multifocal intraocular lens)，患者术后的远近视力将会有比较好的改善。

临床上一些情况应该避免植入多焦点人工晶状体[3,4]：①囊袋条件不好，比如囊袋半脱位、纤维化；②各种原因导致的瞳孔移位、瞳孔括约肌功能障碍，以及瞳孔直径 <2.5mm 者；③病人有很高的视力期望或者有挑剔的个性；④夜间驾驶者；⑤无法精确测量人工晶状体度数者；⑥术前散光 >1.0D，或预期术后散光 >1.5D 者；⑦角膜高阶像差 >0.5μm 者；⑧ Alpha 角 >0.5mm 者；⑨术前有某些眼病，尤其是年龄相关性黄斑变性、糖尿病性视网膜病变、未控制的青光眼等影响对比敏感度的眼病。另外，LASIK 术后患者，如白内障术前角膜地形图发现有明显偏中心切削也不宜植入多焦点人工晶状体。

(2) 人工晶状体度数测算。LASIK 术后人工晶状体测算最常用且较准确的无临床病史资料的方法包括 Haigis-L 公式[5]，Barrett True K No History 公式[6]，另外还有三维角膜地形图内置的光线追踪法准确度也较高[7]。对于人工晶状体度数的选择建议参照 Haigis-L 公式、Barrett True K No History 公式的结果，有条件的应该同时参照三维角膜地形图内置光线追踪法测量值。但是鉴于目前没有绝对准确的公式，我们推荐对于第一只眼手术的患者采用 Mackool 两步法[8]以防止术后的屈光意外。

4. 防范策略

• 多焦点人工晶状体植入术前应严格把握适应证，以避免多焦点人工晶状体植入术后出现的各种视觉质量下降问题。

• LASIK 术后人工晶状体度数测算比较困难，没有一种准确度特别高的公式，需要结合多种计算公式，综合考虑需植入的人工晶状体度数；Haigis-L 公式、Barrett True K No History

公式、三维角膜地形图内置的光线追踪法以及 Mackool 的两步法都是准确性较高可供参考的公式。

（李绍伟）

参考文献

1. Saiki M, Negishi K, Kato N, *et al.* Ray tracing software for intraocular lens power calculation after corneal excimer laser surgery. Jpn J Ophthalmol, 2014, 58（3）: 276-281
2. Hoffer KJ. Intraocular lens power calculation after previous laser refractive surgery. J Cataract Refract Surg, 2009, 35（4）: 759-765
3. 王显丽, 张凤妍. 多焦点人工晶状体的临床应用和研究进展. 中国实用眼科杂志, 2010, 28（2）: 111-113
4. 李朝辉, 叶子, 黄扬. 多焦点人工晶状体存在"多焦点"问题. 中华眼科杂志, 2017, 53（4）: 244-248
5. Haigis W. Intraocular lens calculation after refractive surgery for myopia: Haigis-L formula. J Cataract Refract Surg, 2008, 34（10）: 1658-1663
6. Adi Abulafia, Warren E, Douglas D, et al. Accuracy of the Barrett True-K formula for intraocular lens power prediction after laser in situ keratomileusis or photorefractive eratectomy for myopia. J Cataract Refract Surg, 2016, 42（3）: 363-369
7. Savini G, Bedei A, Barboni P, et al. Intraocular lens power calculation by ray-tracing after myopic excimer laser surgery. Am J Ophthalmol, 2014, 157（1）: 150-153
8. Mackool RJ, Ko W, Mackool R. Intraocular lens power calculation after laser in situ keratomileusis: aphakic refraction technique. J Cataract Refract Surg, 2006, 32（3）: 435-437

病例 4　飞秒激光辅助白内障手术治疗 ICL 植入术后并发性白内障

病例介绍

【简要病史】

患者男性, 43 岁, 因双眼 ICL 植入术后 3 年, 右眼视物模糊就诊。3 年前因双眼高度近视行双眼后房型 ICL 植入术, 术后最佳矫正视力: 右眼 −0.25DS/−0.50DC×105=1.0, 左眼 −0.50DS/−1.25DC×180=0.8。

【眼科检查】

视力: 右眼裸眼视力 0.15, 最佳矫正视力 −7.50DS/−1.25DC×145=0.3

左眼裸眼视力 0.6, 最佳矫正视力 −0.75DS/−0.50DC×20=0.8

裂隙灯检查: 右眼核性白内障（C2N2P1）（图 1-2-2-18）, 左眼轻度白内障（C2N1P0）。右眼 ICL 拱高 470μm, 左眼 ICL 拱高 650μm。

【临床诊断】

右眼并发性白内障

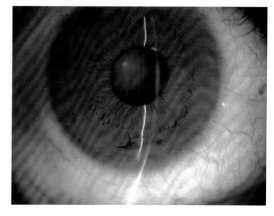

图 1-2-2-18　右眼术前裂隙灯照相显示 ICL 及晶状体核性混浊

双眼有晶状体眼人工晶状体眼

双眼屈光不正

【处理】

右眼飞秒激光辅助白内障手术(femtosecond laser assisted cataract surgery),联合角膜散光矫正,ICL 取出,IOL 植入。

通过公式测量需植入 +4.00D 人工晶状体。因患者同时合并散光且目前缺乏低度数散光人工晶状体,因此选择飞秒激光白内障手术同时做角膜弧形切开矫正角膜散光[1,2]。

术中应用飞秒激光作角膜弧形切开松解角膜并白内障预劈核等处理(图 1-2-2-19,图 1-2-2-20)

术后裂隙灯检查角膜透明,ICL 已取出,IOL 在位(图 1-2-2-21)。

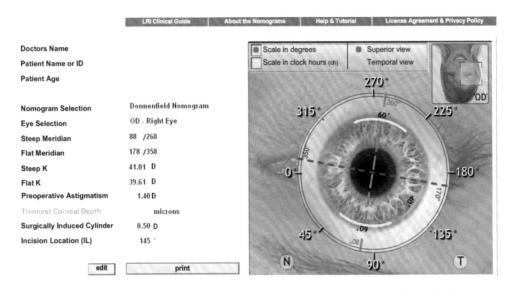

图 1-2-2-19　根据 AMO 角膜切口在线计算软件使用飞秒激光制作右眼角膜松解切口

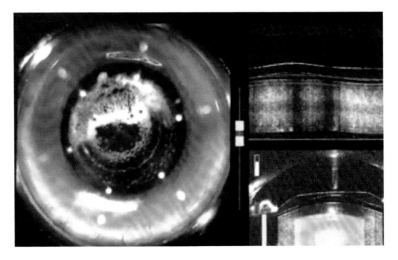

图 1-2-2-20　右眼预劈核过程中大量气泡产生并聚集在晶状体与 ICL 之间,并且下方晶状体碎核不完全

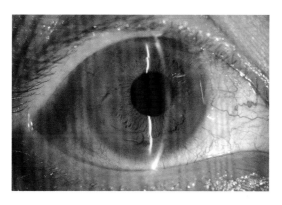

图 1-2-2-21　右眼术后裂隙灯照相显示角膜透明，
ICL 已取出，IOL 在位

术后右眼裸眼视力：1.0，矫正视力：–0.25DS/–0.75DC×15=1.2。

━━━ **病例解析** ━━━

1. 诊断依据

（1）病史及体征：患者双眼 ICL 植入术后 3 年，术后矫正视力 1.0，现患者右眼视力下降，裂隙灯检查：右眼核性白内障。

（2）辅助检查：患者双眼 ICL 植入术后矫正视力 1.0，目前右眼矫正视力 0.3。

2. ICL 植入术后并发白内障可能原因分析　是由于 ICL 植入过程对眼前段的损伤以及 ICL 对晶状体自然状态的干扰所致。

3. 治疗原则与方法

（1）治疗原则：右眼 ICL 取出 +Phaco+IOL 植入术。

（2）治疗方法：白内障是 ICL 术后常见并发症[3,4]，ICL 取出联合传统白内障超声乳化术吸出及 IOL 植入手术安全有效[5]。

该病例显示 ICL 并没有影响飞秒激光能量传输，但在飞秒激光设置过程中需要手动矫正前囊和晶状体成像界限使激光切割区处于安全范围。另外，在飞秒激光切割手术过程中会有较多气泡聚集在 ICL 和前囊之间，一定程度上影响前囊和晶状体核的切割。因此，Phaco 手术过程中需要确认前囊膜完整性，避免在 ICL 取出时前囊撕裂。

本例个案分析提示：ICL 植入术后可进行飞秒激光辅助白内障手术，具有安全性和有效性，但由于目前临床应用较少，还需要更多病例进一步验证。

4. 防范策略

• 严格遵循 ICL 植入的适应证。

• ICL 植入使用辅助穿刺切口，避免跨越晶状体光学区操作。

• 避免对光学区施压。

• 避免光学区和晶状体前囊的接触。

（李绍伟）

参考文献

1. Abbey A, Ide T, Kymionis GD, et al. Femtosecond laser-assisted astigmatic keratotomy in naturally occurring high astigmatism. Br J Ophthalmol, 2009, 93 (12): 1566-1569

2. Nubile M, Carpineto P, Lanzini M, et al. Femtosecond laser arcuate keratotomy for the correction of high astigmatism after keratoplasty. Ophthalmology, 2009, 116 (6): 1083-1092

3. Lackner B, Pieh S, Schmidinger G, et al. Long-term results of implantation of phakic posterior chamber intraocular lenses. J Cataract Refract Surg, 2004, 30 (11): 2269-2276

4. Fernandes P, Gonzalez JM, Madrid CD, et al. Implantable collamer posterior chamber intraocular lenses: a review of potential complications. J Refract Surg, 2011, 27 (10): 765-776

5. Moshirfar M, Mifflin M, Wong G, et al. Cataract surgery following phakic intraocular lens implantation. Curr Opin Ophthalmol, 2010, 21 (1): 39-44

第二篇

近视硬性角膜接触镜并发症病例分析

第一章

角膜塑形镜（OK 镜）并发症病例图解

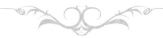

病例 1　配戴 OK 镜半年，眼红眼痛，棘阿米巴感染

※▷ 病例介绍 ◁※

【简要病史】

患者女，15 岁，曾在外院验配角膜塑形镜（orthokeratology，OK 镜），过夜配戴半年。2 周前右眼出现眼红眼痛等不适，当地医院诊断为"右眼病毒性角膜炎"，给予抗病毒治疗 2 周，病情未见好转，加激素后病情加重，遂来我院就诊。

【眼部检查】

矫正视力：右眼：指数 /0.5m，左眼：1.0

眼压：右眼：Tn，左眼：19mmHg

裂隙灯检查：左眼未见异常。右眼睫状充血（+），角膜中央区上皮及浅基质层水肿（+），小片状混浊（图 2-1-0-1）。

角膜激光共聚焦显微镜检查：可见棘阿米巴包囊（图 2-1-0-2）。

角膜刮片细胞学检查：查到棘阿米巴包囊。

【临床诊断】

右眼棘阿米巴角膜炎（acanthamoeker keratitis）（OK 镜相关性）

【处理】

1. 停戴角膜塑形镜。

2. 抗阿米巴药物治疗。药物治疗方案：滴用 0.02% 氯己定（洗必泰）滴眼液和 0.02% 聚二甲基双胍（polyhexamethylene biguanide，PHMB）滴眼液，每小时 1 次，连续 1 周（昼夜滴用），之后改为白天每小时 1 次，夜间用加替沙星眼用凝胶 1 次。再治疗 2 周后，滴眼液减量为每日 6 次，再治疗 1 月后，滴眼液改为每日 3 次。治疗 3 个月后滴眼液改为每日 2 次维持治疗。药物治疗 5 个月后病情完全控制，裂隙灯检查显示右眼角膜中央区薄翳形成（图2-1-0-3）。右眼矫正视力 0.8。

3. 若药物治疗病情未能控制，可采取角膜移植术。

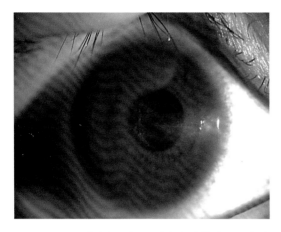

图 2-1-0-1　裂隙灯照相显示右眼睫状充血(+)，角膜中央区水肿(+)，中央区片状混浊

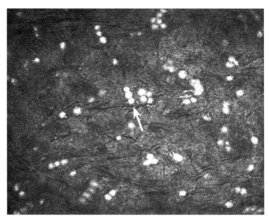

图 2-1-0-2　裂隙灯照相显示右眼角膜共聚焦显微镜下棘阿米巴包囊

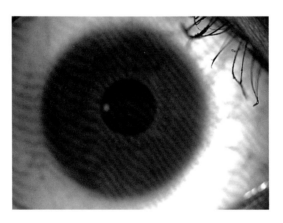

图 2-1-0-3　裂隙灯照相显示右眼角膜中央区薄翳

病例解析

1. 诊断依据

(1) 患者有角膜塑形镜戴镜史。

(2) 角膜共聚焦显微镜查到棘阿米巴包囊。

(3) 角膜刮片找到棘阿米巴包囊。

2. 病因分析

(1) 角膜塑形镜的护理和保存不规范，接触含有棘阿米巴感染的水源，尤其是自来水冲洗镜片是值得注意的危险因素。

(2) 角膜上皮损伤，使棘阿米巴更易感染。

3. 治疗原则与方法

(1) 停戴角膜塑形镜。

(2) 诊断后即刻给予抗阿米巴药物治疗：药物主要包括芳香二脒类、双胍类阳离子消毒剂、咪唑类以及氨基糖苷类等[1]。目前国内常用的药物主要有氯己定(洗必泰)、PHMB、甲硝唑。

（3）严重的病例或药物控制不佳的病例应该及时手术治疗,穿透性角膜移植建议为首选。

4.防范策略

- 加强配戴者的教育,加强镜片护理,严禁使用自来水以及未消毒的纯净水、矿泉水等冲洗、浸泡镜片[2]。
- 定期消毒和更换镜盒。
- 一旦发现眼痛、磨、流泪,应该及时就诊。
- 病因不明时,禁用糖皮质激素眼药。

（刘立洲　唐　萍）

参考文献

1. 张琛,孙旭光.阿米巴性角膜炎治疗药物的研究进展.国际眼科纵览,2008,32（2）:81-86
2. 谢培英,迟蕙.实用角膜塑形学.北京:人民卫生出版社,2012

病例2　配戴OK镜2年,眼红眼痛,棘阿米巴感染

❖❖❖ 病例介绍 ❖❖❖

【简要病史】

患者女性,19岁,学生,因右眼红,左眼不适9天,于2015年4月来我院门诊就诊。患者有配戴角膜塑形镜（OK镜）,并用自来水冲洗镜片史2年。

【眼科检查】

视力:右眼裸眼视力0.2,矫正无提高,左眼裸眼视力0.4,矫正无提高。

眼压:右眼12mmHg,左眼11mmHg。

裂隙灯检查:右眼混合充血（+）,角膜中央上皮点簇状糜烂,轻度水肿,KP（-）,前房闪光（-）,瞳孔圆,对光反射存在（图2-1-0-4）,左眼混合充血,角膜上皮点簇状混浊,余（-）（图2-1-0-5）。

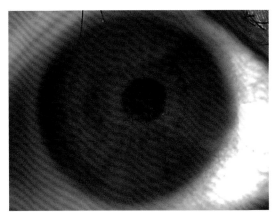

图2-1-0-4　右眼裂隙灯照相显示角膜中央上皮点簇状糜烂,轻度水肿

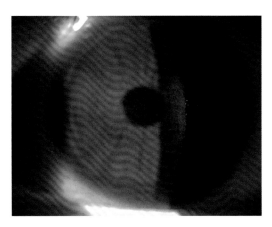

图2-1-0-5　左眼裂隙灯照相显示角膜上皮点状浸润

　　角膜激光共聚焦显微镜示:双眼角膜病灶区上皮层和浅基质层可见阿米巴包囊(图 2-1-0-6,图 2-1-0-7)。双眼角膜病灶刮片细胞学检查结果:吉姆萨染色偶见阿米巴包囊,多量水肿上皮细胞,少量炎性渗出细胞,中性粒细胞 100%(图 2-1-0-8,图 2-1-0-9)。

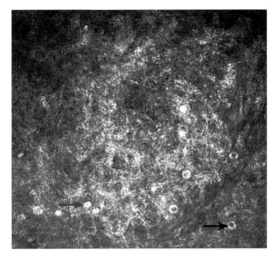

图 2-1-0-6　右眼角膜激光共聚焦显微镜可见阿米巴空泡(黑箭头所示)和包囊(红箭头所示)

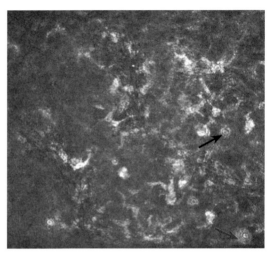

图 2-1-0-7　左眼角膜激光共聚焦显微镜可见阿米巴包囊(黑箭头所示)和滋养体(红箭头所示)

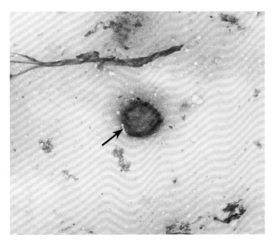

图 2-1-0-8　右眼角膜刮片检查可见阿米巴包囊(吉姆萨染色 ×1000,箭头所示)

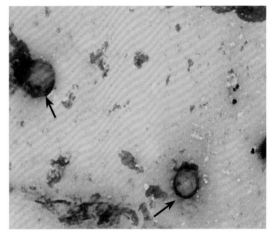

图 2-1-0-9　左眼角膜刮片检查可见阿米巴包囊(吉姆萨染色 ×1000,箭头所示)

【临床诊断】

双眼棘阿米巴角膜炎(早期)

【处理】

　　双眼给予 0.02% 氯己定(洗必泰,医院临时配制)滴眼液点眼,每小时 1 次,昼夜滴用;复方托吡卡胺滴眼液,每日 2 次;夫西地酸眼用凝胶,每晚 1 次。

　　治疗 1 周后复诊,双眼刺激征阳性,右眼角膜可见明显放射性神经炎(图 2-1-0-10),上皮点簇状浸润,荧光素钠染色阳性(图 2-1-0-11);左眼角膜上皮水肿,染色阴性(图 2-1-0-12)。

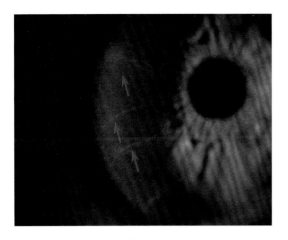

图 2-1-0-10　右眼裂隙灯照相显示治疗后 1 周,角膜可见放射性神经炎(箭头所示)

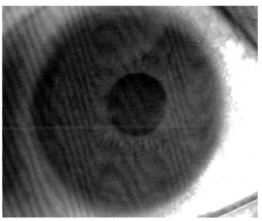

图 2-1-0-11　右眼裂隙灯照相显示治疗后 1 周,角膜上皮点状浸润

角膜激光共聚焦显微镜检查,双眼可见阿米巴包囊,左眼包囊数量较前明显增加。治疗 1 个月后再次进行刮片细胞学检查:右眼见少量包囊及囊前期,偶见空囊;左眼见较多阿米巴包囊。双眼角膜溃疡区、OK 镜及镜盒液阿米巴培养均为阳性。随即加用 0.02%PHMB 联合点眼,每日 6 次;玻璃酸钠滴眼液,每日 4 次。

治疗 3 周后复诊,双眼睫状充血(+),角膜神经炎减轻,右眼角膜上皮及基质水肿,角膜后沉积物(++),羊脂状,瞳孔直径 3mm,余同前(图 2-1-0-13,图 2-1-0-14)。嘱患者将 0.02%PHMB 改为每小时 1 次,昼夜滴用;改

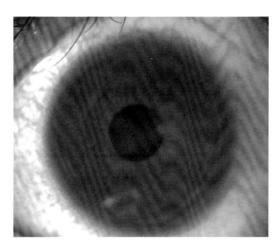

图 2-1-0-12　左眼裂隙灯照相显示治疗后 1 周,角膜上皮水肿

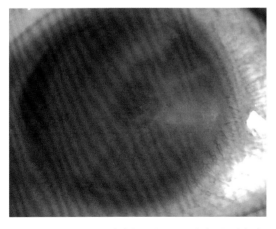

图 2-1-0-13　右眼裂隙灯照相显示治疗后 3 周,角膜上皮基质水肿浸润,角膜后沉积物(++)呈羊脂状

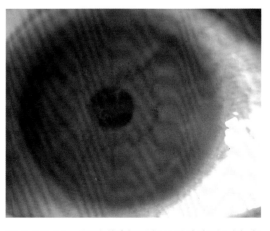

图 2-1-0-14　左眼裂隙灯照相显示治疗后 3 周,角膜上皮水肿

用硫酸阿托品眼用凝胶,每日 2 次,口服醋酸泼尼松龙 20mg,晨起顿服,连续 5 天停药,余治疗同前。

治疗 5 周后,双眼刺激症状较前减轻,右眼角膜灶性浸润水肿,角膜后沉积物消失,左眼角膜点簇状浸润较前减轻,双眼瞳孔药物性散大,前房(-)。角膜激光共聚焦显微镜检查提示阿米巴包囊数量较前减少。氯己定滴眼液与 PHMB 滴眼液均改为每日 6 次;改用复方托吡卡胺滴眼液,每日 2 次;加用溴芬酸钠滴眼液,每日 2 次;余治疗同前。

治疗 3 个月后,双眼刺激征(-),双眼角膜中央薄翳形成,前房(-)。角膜共聚焦显微镜检查双眼角膜未见阿米巴包囊。停用 PHMB;氯己定改为每日 2 次,一周后每日 1 次,维持 1 周后停用,余治疗不变。

治疗 5 个月后,双眼矫正视力 1.0(图 2-1-0-15,图 2-1-0-16)。

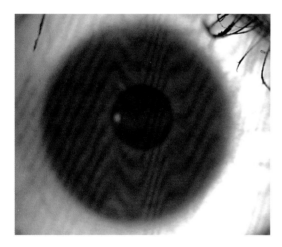 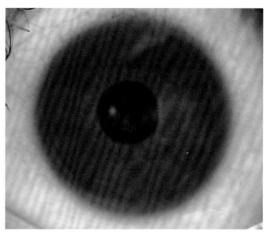

图 2-1-0-15　右眼裂隙灯照相显示治疗后 5 个月,角膜中央上皮下薄翳形成,前房(-)　　图 2-1-0-16　左眼裂隙灯照相显示治疗后 5 个月,角膜中央上皮下薄翳形成,前房(-)

❋ 病例解析 ❋

1. 诊断依据

(1) 角膜塑形镜配戴史。

(2) 角膜上皮糜烂,伴有角膜放射性神经炎。

(3) 角膜激光共聚焦显微镜及角膜刮片细胞学检查,发现阿米巴包囊。

2. 危险因素分析

(1) 棘阿米巴在自然界分布非常广泛,在各种自然水源(如湖水、河水及海水等)、土壤、灰尘、污物、腐败植物,以及空气的悬浮颗粒中等均有其存在[1]。

(2) 国外报道与阿米巴角膜炎相关的首要危险因素为配戴角膜接触镜[2,3]。50 例夜间配戴角膜塑形镜导致的感染性角膜炎中,棘阿米巴感染占到 30%[4]。2003 年我国报道 4 例阿米巴角膜炎均与夜间配戴 OK 镜相关[5]。

(3) 文献报道大多数双眼阿米巴角膜炎的发生与配戴角膜接触镜有关,Wilhelmus 等[6]回顾研究 1997—2007 年确诊的 45 例棘阿米巴角膜炎中,有 5 例(11%)为双眼感染;其中 3 例与配戴软性角膜接触镜有关,2 例与硬性角膜接触镜(rigid gas permeable contact lens,RGP)

有关。Lee 等[7]报道 4 例配戴角膜塑形镜导致的阿米巴角膜炎,其中 1 例为双眼患者,患者有自来水冲洗镜片史。Kim 等[8]报道了 1 例角膜塑形镜过夜配戴发生棘阿米巴角膜炎病例,发现其双眼阿米巴感染与镜片不规律的消毒清洁和自来水冲洗关系密切。本例患者同样有经常使用自来水冲洗镜片病史。

3. 治疗原则与方法

(1) 本例患者就诊时为阿米巴角膜炎的早期阶段,在首次治疗时仅使用氯己定单一药物治疗,结果治疗一周病情未能有效控制,改为联合药物治疗后感染才得有效控制,由此提示即使对早期阿米巴角膜炎患者,联合两种抗阿米巴药物治疗应视为常规。

(2) 在阿米巴角膜炎药物治疗过程中,部分患者会出现明显的前房炎症,如本例患者在治疗第 3 周时,出现大量羊脂状 KP,这种炎症往往是免疫反应所致,而且不能通过抗阿米巴药物得以有效控制,而持续的前房炎症会加重患者眼疼症状,以及造成瞳孔后粘连或房角阻塞,引起眼压升高等,这些因素均会直接影响角膜感染的控制,所以,临床上应迅速有效地控制前房炎症。在局部禁用糖皮质激素的情况下,我们发现短时口服糖皮质激素治疗(3~5 天),既可以迅速减轻前房炎症,又不会加重角膜感染,本例患者口服糖皮质激素后,前房炎症得到有效控制,但是,这样疗法的安全性仍需要进一步大样本的临床验证。

目前,对于阿米巴角膜炎治疗中局部应用糖皮质激素仍然存在争议,部分学者认为在感染急性期应避免局部使用糖皮质激素[9],但是也有学者提出如果患者出现较重的前房炎症反应,可在抗阿米巴药物治疗的同时局部使用糖皮质激素[10]。根据我们的经验,阿米巴角膜炎治疗中局部应用糖皮质激素需要十分谨慎,对于伴有明显前房炎症的患者,短时(3~7天)口服糖皮质激素,有利于迅速控制前房炎症。

4. 防范策略

• 应对配戴角膜塑形镜的青少年及其家长进行详细的镜片配戴、清洗、保存、随访宣教。

• 北京市眼科研究所微生物实验室对北京市部分自然水源和自来水厂的水源标本进行检测,结果发现两种水源中均存在致病性棘阿米巴,所以笔者建议在我国应该避免用自来水清洗角膜塑形镜镜片。

• 对于有角膜塑形镜配戴史的患者应该注意双眼检查,避免漏诊。

(孙旭光)

参考文献

1. 孙旭光,王智群. 阿米巴角膜炎诊断与治疗. 北京:人民军医出版社,2015

2. Dart JK,Saw VP,Kilvington S. Acanthamoeba keratitis:diagnosis and treatment update 2009. Am J Ophthalmol, 2009,148(4):487-499

3. Dart JK,Radford CF,Minassian D,et al. Risk factors for microbial keratitis with contemporary contact lenses:a case-control study. Ophthalmology,2008,115(10):1647-1654

4. Watt K,Swarbrick HA. Microbial keratitis in overnight orthokeratology:review of the first 50 cases. Eye Contact Lens,2005,31(5):201-208

5. Xuguang S,Lin C,Yan Z,et al. Acanthamoeba keratitis as a complication of orthokeratology. Am J Ophthalmol, 2003,136(6):1159-1161

6. Wilhelmus KR,Jones DB,Matoba AY,et al. Bilateral acanthamoeba keratitis. Am J Ophthalmol,2008,145(2): 193-197

7. Lee JE,Hahn TW,Oum BS,et al. Acanthamoeba keratitis related to orthokeratology. Int Ophthalmol,2007,27(1):

45-49

8. Kim EC, Kim MS. Bilateral acanthamoeba keratitis after orthokeratology. Cornea, 2010, 29(6): 680-682
9. 畅颖, 王森, 姜超, 等. 反复发作的阿米巴性角膜炎一例. 中华眼视光学与视觉科学杂志, 2014, 16(9): 564-565
10. Maycock NJ, Jayaswal R. Update on Acanthamoeba Keratitis: Diagnosis, Treatment and Outcomes. Cornea, 2016, 35(5): 713-720

病例 3　配戴 OK 镜 4 年, 角膜缺氧、角膜内皮细胞改变

❋ 病例介绍 ❋

【简要病史】

患者男, 15 岁, 在外院验配角膜塑形镜, 右眼戴用角膜塑形镜 4 年, 且未换镜, 左眼未戴镜, 平日无不适主诉。常规检查到我院就诊。

【眼部检查】

矫正视力: 右眼 1.0, 左眼 1.0

眼压: 右眼 19mmHg, 左眼 19mmHg

裂隙灯检查: 右眼角膜清 (图 2-1-0-17), 左眼角膜清 (图 2-1-0-18)。余未见异常。

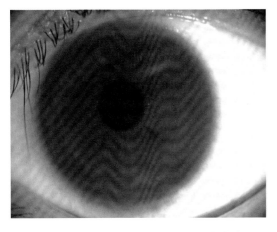 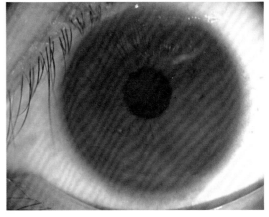

图 2-1-0-17　裂隙灯照相显示右眼角膜清　　　图 2-1-0-18　裂隙灯照相显示左眼角膜清

角膜内皮镜检查: 右眼内皮细胞出现融合变大, 密度 2565 个 /mm² (图 2-1-0-19), 左眼角膜内皮镜检查内皮细胞未出现明显融合变大现象, 密度 2978 个 /mm² (图 2-1-0-20)。

【临床诊断】

右眼角膜缺氧 (corneal hypoxia) (内皮细胞改变)

【处理】

(1) 停戴角膜塑形镜。

(2) 更换高透氧性材质的角膜塑形镜。

(3) 定期随诊, 查角膜内皮。

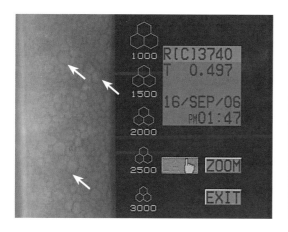
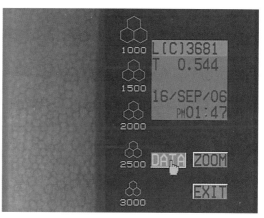

图 2-1-0-19　角膜内皮镜显示,右眼角膜内皮细胞融合变大(箭头所示)

图 2-1-0-20　左眼角膜内皮细胞大小一致

病例解析

1. 诊断依据

（1）配戴角膜塑形镜史,并且多年未更换镜片。

（2）左眼未戴镜,角膜内皮正常。

（3）角膜内皮镜检查,角膜内皮细胞出现直径变大的现象。

2. 病因分析

（1）使用过期的角膜塑形镜,镜片老化透氧性降低。

（2）角膜塑形镜透氧性低于过夜配戴标准,可导致角膜内皮细胞缺氧并发生形态改变,严重时可导致细胞功能异常。

（3）镜片护理不到位,沉淀物附着可导致镜片透氧性进一步降低。

（4）某些患者角膜内皮细胞对缺氧的耐受性低,短期配戴可出现角膜内皮细胞改变。

3. 治疗原则与方法

（1）停戴旧的角膜塑形镜,更换新镜片。

（2）当角膜内皮细胞密度低于 2500 个 /mm^2 时,建议戴镜方式改为日戴硬性角膜接触镜,选择高透氧系数（Dk 值大于 90）材料的镜片[1]。

（3）定期复查,观察角膜内皮细胞的变化。

4. 防范策略

• 加强角膜塑形镜镜片护理,镜片一年更换。

• 定期检查角膜内细胞,观察角膜内皮细胞变化情况。

• 对戴镜一年的患者需下发停戴通知,嘱其更换新镜片。

（刘立洲　唐　萍）

参考文献

1. 谢培英,迟蕙.实用角膜塑形学.北京:人民卫生出版社,2012

病例 4　配戴 OK 镜 8 个月，角膜基质无菌性浸润

❋❋❋ 病例介绍 ❋❋❋

【简要病史】

患者男孩，11 岁，连续戴角膜塑形镜 8 个月，主诉右眼眼痛一周。

曾有感冒史，感冒期间未停戴角膜塑形镜。

角膜塑形镜验配参数：R −1.50DS−0.75DC×175/43.00/power+0.75/10.6

L −1.75DS−0.50DC×175/43.25/power+0.75/10.6

【眼科检查】

裸眼视力：右眼 0.8，左眼 1.0

裂隙灯检查：见右眼中央角膜浸润达基质层，角膜荧光素染色上皮染色不明显（图 2-1-0-21，图 2-1-0-22）。

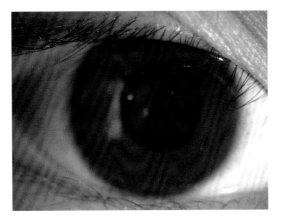

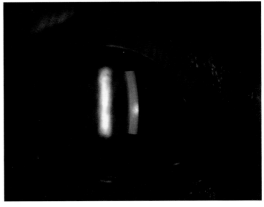

图 2-1-0-21　裂隙灯检查见右眼中央角膜浸润达基质层

图 2-1-0-22　该病例角膜荧光素染色上皮染色不明显

【临床诊断】

右眼角膜基质无菌性浸润（sterile infiltration）

【处理】

1. 停戴镜片。

2. 局部预防性给予妥布霉素滴眼液滴眼，每日 3 次，小牛血去蛋白提取物眼用凝胶，每日 4 次，0.1% 普拉洛芬滴眼液，每日 3 次，晚间涂夫西地酸眼用凝胶。

3. 治疗 1 周后，裂隙灯检查见角膜中央浸润灶消失，角膜未留瘢痕。矫正视力右眼 1.0，左眼 1.0。

❋❋❋ 病例解析 ❋❋❋

1. 诊断依据

（1）角膜中央基质浸润，边界清晰，上皮基本完整。

（2）停戴 OK 镜和局部用药后角膜浸润灶消失，并且未有瘢痕形成。

2. 危险因素分析

（1）镜片配适过紧，镜片活动度差，导致镜下泪液交换障碍。

（2）中央角膜局部最易产生缺氧，缺氧可导致角膜基质内炎症反应[1,2]。

3. 治疗原则与治疗方法

（1）立即停戴镜片。

（2）局部给予预防性抗生素滴眼液、非甾体抗炎药滴眼液及角膜保护剂治疗。

（3）治疗的最初三天需要患者每日复诊，以防感染的发生。

4. 防范策略[3]

• 注意定期观察与评价角膜塑形镜戴镜配适状态，及时解决配戴过紧的问题。

• 患者发现眼红疼应及时就诊。

• 出现角膜基质浸润，同时伴有角膜上皮缺损，应注意排除细菌等微生物感染的可能性。

• 加强宣教，避免感冒中持续戴镜。

（李　莉　崔燕辉　孙旭光）

参考文献

1. 谢培英,迟蕙. 实用角膜塑形学. 北京：人民卫生出版社,2012

2. 梅颖,唐志萍. 硬性角膜接触镜验配案例图解. 北京：人民卫生出版社,2015

3. 全晓杰,薛京蒙,崔燕辉. 儿童配戴角膜塑形镜的不良反应观察及护理对策. 中华现代护理杂志,2015,21（21）:2530-2532

病例 5　配戴 OK 镜 10 个月, 角膜上皮无菌性浸润

病例介绍

【简要病史】

患者女,10 岁,验配角膜塑形镜 10 个月,主诉近 3 天右眼戴镜眼痛,流泪,左眼无不适。

【眼部检查】

矫正视力:右眼 1.0,左眼 1.0

眼压:右眼 18mmHg,左眼 17mmHg

裂隙灯检查:右眼配戴角膜塑形镜中央基弧（base curve, BC）区呈淡黑色状态,反转弧（reverse curve, RC）区呈环形浓绿色环,定位弧（alignment curve, AC）区淡黑色,周边弧（peripheral curve, PC）区较细。在角膜 7 点至 8 点钟位置有弧形角膜浸润灶,荧光素染色(+)（图 2-1-0-23）。左眼戴用角膜塑形镜中央基弧区呈淡黑色状态,反转弧区呈环形浓绿色环,定位弧区淡黑色,周边弧区宽度适中,角膜清（图 2-1-0-24）。

【临床诊断】

右眼角膜上皮无菌性浸润

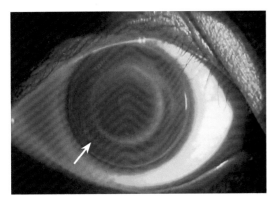

图 2-1-0-23　裂隙灯照相显示右眼戴用角膜塑形镜,在角膜 7 点至 8 点钟位置有环形角膜浸润灶,荧光素染色(+)(箭头所示)

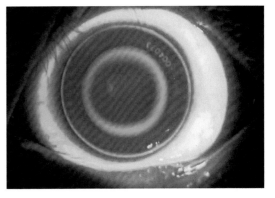

图 2-1-0-24　裂隙灯照相显示左眼戴用角膜塑形镜,中央基弧区呈淡黑色状态,反转弧区呈环形浓绿色环,定位弧区淡黑色,周边弧区宽度适中,角膜清

【处理】

1. 停戴角膜塑形镜。

2. 给予 0.3% 玻璃酸钠滴眼液,每日 4 次,小牛血去蛋白提取物眼用凝胶,每日 4 次,0.1% 普拉洛芬滴眼液,每日 3 次,晚间涂夫西地酸眼用凝胶或红霉素眼膏。

3. 每日随诊,连续 3 天。

———※ 病例解析 ※———

1. 诊断依据

(1) 角膜浸润周围未见明显睫状充血,边界清晰,且角膜上皮荧光素染色(+)。

(2) 戴镜后患者出现不适症状。

(3) 局部药物治疗后浸润迅速消失,且未见角膜云翳形成。

2. 危险因素分析

(1) 角膜塑形镜配适过紧,导致角膜在周边弧位置出现上皮损伤,持续损伤加重会引起无菌性角膜基质浸润,故患者出现眼痛,异物感增强,无法耐受镜片等现象[1]。

(2) 角膜塑形镜配适过松,降度过大,镜片内表面有沉积物时也可在角膜中央区出现局部缺氧和炎性反应,导致角膜基质产生浸润[1]。

(3) 配戴操作不规范,或手部卫生不佳,导致异物进入眼内,造成角膜机械性损伤。

3. 治疗原则与方法

(1) 停戴镜片,使用促角膜上皮修复和预防性抗生素眼药。促角膜上皮修复药,如重组人表皮生长因子滴眼液,小牛血去蛋白提取物眼用凝胶等。抗感染的眼药可用妥布霉素滴眼液,左氧氟沙星滴眼液等,非甾体抗炎药一般选用安全性较好的普拉洛芬滴眼液。

(2) 角膜浸润修复后查找病因,注意排除微生物感染的可能,在感染因素不能排除之前,慎用糖皮质激素滴眼液。

(3) 若反复出现角膜浸润可夜间停戴,改为日戴,或硬性透氧性角膜接触镜(rigid gas permeable contact lens,RGP)矫正。

4. 防范措施

- 定期随诊，及时纠正配戴过松，或过紧的状态，保证镜片良好配适。
- 教育配戴者加强镜片清洁护理，定期复查，发现问题及时解决。
- 发现眼部不适及时就诊。

（刘立洲　唐　萍）

参考文献

1. 谢培英,迟蕙.实用角膜塑形学.北京:人民卫生出版社,2012

病例 6　配戴 OK 镜 15 分钟后,角膜上皮大片状损伤

❖ 病例介绍 ❖

【简要病史】

患者男,10 岁,戴角膜塑形镜 15 分钟后右眼出现明显畏光,流泪,异物感,左眼无明显不适,立即嘱其摘镜,到眼科就诊。

【眼部检查】

矫正视力:右眼 0.8,左眼 1.0

眼压:右眼 16mmHg,左眼 17mmHg

裂隙灯下检查:右眼球结膜充血(+),角膜上皮呈大面积点簇状染色,余未见异常(图 2-1-0-25)。左眼角膜清(图 2-1-0-26)。

【临床诊断】

右眼角膜上皮损伤(corneal epithelial damage)(化学性？)

【处理】

1. 停戴角膜塑形镜 2~3 天。

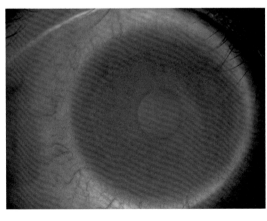 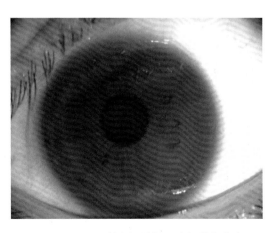

图 2-1-0-25　裂隙灯照相显示右眼球结膜充血(+),角膜上皮呈大面积点簇状染色,余未见异常　　图 2-1-0-26　裂隙灯照相显示左眼角膜清

2. 局部给予 0.5% 左氧氟沙星滴眼液,每日 3 次,小牛血去蛋白提取物眼用凝胶,每日 4 次,晚间涂红霉素眼膏。

3. 要避免游泳等运动,避免污水进入眼内。

治疗一周后复查,患者眼部刺激症状消失,右眼角膜染色阴性。

▶◈ 病例解析 ◈◀

1. 诊断依据

(1) 戴角膜塑形镜 15 分钟后右眼出现眼刺激症状、视力下降。

(2) 球结膜充血、角膜上皮大面积点染。

2. 病因分析

(1) 配戴后很快出现眼部刺激症状,常为护理液化学成分直接接触眼睛,导致角膜产生化学毒性反应所致[1]。

(2) 部分患者可能会由于镜片沉淀的化学物质引起毒性反应[2]。

(3) 使用过氧化氢溶液消毒镜片,如果没有按照要求彻底中和,极容易造成角膜化学毒性反应,应该特别注意。

3. 治疗原则与方法

(1) 立即停戴角膜塑形镜。

(2) 局部常规抗生素滴眼液以及营养角膜上皮的眼药保护及促进上皮细胞修复。

(3) 及时查找原因,分清是护理液因素,还是镜片因素造成的化学毒性反应,以便加以处理和预防。

4. 防范策略

• 教育配戴者使用护理液前要仔细阅读说明书,明确护理液是否可以直接接触眼睛。

• 有些敏感体质的配戴者使用可以接触眼睛的护理液时,仍可能造成角膜上皮损伤,对这类配戴者应嘱其配戴前再需用一次性生理盐水冲净镜片后再戴镜。

• 教育配戴者从正规渠道购买护理液,谨防劣质护理液带来的损伤。

• 发现镜片与化学物质接触后,应反复清洁或重新更换镜片。

(刘立洲 唐 萍)

参考文献

1. 王宁利. 同仁验光配镜实用技术. 第 2 版. 北京:人民军医出版社,2009

2. 谢培英,迟蕙. 实用角膜塑形学. 北京:人民卫生出版社,2012

病例 7 初诊验配 OK 镜,试戴 20 分钟后出现角膜上皮微凹

▶◈ 病例介绍 ◈◀

【简要病史】

患者男,8 岁,因双眼近视度数增加速度快,故家长要求给孩子验配角膜塑形镜,以减缓

近视发展。初诊验配角膜塑形镜,戴上试戴片 20 分钟后,患儿主诉右眼视物清晰,左眼视物模糊。

【眼部检查】

戴角膜塑形镜矫正视力:右眼 1.2,左眼 0.5。左眼追加矫正视力无提高。

眼压:右眼 16mmHg,左眼 17mmHg。

裂隙灯检查:右眼荧光染色配适评估中央基弧区呈淡黑色状态,反转弧区呈环形浓绿色环,定位弧区淡黑色,周边弧区较细(图 2-1-0-27)。左眼荧光染色配适评估镜片下中央区成簇气泡,基弧区与反转弧区荧光素蓄积,中央拱顶,定位弧区荧光素较淡,周边弧区较细(图 2-1-0-28)。

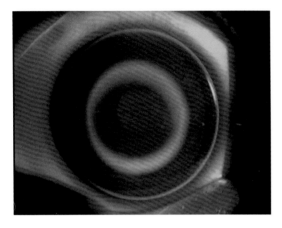 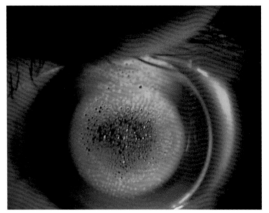

图 2-1-0-27 裂隙灯照相显示右眼基弧区呈淡黑色状态,反转弧区呈环形浓绿色环,定位弧区淡黑色,边弧区较细

图 2-1-0-28 裂隙灯照相显示左眼镜片下中央区成簇气泡,基弧区与反转弧区荧光素蓄积,中央拱顶,定位弧区荧光素较淡,周边弧区较细

双眼摘镜后,裂隙灯检查右眼角膜清(图 2-1-0-29),左眼角膜中央区出现角膜上皮微凹,荧光素染色呈淡染(图 2-1-0-30)。

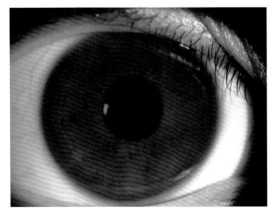 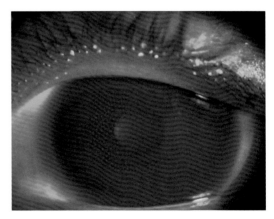

图 2-1-0-29 裂隙灯照相显示右眼角膜清

图 2-1-0-30 裂隙灯照相显示角膜中央区出现角膜上皮微凹,荧光素染色呈淡染

【临床诊断】

左眼角膜上皮微凹(corneal epithelial dimple)[2]

【处理】

1. 停戴角膜塑形镜30~60分钟,再次裂隙灯检查,待角膜上皮微凹消失、上皮恢复正常无染色后,重新试戴镜片,进行配适评估。

患者停戴1小时后,左眼角膜上皮微凹消失,上皮恢复正常,染色阴性(图2-1-0-31)

2. 查找微凹形成原因,选择合适的试戴片再次进行配适评估。根据左眼荧光染色评估配适镜片下中央区成簇气泡,基弧区与反转弧区荧光素蓄积,中央拱顶,定位弧区荧光素较淡,周边弧区较细等现象,判断镜片配适偏紧,故将定位弧放松一档,直径缩小0.2mm重新试戴。重新试戴后荧光染色评估配适(图2-1-0-32),中央基弧区呈淡黑色状态,反转弧区呈环形浓绿色环,定位弧区淡绿色,周边弧宽度适中,镜下未见气泡。

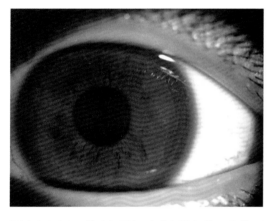 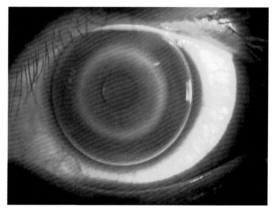

图2-1-0-31　裂隙灯照相显示左眼角膜上皮微凹消失,角膜清

图2-1-0-32　裂隙灯照相显示左眼基弧区呈淡黑色状态,反转弧区呈环形浓绿色环,定位弧区淡绿色,周边弧区适中

❖❖❖ 病例解析 ❖❖❖

1. 诊断依据

(1) 镜下可见气泡形成,摘镜后角膜中央区出现角膜上皮微凹,荧光素可着染。

(2) 除视力下降外,无其他刺激症状。

2. 病因分析[1,2]　角膜塑形镜在配适不良的情况下,密集分散于反转弧和中央基弧的小气泡在镜下存留,长时间的气泡存留不吸收,会对角膜表面产生压力,使上皮细胞表面出现微小凹陷,荧光素可着染[1]。一般可由以下原因导致:

(1) 镜片定位弧配适过紧,活动度小,可使镜片下出现小气泡,且气泡难以自行排出。

(2) 镜片定位弧配适过松,易有气体进入,也会形成小气泡。

(3) 镜片直径过大,活动度小可使镜片下出现小气泡。

(4) 戴镜前未在镜片内表面滴满润眼液,残留镜片内气体不易排出,形成气泡。

3. 治疗原则与方法　一般无需特殊治疗。浅层角膜微凹停戴角膜塑形镜1~2小时后可自行消失,角膜上皮可恢复正常,如果长时间微凹不消失,可以给予小牛血去蛋白提取物眼用凝胶或卡波姆眼用凝胶,每日 3 次。一般 1-3 日内即可全部消失。

4. 防范策略

- 保证镜片良好配适,选择合适的镜片直径、定位弧、降度等。
- 戴镜前在镜片内表面滴满润眼液以减少气体进入。
- 发现镜下多量气泡聚集,应该及时摘镜,查找可能的原因予以处理。

（刘立洲 唐 萍）

参考文献

1. 谢培英,迟蕙.实用角膜塑形学.北京:人民卫生出版社,2012
2. 褚仁远,谢培英.现代角膜塑形学.北京:北京大学医学出版社,2006

病例 8 配戴 OK 镜 1 天,结膜反应性充血

病例介绍

【简要病史】

患者女,8 岁,配戴角膜塑形镜 1 天。第 2 天复查时,主诉晨起双眼眼红,视物清晰,并无其他不适症状。

【眼部检查】

矫正视力:右眼 1.0,左眼 1.0

眼压:右眼 16mmHg,左眼 17mmHg

裂隙灯检查:双眼球结膜充血(++),角膜清,前房清,瞳孔对光反射正常,晶状体透明(图 2-1-0-33,图 2-1-0-34)。

【临床诊断】

双眼结膜反应性充血(conjunctival reactive hyperemia)

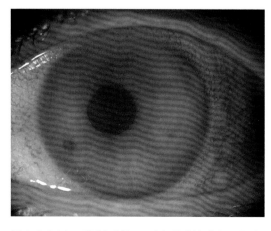
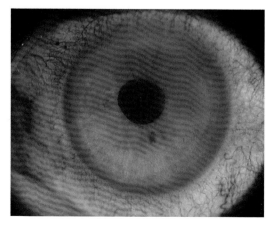

图 2-1-0-33 裂隙灯照相显示右眼球结膜充血(++),角膜清,前房清,瞳孔对光反射正常,晶状体透明

图 2-1-0-34 裂隙灯照相显示左眼球结膜充血(++),角膜清,前房清,瞳孔对光反射正常,晶状体透明

【处理】

1. 给予 0.1% 玻璃酸钠滴眼液点眼,每日 4 次。

2. 嘱摘镜观察,半小时后眼红症状消失。

3. 嘱加强镜片清洁,正确摘戴镜片。

4. 继续戴镜观察 3 天后,再未出现结膜充血的现象。

※ 病例解析 ※

1. 诊断依据

(1) 短暂的角膜塑形镜戴镜史。

(2) 双眼球结膜充血(++),角膜透明,结膜囊无分泌物。

(3) 摘镜半小时后结膜充血减轻并消失。

2. 病因分析[1] 戴用角膜塑形镜引起结膜反应性充血的可能原因:

(1) 初期配戴会有反应性结膜充血,摘戴不熟练反复操作造成机械性刺激所致。

(2) 配戴者对护理液过敏,易引起结膜反应性充血。

(3) 镜片清洁护理不当,有蛋白沉积,引起过敏性结膜炎,可表现为结膜充血。

(4) 极少数可能为细菌性、病毒性角结膜炎等。

3. 治疗原则与方法

(1) 根据病因治疗,使用护理不当的要加强镜片护理,正确摘戴镜片。

(2) 由护理液过敏引起,需更换护理液或戴镜前用生理盐水将镜片冲洗干净。

(3) 如果怀疑细菌性、病毒性角结膜炎,需及时应用抗生素、抗病毒眼药治疗。

4. 防范策略

• 加强配戴者教育,学会正确护理和摘戴镜片的方法。

• 对过敏性体质的配戴者,应嘱其加强镜片清洁,避免沉淀物沉积导致过敏性结膜炎发生。

• 感冒发烧,或有全身病毒感染时,需停戴用角膜塑形镜。

• 自觉眼睛不适时,停配戴角膜塑形镜,及时就诊。

(刘立洲 唐 萍)

参考文献

1. 谢培英,迟蕙. 实用角膜塑形学. 北京:人民卫生出版社,2012

病例 9 配戴 OK 镜 1 个月,角膜上皮中央区片状缺损

※ 病例介绍 ※

【简要病史】

患者女,10 岁,配戴角膜塑形镜 1 个月后晨起复查,无不适主诉。

【眼部检查】

戴镜视力:右眼 1.0,左眼 1.0

眼压：右眼 16mmHg，左眼 17mmHg

裂隙灯检查：右眼荧光素染色（图 2-1-0-35），角膜上皮中央区片状缺损，镜片中央基弧区较宽，周边弧较细。左眼荧光素染色（图 2-1-0-36），角膜清，镜片基弧 BC 区较宽，边弧区较细。

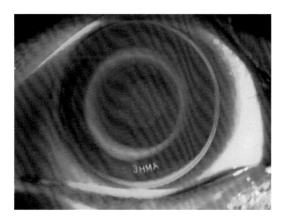
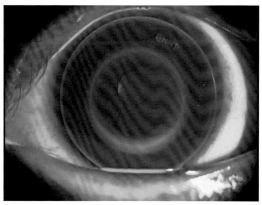

图 2-1-0-35 裂隙灯照相显示右眼角膜上皮中央区片状缺损，镜片 BC 区较宽，边弧较细

图 2-1-0-36 裂隙灯照相显示左眼角膜清，镜片 BC 区较宽，边弧较细

【临床诊断】

右眼角膜上皮缺损（corneal epithelial defect）（机械性）

【处理】

1. 停戴角膜塑形镜 3~5 天。

2. 局部点用小牛血去蛋白提取物眼用凝胶，每日 4 次，妥布霉素滴眼液，每日 3 次，晚间红霉素眼膏一次。

3. 嘱治疗期间不要游泳，避免污水进入眼内。

4. 待角膜上皮缺损完全修复后，重新进行配适评估。

―※※ 病例解析 ※※―

1. 诊断依据

（1）配戴角膜塑形镜史。

（2）患者配适评估周边弧较细，提示配适偏紧，泪液循环不好。

（3）角膜上皮中央区片状染色，提示上皮缺损。

2. 病因分析

（1）角膜塑形镜配适过紧或降度过大，易造成镜下泪液循环不良，角膜缺氧水肿，可导致上皮脱落[1]，尤其是中央区角膜上皮更容易发生。

（2）角膜塑形镜定位平行弧段配适过松，活动度大，会引起基弧弧段与角膜过度接触，瞬目时引起机械性摩擦，引起角膜上皮脱落。

（3）角膜塑形镜沉积物与角膜上皮表面黏附，摘镜时操作不当可引起角膜上皮剥脱。

（4）某些镜片透氧性不够达不到过夜配戴的标准，过夜配戴导致角膜处于缺氧状态，造成角膜水肿、上皮容易脱落、愈合速度减慢[2]。

（5）镜片清洁不彻底，镜片内表面沉积变性蛋白和脂质的毒性作用等，可引起角膜上皮点状剥脱[1]。

3. 治疗原则与方法

（1）停戴角膜塑形镜。

（2）局部用营养角膜上皮的眼药促进上皮恢复。促角膜上皮修复药如重组人表皮生长因子滴眼液，小牛血去蛋白提取物眼用凝胶等。

（3）点用抗生素滴眼液预防感染。抗感染的眼药可用妥布霉素滴眼液，0.5% 左氧氟沙星滴眼液等，注意晚间应用抗生素眼膏。

（4）待上皮恢复后重新验配角膜塑形镜。

4. 防范策略

• 保证角膜塑形镜良好配适。

• 摘镜时要点用润眼液，确保镜片在眼表面活动后方可摘镜。

• 选择高透氧性材质的镜片。

• 避免配适过松、过紧、降度过大等。

• 发现角膜上皮损伤，即便患者无症状，也需要及时处理，以避免微生物继发性感染的发生。

（刘立洲　唐　萍）

参考文献

1. 谢培英，迟蕙 . 实用角膜塑形学 . 北京：人民卫生出版社，2012
2. 吕帆 . 接触镜学 . 第 2 版 . 北京：人民卫生出版社，2011

病例 10　配戴 OK 镜半年，复查发现角膜上皮环形压迹

病例介绍

【简要病史】

患者男，16 岁，右眼戴角膜塑形镜半年，左眼正视眼未戴角膜塑形镜，晨起戴镜常规复查，无不适主诉。

【眼部检查】

矫正视力：右眼 1.0，左眼 1.0

眼压：右眼 19mmHg，左眼 19mmHg

裂隙灯检查：右眼镜片上方偏位，黏附在表面不动，中央基弧区呈淡黑色状态，反转弧区呈上宽下细的环形浓绿色环，定位弧区淡黑色，周边弧区较细（图 2-1-0-37）。嘱点润眼液，待镜片活动后摘镜。摘镜后检查角膜清，可见环形压迹（图 2-1-0-38）。左眼裂隙灯检查角膜清（图 2-1-0-39）。

【临床诊断】

右眼角膜上皮环形压迹（corneal epithelial circle print）

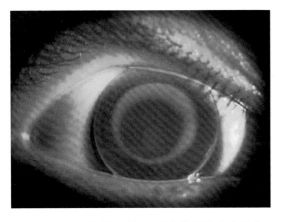

图 2-1-0-37　裂隙灯照相显示右眼镜片上方偏位，黏附不动

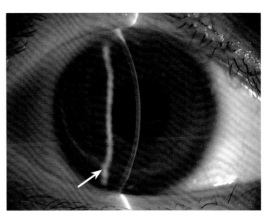

图 2-1-0-38　裂隙灯照相显示右眼角膜环形压迹（箭头所示）

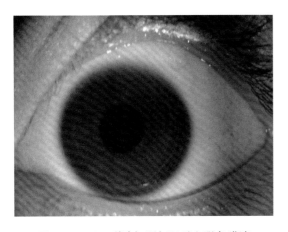

图 2-1-0-39　裂隙灯照相显示左眼角膜清

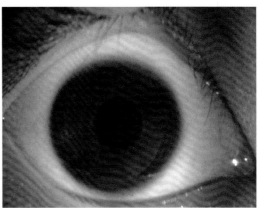

图 2-1-0-40　裂隙灯照相显示停戴 1 天后右眼角膜环形压迹消失，角膜清

【处理】

1. 停戴角膜塑形镜。一般停戴 1 天左右环形压迹消失。该患者停戴角膜塑形镜 1 天后复查右眼角膜环形压迹消失，角膜清（图 2-1-0-40）。

2. 重新评估镜片配适状态，排除镜片配适过紧，保证良好泪液循环。

——❖❖ 病例解析 ❖❖——

1. 诊断依据

（1）裂隙灯检查角膜上皮环形压迹。

（2）戴镜视力良好，且无不适主诉。

2. 病因分析[1]

（1）过夜配戴角膜塑形镜眼睑压力和眼球转动会使镜片发生偏位黏附，长时间黏附会出现角膜上皮环形压迹。

（2）镜片配适过紧也会出现镜片黏附，产生角膜上皮环形压迹。

（3）有些患者早起镜片活动度好，由于瞬目眼睑压力会使镜片发生偏位，有时镜片会卡顿在角巩膜缘处,出现黏附,长时间黏附出现角膜上皮环形压迹。

3. 治疗原则与方法　无需特殊治疗,停戴角膜塑形镜一天后角膜形态可恢复正常。

4. 防范策略

• 评估镜片配适状态,排除镜片配适过紧,保证良好泪液循环[1]。

• 晨起戴镜复查时有些患者由于眼睑的压力会使镜片出现偏位黏附现象,在塑形稳定期复查时可晨起摘镜,到医院后再戴镜评估镜片配适,以免出现由于眨眼眼睑压力引起镜片偏位黏附的现象。

(刘立洲　唐　萍)

参考文献

1. 谢培英,迟蕙.实用角膜塑形学.北京:人民卫生出版社,2012

病例 11　配戴 OK 镜 3 年,巨乳头性结膜炎

❖ 病例介绍 ❖

【简要病史】

患者女,12 岁,3 年前发现左眼近视,开始配戴角膜塑形镜,中间未曾更换过镜片;右眼正视眼未戴镜。近一周诉左眼眼红、眼痒、晨起有分泌物等。

【眼部检查】

裸眼视力:右眼 1.0,左眼 1.0

眼压:右眼 18mmHg,左眼 17mmHg

裂隙灯检查:右眼上睑结膜血管纹理清晰,充血(+)(图 2-1-0-41),左眼球结膜充血(+),上眼睑结膜充血(++),血管纹理不清,结膜肥厚,乳头增生(++),部分乳头直径大于 1mm(图 2-1-0-42)。

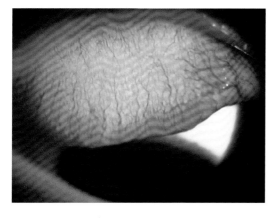
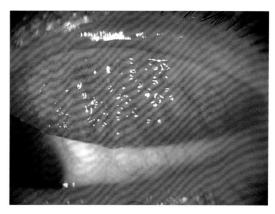

图 2-1-0-41　裂隙灯照相显示右眼上睑结膜充血(+)　　图 2-1-0-42　裂隙灯照相显示左眼球结膜充血(+),上眼睑结膜充血(++),血管纹理不清,结膜肥厚,乳头增生(++)

【临床诊断】

左眼巨乳头性结膜炎(giant papillary conjunctivitis,GPC)

【处理】

1. 停戴角膜塑形镜。

2. 给予 0.1% 氟米龙滴眼液,每日 3 次,一周后改为每日 2 次,再一周后改为每日 1 次,一周后停用,同时滴用 0.1% 盐酸奥洛他定滴眼液一天 2 次。

3. 待结膜炎治愈后,重新验配角膜塑形镜,并嘱加强镜片护理及定期更换镜片。

患者停戴角膜塑形镜,进行抗过敏治疗 2 个月后,左眼结膜乳头明显减少,变小。裂隙灯照相显示左眼上睑结膜充血(+),血管纹理不清,结膜充血肥厚减轻,未见巨乳头增生(图 2-1-0-43)。

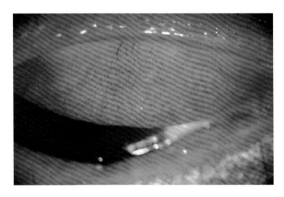

图 2-1-0-43　裂隙灯照相显示左眼上睑结膜充血(+),血管纹理不清,结膜肥厚较前减轻,未见结膜巨乳头增生

病例解析

1. 诊断依据

(1) 配戴角膜塑形镜史,且长期未更换镜片。

(2) 主诉眼红、眼痒,晨起有粘性分泌物。

(3) 裂隙灯检查上眼睑结膜充血,结膜肥厚,可见结膜巨大乳头增生(大于 1mm 直径)。

2. 病因分析

(1) 一副镜片使用时间较长,镜片划痕较多,增加与眼睑的摩擦。

(2) 镜片设计不当边缘过度翘起,造成与眼睑结膜接触时摩擦增大。

(3) 镜片清洁不当,泪液中的蛋白沉积引起结膜的过敏性炎症反应[2]。

3. 治疗原则与方法

(1) 停戴角膜塑形镜。

(2) 控制和减轻症状,抗炎及抗过敏治疗[1]。

药物治疗主要是减少肥大细胞的组胺释放,抑制局部过敏性炎症反应。常用的药物有肥大细胞稳定剂(如 2% 色甘酸钠滴眼液)、抗组胺剂(如富马酸依美斯汀滴眼液)或双效剂(如 0.1% 盐酸奥洛他定滴眼液和盐酸氮卓斯汀滴眼液)、非甾体类抗炎药等。对中、重度巨乳头性结膜炎患者,可在肥大细胞稳定剂和抗组胺药或双效剂的基础上,酌情短期使用糖皮质激素[1],使用时应注意观察眼压变化,并根据病情控制的程度及时减量或停用。

（3）查找原因，分清看是否镜片及其设计问题，还是镜片使用不当的问题，并加以针对性处理。

4. 防范策略

- 嘱配戴者认真护理镜片，定期清除镜片表面蛋白质。
- 镜片建议一年左右更换，不要超期使用。
- 如果是镜片设计问题，建议更换其他设计镜片。
- 定期随诊，尤其有过敏性体质的配戴者，最好每半年进行一次眼部检查。

（刘立洲　唐　萍）

参考文献

1. 邓世靖，孙旭光. 眼局部抗过敏药物的临床应用. 中华眼科杂志. 2007, 43（01）: 87-90
2. 谢培英，迟蕙. 实用角膜塑形学. 北京: 人民卫生出版社, 2012

病例 12　OK 镜配适过紧造成的视力矫正欠佳

❖ 病例介绍 ❖

【简要病史】

患者女，8 岁，角膜塑形镜验配参数：右眼 –3.00DS–1.75DC×175/43.25/power+0.75/10.6 左眼 –2.75DS–1.75DC×175/43.25/power+0.75/10.6

取镜后 1 周，主诉双眼视力差别大就诊。

【眼科检查】

裸眼视力：右眼 1.0；左眼 0.2。右眼角膜透亮，进行戴镜后荧光素染色评估显示左眼定位弧（AC）和周边弧（PC）之间有一个明显的黑圈（提示此处镜片和角膜有接触），3、6、9 点边翘略窄；角膜地形图显示左眼的离焦环不明显，并伴有明显的中央岛出现[1]（图 2-1-0-44）。

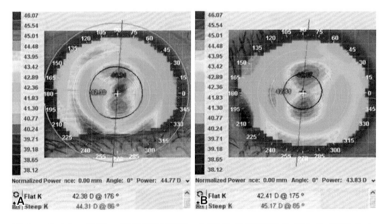

图 2-1-0-44　戴镜 1 周角膜地形图：右眼的角膜塑形良好（A），经检查左眼的离焦环不明显，并伴有明显的角膜地形图中央岛出现（B）

【临床诊断】

左眼角膜塑形不良

双眼角膜塑形镜戴镜状态

【处理】

1. 用抛光机进行 AC 和 PC 之间的放松处理。

2. 一周后复查,诉左眼视力有提高,但是没有右眼视物清晰,左眼视力为 0.5,角膜透明,角膜地形图见图 2-1-0-45。

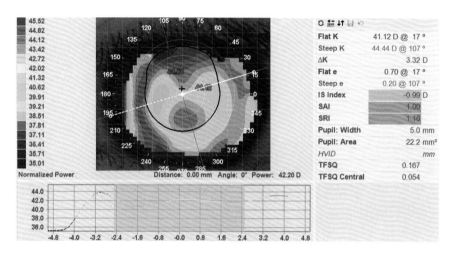

图 2-1-0-45　镜片第一次抛光处理后 1 周的角膜地形图:由图可见,为其进行放松后,出现明显的离焦环,中央岛明显减小,平 K 也由 42.41D 变为 41.12D

3. 再次进行戴镜后荧光素染色评估显示 AC2 和 PC 之间的黑圈消失,但是之间的泪液层较薄,决定再次为其进行 AC2 和 PC 之间的放松和抬边翘处理,嘱一周后复查。

一周后复查,诉左眼和右眼视物清晰度一样,为其检查左右眼视力都为 1.0。角膜地形图检查见图 2-1-0-46。

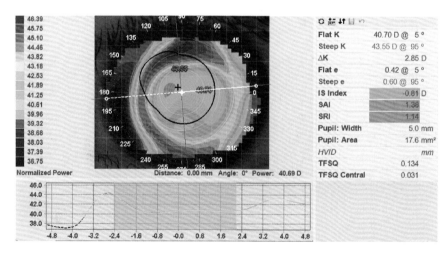

图 2-1-0-46　镜片第二次抛光处理后 1 周的角膜地形图:可见中央岛完全消失,平 K 也由放松前的 42.41D 变为 40.07D

左眼修片前后角膜地形图见图 2-1-0-47~ 图 2-1-0-52。

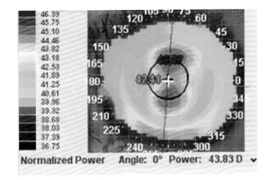

图 2-1-0-47　修片前左眼角膜地形图

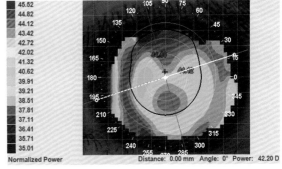

图 2-1-0-48　修片后第一次复查左眼角膜地形图

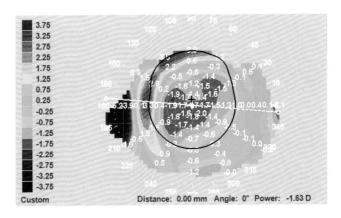

图 2-1-0-49　修片前后左眼角膜地形图对比差异图,第一次修片后较修片前离焦环明显,第一次修片后比修片前瞳孔区 Power 平坦 1.63D

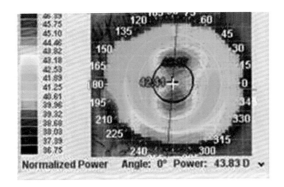

图 2-1-0-50　修片前角膜地形图

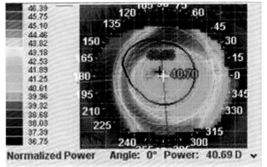

图 2-1-0-51　第二次修片后角膜地形图

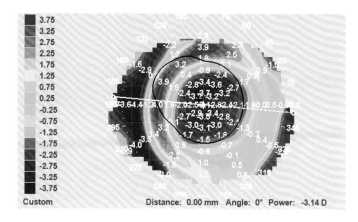

图 2-1-0-52　镜片修片前与第二次修片后差异图，第二次的修片
后较修片前离焦环更加明显，瞳孔区 power 较修片前平坦 3.14D

❋❋ 病例解析 ❋❋

1. 诊断依据

（1）角膜塑形镜戴镜一周，双眼视力差别大，左眼中心视力欠佳。

（2）角膜地形图显示左眼离焦环不明显，存在中央岛。

2. 病因分析　左眼镜片配适过紧，镜片顶点与角膜之间的间隙大，平行弧偏紧挤压角膜产生中央岛，造成中央治疗区塑形不良[2]。

3. 治疗原则与治疗方法　在角膜地形图指导下进行镜片放松调整直到塑形效果满意，视力改善。

4. 防范策略

● 要重视对塑形过程中视力不良的分析[3]。

● 要重视角膜地形图的双眼对比和前后对照分析。

（崔燕辉　李　莉）

参考文献

1. 褚仁远,谢培英.现代角膜塑形学.北京:北京大学医学出版社,2006
2. 谢培英,迟蕙.实用角膜塑形学.北京:人民卫生出版社,2012
3. 全晓杰,薛京蒙,崔燕辉.儿童配戴角膜塑形镜的不良反应观察及护理对策.中华现代护理杂志,2015,
（21）:2530-2531,2532

病例 13　OK 镜戴镜后角膜上皮损伤

❋❋ 病例介绍 ❋❋

【简要病史】

患者女孩，8 岁，初戴角膜塑形镜第一天就诊，主诉摘镜后左眼视力不佳。

角膜塑形镜验配参数：R −3.50DS−0.75DC×180/43.00/power+0.75 /10.6

L −2.50DS−0.75DC×180/43.00/power+0.75/10.6

【眼科检查】

裸眼视力:右眼 0.8,左眼 0.5

裂隙灯结合荧光染色检查发现左眼角膜中央上皮盘状成簇点染,右眼角膜中央上皮轻度点染(图 2-1-0-53,图 2-1-0-54),摘镜 6 小时后再观察见角膜中央点染消失(图 2-1-0-55,图 2-1-0-56)。

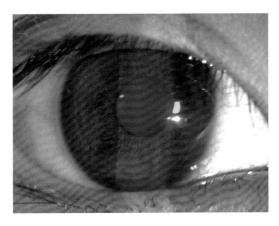

图 2-1-0-53　角膜塑形镜戴镜第 1 天,摘镜 2 小时右眼角膜中央上皮轻度点染(Ⅰ级)

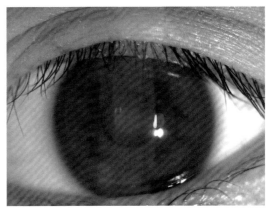

图 2-1-0-54　角膜塑形镜戴镜第 1 天,摘镜 2 小时左眼角膜中央上皮盘状成簇点染(Ⅱ级)

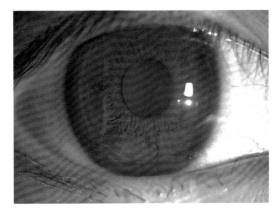

图 2-1-0-55　同一病例摘镜 6 小时后右眼角膜中央上皮点染消失

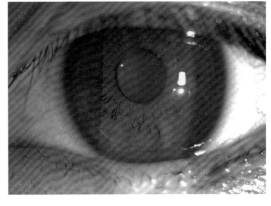

图 2-1-0-56　同一病例摘镜 6 小时后左眼角膜中央上皮盘状成簇点染消失

【临床诊断】

双眼角膜上皮损伤

双眼角膜塑形镜配戴状态

【处理】

1. 嘱休息,局部给予妥布霉素滴眼液,每日 3 次、0.1% 玻璃酸钠滴眼液,每日 4 次和重组牛碱性成纤维细胞生长因子眼用凝胶,每日 2 次。

2. 治疗后定期复查。

❄❖ 病例解析 ❖❄

1. 诊断依据

（1）角膜塑形镜戴镜。

（2）角膜中央点染。

（3）摘镜休息6小时，局部滴用眼药治疗后角膜染色消失。

2. 病因分析

（1）角膜塑形镜戴镜第一天，多数由于患儿及家长戴镜或摘镜时的手法不熟练，过度用力和机械摩擦所致[1-3]。

（2）摘镜休息6小时，常规局部用药，复查右眼角膜中央盘状上皮点染消失，提示原角膜点染为摘镜时机械磨损所致。

3. 治疗原则与治疗方法

（1）治疗原则：摘镜观察，休息，局部给予角膜营养剂点眼治疗[3,4]，预防性抗生素滴眼。

（2）治疗方法：

1）休息观察。

2）局部常规点抗生素、玻璃酸钠滴眼液和重组牛碱性成纤维细胞生长因子眼用凝胶。

4. 防范策略

• 初次戴镜出现上述情况，应注意摘镜观察角膜变化。

• 及时处理，待角膜上皮恢复正常后重新配戴。

• 需要加强对初次戴镜患儿及家长的辅导和培训，使其掌握正确的戴摘镜方法，以减少角膜损伤发生。

（崔燕辉　李　莉）

参考文献

1. 褚仁远,谢培英.现代角膜塑形学.北京:北京大学医学出版社,2006
2. 谢培英,迟蕙.实用角膜塑形学.北京:人民卫生出版社,2012
3. 全晓杰,薛京蒙,崔燕辉.儿童配戴角膜塑形镜的不良反应观察及护理对策.中华现代护理杂志,2015,21（21）:2530-2532
4. 国际角膜塑形学会亚洲分会.中国角膜塑形用硬性透气接触镜验配管理专家共识（2016年）.中华眼科杂志,2016,52(5):325-327

病例14　OK镜镜片配适不良致角膜上皮损伤

❄❖ 病例介绍 ❖❄

【简要病史】

患者女孩，10岁，戴角膜塑形镜1个月复诊，主诉戴镜后偶有一过性异物感，轻度磨痛，可自行缓解，不影响戴镜和睡眠。

角膜塑形镜验配参数：R −4.00DS−1.25DC×75/43.25/power+0.75/10.6

L −3.75DS−1.25DC×75/43.25/power+0.75/10.6

【眼科检查】

裸眼视力:右眼 0.8,左眼 0.6。

裂隙灯检查可见双眼下方周边角膜上皮点染(Ⅰ级)(图 2-1-0-57),戴镜配适状态过紧,基弧区见淡荧光染色,反转弧区荧光素积聚并可见气泡(图 2-1-0-58)。

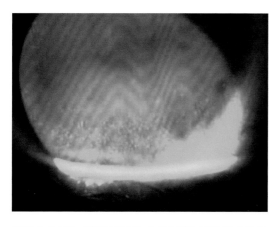

图 2-1-0-57　戴镜早期(1 个月)镜片过紧造成的角膜周边点染

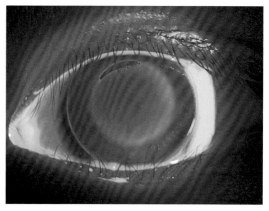

图 2-1-0-58　戴镜早期镜片配适状态过紧,BC 弧区见淡荧光染色,RC 弧区荧光素积聚并可见气泡

【临床诊断】

双眼角膜上皮损伤

双眼配适过紧

双角膜塑镜配戴镜状态

【处理】

1. 摘镜休息。

2. 对镜片进行放松定位弧,降低矢高处理。

3. 给予 0.1% 玻璃酸钠滴眼液(无防腐剂),每日 3 次。

4. 待角膜上皮完全修复后,重新适配。

⁂≫≫ 病例解析 ≪≪⁂

1. 诊断依据

(1) 配戴角膜塑形镜史,双眼下方周边角膜上皮点染。

(2) 中央基弧区见淡荧光染色,反转弧区荧光素积聚并可见气泡。

(3) 镜片活动度差。

2. 病因分析

(1) 角膜塑形镜镜片配适过紧常会带来配适弧边缘角膜塑形镜着陆区的上皮点染,多数在下方[1,2]。

(2) 镜片活动度不好,镜片容易粘连在角膜固定位置,导致泪液循环障碍,角膜上皮损伤。

(3) 上皮损伤不仅影响塑形效果,造成白天摘镜视力矫正不理想,而且常引起配戴者眼部不适。

3. 治疗原则与治疗方法

（1）停戴镜片，局部使用角膜保护剂和营养剂。

（2）放松定位弧、降低矢高处理后重新适配。

4. 防范策略

● 验配阶段要仔细观察试戴镜片配适状态，略松或合适为好，不宜过紧。

● 实际工作中应该注意，角膜塑形镜配戴过程中配适状态也不是始终不变的，可能会随配戴时间延长出现改变，因此需要嘱配戴者定期复查，根据变化做出相应调整，以避免对角膜上皮产生不良影响[2,3]。

（崔燕辉　李　莉）

参考文献

1. 褚仁远，谢培英. 现代角膜塑形学. 北京：北京大学医学出版社，2006
2. 谢培英，迟蕙. 实用角膜塑形学. 北京：人民卫生出版社，2012
3. 全晓杰，薛京蒙，崔燕辉. 儿童配戴角膜塑形镜的不良反应观察及护理对策. 中华现代护理杂志，2015，21（21）：2530-2532

病例 15　OK 镜镜片粘连致角膜上皮损伤

❖ 病例介绍 ❖

【简要病史】

患者女孩，8 岁，戴角膜塑形镜 1 年，主诉偶有痛感，早上摘镜困难，镜片经常黏附在角膜上不活动，摘镜时常能听到"啪"的响声。

角膜塑形镜验配参数：R −2.50DS−1.00DC×175/43.00/power+0.75/10.6

L −2.75DS−1.25DC×175/43.00/power+0.75/10.6

【眼科检查】

裸眼视力：右眼 0.8，左眼 0.6

裂隙灯荧光素染色检查可见双眼角膜印痕及局部点染（Ⅱ级）。戴镜配适状态呈过紧配适，左眼镜片鼻上偏位，活动度极小，泪液循环不良。泪液分泌试验（Schirmer test）右眼 8mm，左眼 7mm。裂隙灯检查见图 2-1-0-59。

【临床诊断】

双眼角膜上皮损伤

双眼角膜塑形镜镜片粘连

【处理】

1. 停戴角膜塑形镜 2 周。

2. 局部给予 0.3% 玻璃酸钠滴眼液，每

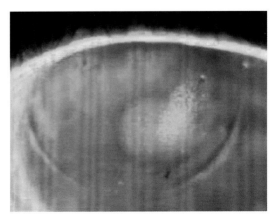

图 2-1-0-59　镜片粘连（lens binding）造成的镜片压痕

日 4 次,小牛血去蛋白提取物眼用凝胶,每日 4 次,保护和改善眼表状态。

3. 对镜片做放松处理。

4. 角膜上皮完全修复后,重新适配新镜片。

❖ 病例解析 ❖

1. 诊断依据

(1) 晨起摘镜困难,镜片粘连难以取下。

(2) 裂隙灯检查发现双眼角膜有镜片压印及角膜上皮局部点染。

2. 病因分析

(1) 镜片粘连病因可以是泪液分泌量过少。

(2) 镜片配适过紧或镜片偏位等[1,2]。

(3) 镜片表面沉淀物过多。

3. 治疗原则与治疗方法[3,4]

(1) 停戴镜片,使眼部休息。

(2) 局部人工泪液和营养剂保护与改善改善眼表状态。

(3) 对镜片进行放松镜片处理。

4. 防范策略

• 定期复查,并要重视病人的主诉。

• 要重视复查中裂隙灯检查和角膜荧光素染色检查。

• 对怀疑泪液异常的配戴者,应进行泪液分泌功能检查,及早发现问题及早解决。

• 有泪液异常的配戴者,可以嘱其白天、晚间戴镜前及晨起摘镜前后,滴用无防腐剂的玻璃酸钠滴眼液。

(崔燕辉　李　莉)

参考文献

1. 褚仁远,谢培英 . 现代角膜塑形学 . 北京:北京大学医学出版社,2006
2. 谢培英,迟蕙 . 实用角膜塑形学 . 北京:人民卫生出版社,2012
3. 国际角膜塑形学会亚洲分会 . 中国角膜塑形用硬性透气接触镜验配管理专家共识(2016 年). 中华眼科杂志,2016,52(5):325-327
4. 全晓杰,薛京蒙,崔燕辉 . 儿童配戴角膜塑形镜的不良反应观察及护理对策 . 中华现代护理杂志,2015,21(21):2530-2531,2532

病例 16　OK 镜镜片后表面沉积物致角膜上皮损伤

❖ 病例介绍 ❖

【简要病史】

患者女孩,10 岁,戴角膜塑形镜 1 年,主诉戴镜后常有痛感,早上摘镜后仍有轻度不适,摘镜后裸眼视力欠佳。

角膜塑形镜验配参数：R −2.50DS−1.00DC×175/43.00/power+0.75/10.6

L −2.75DS−1.25DC×175/43.00/power+0.75/10.6

【眼科检查】

裸眼视力：右眼 0.6；左眼 0.8

裂隙灯荧光素染色检查可见双眼角膜中央至周边上皮点染（Ⅰ~Ⅱ级），检查镜片可见双眼镜片基弧区均有明显划痕，反转弧后表面环形蛋白沉积物明显。镜片检查及裂隙灯检查照片见图 2-1-0-60，图 2-1-0-61。

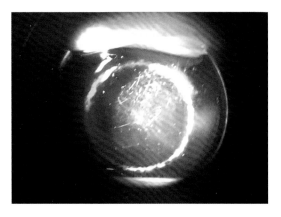

图 2-1-0-60 镜片内表面沉积物及划痕

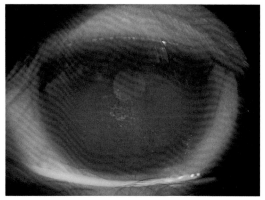

图 2-1-0-61 镜片沉积物造成的角膜上皮点染

【临床诊断】

双眼角膜上皮损伤

双眼角膜塑形镜戴镜状态

【处理】

1. 停戴角膜塑形镜。

2. 局部人工泪液点眼改善眼表状态。

3. 更换新镜片。

>>> 病例解析 <<<

1. 诊断依据

（1）角膜上皮点染。

（2）裂隙灯镜片检查发现镜片反转弧后表面环形蛋白沉积物明显。

2. 病因分析

（1）戴镜时间超过 1 年。

（2）镜片后表面蛋白沉积严重[1]。

3. 治疗原则与治疗方法

（1）停戴镜片 3 周。

（2）局部人工泪液点眼改善眼表状态。

（3）重新验配新镜片。

4. 防范策略[2,3]

● 需向患者及家属明确解释角膜塑形镜的使用寿命。

● 戴镜时间超过半年的镜片需要定期检查洁净度,并做相应处理。

● 戴镜时间超过 1 年的镜片建议更换。

（崔燕辉　李莉）

参考文献

1. 褚仁远,谢培英. 现代角膜塑形学. 北京:北京大学医学出版社,2006
2. 谢培英,迟蕙. 实用角膜塑形学. 北京:人民卫生出版社,2012
3. 全晓杰,薛京蒙,崔燕辉. 儿童配戴角膜塑形镜的不良反应观察及护理对策. 中华现代护理杂志,2015,21 (21):2530-2531,2532

病例 17　配戴 OK 镜半年致角膜上皮下色素环（铁质沉着）

❖ 病例介绍 ❖

【简要病史】

患者女,8 岁,戴用角膜塑形镜半年,无不适主诉,常规半年复查。

【眼部检查】

裸眼视力:右眼 1.0,左眼 1.0

眼压:右眼 19mmHg,左眼 19mmHg

裂隙灯检查显示右眼角膜清(图 2-1-0-62)。左眼角膜上皮下偏中央区有一棕色沉积环,环内侧有与其伴行的细丝状白色环(图 2-1-0-63)

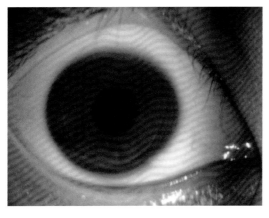

图 2-1-0-62　裂隙灯照相显示右眼角膜清

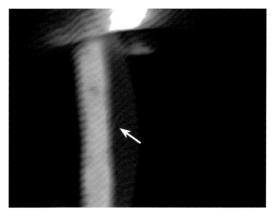

图 2-1-0-63　裂隙灯照相显示左眼角膜上皮下偏中央区有一棕色沉积环,环内侧有与其伴行的细丝状白色环(箭头所示)

【临床诊断】

左眼角膜上皮下铁质沉着环（ring of siderosis）

双眼角膜塑形镜配戴状态

【处理】

1. 停戴镜片 3~6 个月。

2. 经停戴 3 个月后角膜上皮下铁质沉着环消失，更换镜片并将原镜片定位弧轻微平坦化处理，未再出现。

◈ **病例解析** ◈

1. 诊断依据

（1）患者配戴角膜塑形镜，且摘镜后视力良好。

（2）角膜上皮下偏中央区有一棕色性物质沉积环。

（3）无其他不适症状。

2. 病因分析[1,2]

（1）角膜塑形镜配适过紧或反转弧设计过于陡峭时，镜片下泪液更易堆积于反转弧区内。

（2）泪液中铁质沉积于角膜上皮下引起棕色沉积环。

（3）尚不能明确白色细丝状环的原因，可能是神经纤维或基质层的纤维增生，有待进一步考证。

3. 治疗原则与方法

（1）停戴角膜塑形镜 3~6 个月。

（2）更换镜片及改善镜片配适[3]。

4. 防范策略

• 排除镜片配适过紧，确保良好配适。

• 在角膜塑形稳定期后，建议一周停戴一天，随诊观察。

• 若棕色沉积环继续加大，颜色加深，可更换反转弧设计比较平缓的镜片。

• 角膜上皮下色素环多出现在常年戴角膜塑形镜而且白天摘镜视力较好的病例，因此多容易被忽视，强调在复查时需要仔细观察，做裂隙灯检查[4]。

• 一旦发现不必紧张，按要求停戴和做相应处理可以得到改善。

（刘立洲　唐　萍　崔燕辉）

参考文献

1. 褚仁远，谢培英 . 现代角膜塑形学 . 北京：北京大学医学出版社，2006

2. 谢培英，迟蕙 . 实用角膜塑形学 . 北京：人民卫生出版社，2012

3. 全晓杰，薛京蒙，崔燕辉 . 儿童配戴角膜塑形镜的不良反应观察及护理对策 . 中华现代护理杂志，2015，21（21）：2530-2531，2532

4. 宋艳霞，毛欣杰，吕帆 . 夜戴型角膜塑型镜对眼表形态和泪液的影响 . 中华眼视光学与视觉科学杂志，2010，12（1）：37-42

第二章
硬性透气性接触镜（RGP）并发症病例图解

病例 1　配戴 RGP 后，角膜上皮剥脱二例

病例介绍（患者 1）

【简要病史】

患者男，30 岁，双眼配戴日戴型硬性透气性接触镜（rigid gas permeable contact lens，RGP）3 年。主诉右眼似有异物进眼，并未摘镜，之后右眼眼痛、流泪一天，现摘镜复查。左眼无不适。

【眼部检查】

戴镜视力：右眼 1.0，左眼 1.0

眼压：右眼 17mmHg，左眼 17mmHg

裂隙灯检查：右眼角膜偏中央区见有一小片状上皮剥脱，余未见异常（图 2-2-0-1）。左眼角膜清（图 2-2-0-2）。

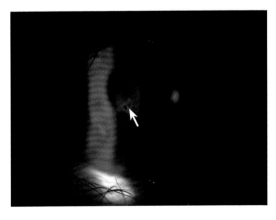

图 2-2-0-1　裂隙灯照相显示右眼角膜偏中央区有一片状上皮剥脱（箭头所示），余未见异常

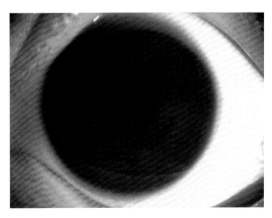

图 2-2-0-2　裂隙灯照相显示左眼角膜清

病例介绍（患者 2）

【简要病史】

患者男,29 岁,双眼配戴日戴型硬性透气性角膜接触镜(RGP),半年定期复查,无不适主诉。

【眼部检查】

戴镜视力:右眼 1.0,左眼 1.0。

眼压:右眼 15mmHg,左眼 16mmHg。

裂隙灯检查:右眼角膜数条线状上皮剥脱,荧光素染色(+),余未见异常(图 2-2-0-3),左眼角膜清(图 2-2-0-4)。

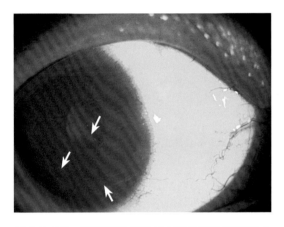

图 2-2-0-3　裂隙灯照相显示右眼角膜数条线状上皮浑浊,荧光素染色(+)(箭头所示),余未见异常

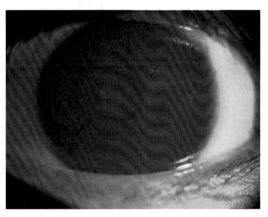

图 2-2-0-4　裂隙灯照相显示左眼角膜清

【临床诊断】

右眼角膜上皮损伤(机械性)

【处理】

1. 停戴 RGP3~5 天。

2. 给予重组人表皮生长因子滴眼液,每日 4 次,小牛血去蛋白提取物眼用凝胶,每日 4 次,0.3% 妥布霉素滴眼液,每日 3 次,晚间涂夫西地酸眼用凝胶一次。治疗 5 天后复查,裂隙灯照相显示右眼角膜上皮缺损区完全愈合,角膜清(图 2-2-0-5)。

3. 嘱近期不要游泳,避免揉眼,停用抗菌药,继续用重组人表皮生长因子滴眼液,每日 2 次,小牛血去蛋白提取物眼用凝胶,每日 2 次,连续一周后停药。

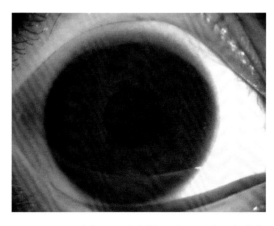

图 2-2-0-5　治疗五天后裂隙灯照相显示右眼角膜清

⟫❖⟪ 病例解析 ⟫❖⟪

1. 诊断依据

（1）配戴 RGP。

（2）右眼有异物进入，未及时摘镜史。

（3）角膜偏中央区有一小片状角膜上皮剥脱。

2. 病因分析

（1）配戴日戴型 RGP 有异物进入眼内，切勿用力左右揉搓眼睛，否则异物会在镜片和角膜之间移动，引起角膜损伤。

（2）若有异物进入眼内，可先摘镜，之后上提眼睑，冲出异物，如果此法无效，尽快去眼科就诊。

3. 治疗原则与方法

（1）立即停戴 RGP3~5 天。

（2）点用促进角膜上皮修复和营养角膜上皮的眼药，加快角膜上皮修复。

（3）同时点用抗生素眼药水预防感染。注意晚间一定要涂抗生素眼膏。

（4）待角膜上皮缺损完全修复后，停用抗菌药，但是促进角膜修复和营养角膜上皮的眼药要再维持治疗一周。

（5）停用所有药物治疗后再戴用 RGP。

4. 防范策略

• 保证 RGP 良好配适。镜片配适直径不宜过大，基弧不宜过紧，否则有异物进入不易自行排出。

• 环境风沙较大时，建议配戴 RGP 时外戴风镜[1]。如果不慎异物进入，应及时处理。

（刘立洲　唐　萍）

参考文献

1. 王宁利 . 同仁验光配镜实用技术 . 第 2 版 . 北京：人民军医出版社，2009

病例 2　配戴 RGP 5 年，巨乳头性结膜炎

⟫❖⟪ 病例介绍 ⟫❖⟪

【简要病史】

患者男，26 岁，5 年前因右眼近视，开始配戴日戴型 RGP，五年未曾更换过镜片；左眼正视眼未戴镜。近一周右眼眼红、眼痒、晨起有分泌物加重就诊等。

【眼部检查】

裸眼视力：右眼 1.0，左眼 1.0

眼压：右眼 16mmHg，左眼 17mmHg

裂隙灯检查：右眼球结膜充血（+），上眼睑结膜充血（++），血管纹理不清，结膜肥厚，巨大

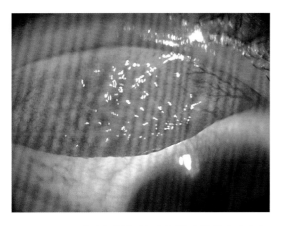

图 2-2-0-6　裂隙灯照相显示右眼球结膜充血（+），上眼睑结膜充血（++），血管纹理不清，结膜肥厚，乳头增生（++）

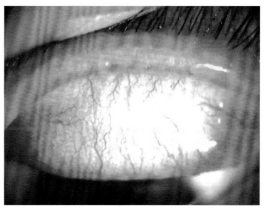

图 2-2-0-7　裂隙灯照相显示左眼上睑结膜血管纹理清晰，充血（+）

乳头增生（++）（图 2-2-0-6）。左眼上睑结膜血管纹理清晰，充血（+）（图 2-2-0-7）。

【临床诊断】

右眼巨乳头性结膜炎

【处理】

1. 停戴 RGP。

2. 给予 0.5% 氯替泼诺混悬滴眼液，每日 4 次，连续 1 周后，改为每日 2 次，再治疗 1 周后，改为每日 1 次，一周后停用。同时给予 0.1% 氮卓斯汀滴眼液，每日 4 次，无防腐剂玻璃酸钠，每日 4 次。

3 个月后巨乳头性结膜炎症状消失，裂隙灯照相显示右眼上睑结膜充血（+），血管纹理清晰，未见乳头增生（图 2-2-0-8）。

3. 待结膜炎控制后再考虑重新验配 RGP。

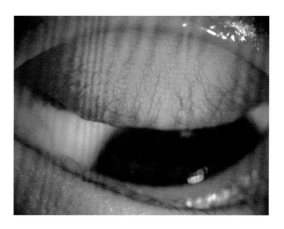

图 2-2-0-8　裂隙灯照相显示右眼上睑结膜充血（+），血管纹理清晰，未见乳头增生

━━❖ 病例解析 ❖━━

1. 诊断依据

（1）配戴 RGP。

（2）主诉眼红、眼痒，晨起有黏性分泌物多。

（3）裂隙灯检查右眼上眼睑结膜充血，结膜肥厚，巨乳头增生。

2. 病因分析

（1）镜片使用时间较长，镜片划痕较多，增加与眼睑的摩擦。

（2）镜片设计不当，边缘过度翘起，造成与眼睑结膜接触时摩擦增大。

（3）镜片清洁不当，泪液中的蛋白沉积，变性蛋白抗原可引起结膜过敏反应[2]。

（4）个别配戴者为过敏性体质。

3. 治疗原则与方法

(1) 停戴角膜接触镜。

(2) 抗过敏药物治疗[1]。

常用的药物包括:肥大细胞稳定剂(如 2% 色甘酸钠滴眼液)、抗组胺剂(如富马酸依美斯汀滴眼液)、双功能剂(如 0.1% 盐酸奥洛他定滴眼液、0.1% 氮卓斯汀)、以及非甾体类抗炎药(如普拉洛芬)等。

(3) 对中、重度巨乳头性结膜炎患者,需要用糖皮质激素联合抗组胺药或双功能剂治疗[1]。

(4) 使用糖皮质激素治疗期间,应该定期检测眼压,并且根据炎症的控制程度,逐渐减量停药。

(5) 患者症状和结膜炎症完全消失后,还继续应用抗组胺剂或双功能剂巩固治疗 1~2 周。

4. 防范策略

• 嘱咐配戴者认真按要求护理镜片,定期清除镜片表面蛋白质。

• 建议一年半左右更换镜片,不要超期使用镜片。

• 如果是镜片设计有问题,建议更换其他设计镜片。

• 过敏体质的配戴者,在春季应尽量避免接触花粉的致敏原,或在易过敏期,提前应用肥大细胞稳定剂进行预防性治疗。

(刘立洲　唐萍　孙旭光)

参考文献

1. 邓世靖,孙旭光.眼局部抗过敏药物的临床应用.中华眼科杂志,2007.43(01):87-90

2. 谢培英,迟蕙.实用角膜塑形学.北京:人民卫生出版社,2012

病例3　配戴 RGP 10 年,泪液分泌减少

病例介绍

【简要病史】

患者男,32 岁,商场保安,每 2 天上夜班 1 次,夜班主要工作为观察监控录像设备。右眼配戴 RGP10 年,每 2 年更换新的 RGP。半年前经检查按原处方配镜,戴镜 5 个月无不适主诉。近 1 个月戴镜 2 小时出现后眼红并逐渐加重,摘镜 1 个小时后,眼红减轻。左眼正视未戴镜。

【眼部检查】

矫正视力:右眼 1.0,左眼 1.0

眼压:右眼 16mmHg,左眼 17mmHg

裂隙灯检查:戴镜 5 分钟查右眼球结膜未见充血,角膜清,前房中深,瞳孔对光反射正常,晶状体透明(图 2-2-0-9),左眼检查情况同右眼。戴镜 1 小时后查右眼球结膜充血(+),角巩膜缘 3、9 点位置结膜充血较明显,角膜清,前房中深,瞳孔对光反射正常,晶状体透明(图

2-2-0-10)。左眼较前无明显变化。摘镜1小时后,裂隙灯照相显示右眼球结膜充血减轻,角膜清,前房中深,瞳孔对光反射正常,晶状体透明(图2-2-0-11)。睑缘未见明显脂栓。

泪液分泌试验测量:右眼 4mm,左眼 12mm(Schirmer I 试验)

【临床诊断】

右眼干眼(水液分泌减少型)[1]

右眼结膜炎

【处理】

1. 暂时停戴 RGP。

2. 保持良好的生活习惯,减少看电脑、手机时间。

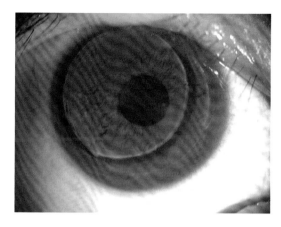

图 2-2-0-9　裂隙灯照相显示戴镜5分钟查右眼球结膜未见充血,角膜清,前房中深,瞳孔对光反射正常,晶状体透明

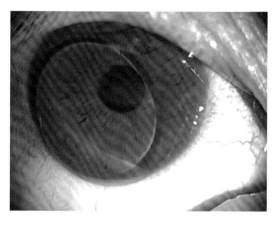

图 2-2-0-10　裂隙灯照相显示戴镜1小时后查右眼球结膜充血(+),角膜清,前房中深,瞳孔对光反射正常,晶状体透明

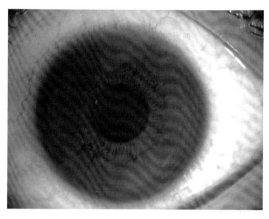

图 2-2-0-11　裂隙灯照相显示摘镜1个小时后右眼球结膜充血减轻,角膜清,前房中深,瞳孔对光反射正常,晶状体透明

3. 给予无防腐剂玻璃酸钠滴眼液,每日四次,上班时间建议配戴湿房镜,减少泪液蒸发。

━━━◆◆ 病例解析 ◆◆━━━

1. 诊断依据

(1) 长期戴用 RGP 史。

(2) 泪液分泌试验检查右眼 4mm,左眼 12mm。

(3) 摘镜1小时后充血减轻。

2. 病因分析　戴用 RGP 引起结膜充血可由以下原因引起[1]:

(1) 初期配戴会有反应性结膜充血,摘戴不熟练反复操作造成机械性刺激。

(2) 护理液过敏易引起结膜充血。

(3) 镜片清洁护理不当,有蛋白沉积,引起过敏性结膜炎,可表现为结膜充血。

（4）细菌性、病毒性角结膜炎等。

（5）镜片配适过松，瞬目时镜片边缘接触角巩膜血管，会机械性刺激角巩膜血管引起结膜充血。镜片配适过紧，镜片卡顿在角巩膜缘处，会引起结膜充血。

（6）干眼患者戴用 RGP 镜片后，由于泪液少，润滑性弱，会引起结膜充血。

（7）戴用 RGP 镜片在外界环境风沙较多的地区，异物进入眼内易引起结膜充血。

3. 治疗原则与方法

（1）依病因治疗，使用护理不当要加强镜片护理，正确摘戴镜片。

（2）由护理液过敏引起，需更换护理液或戴镜前用生理盐水将镜片冲洗干净。

（3）细菌性、病毒性角结膜炎需用相应的抗生素、抗病毒眼药治疗。

（4）镜片配适不良引起的眼红，需重新验配 RP，保证良好的配适状态。

（5）眼干引起的戴镜眼红，可停戴 RGP1~2 月或更长时间，待泪液量正常后再戴用。

（6）对于户外环境风沙较多的情况下可戴用风镜，减少异物的机械性刺激。

4. 防范策略

• 加强配戴者教育，学会正确护理和摘戴镜片。

• 提高视光师验配 RGP 技能，保证处方的准确性。

• 泪液异常的配戴者，如自觉眼睛不适时，应适当缩短每日配戴 RGP 的时间。

（刘立洲　唐　萍）

参考文献

1. 王宁利.同仁验光配镜实用技术.第 2 版.北京:人民军医出版社,2009

第三篇

近视合并其他眼病病例分析

第一章

近视合并开角型青光眼病例图解

病例 1　双眼高度近视合并开角型青光眼

病例介绍

【简要病史】

患者女性，49 岁，右眼核性白内障超声乳化吸出术后 10 天，术前眼压双眼均 19.0mmHg，要求青光眼排查，于青光眼专科门诊就诊。

既往史：高度近视数十年，双眼均 –14.00D。左眼白内障吸出并人工晶状体植入术后 10 年。视力一直较差，6 天前于本院行 YAG 激光后囊切开术。

【眼科检查】

裂隙灯检查：左眼人工晶状体（intraocular lens，IOL）眼、后发性白内障（图 3-1-0-1，图 3-1-0-2），眼底检查右眼眼底几乎不入（图 3-1-0-3），左眼眼底模糊，隐约见视盘苍白（图 3-1-0-4）。

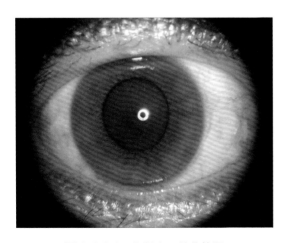

图 3-1-0-1　左眼人工晶状体眼

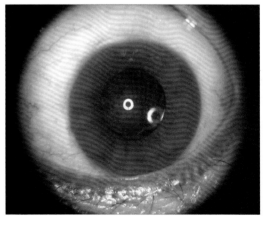

图 3-1-0-2　左眼后发性白内障

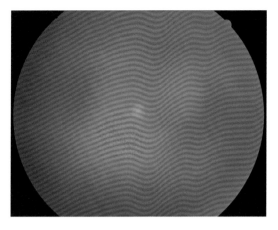

图 3-1-0-3　右眼眼底窥不清

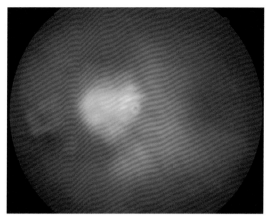

图 3-1-0-4　左眼眼底模糊,隐约见视盘苍白

右眼白内障手术后 2 周、左眼激光后囊切开术后 1 周时检查:

视力:右眼 0.1,左眼 0.01

眼压:右眼 19.5mmHg,左眼 21.1mmHg

右眼结膜无充血,颞上透明角膜切口闭合好,前房中深,房水闪辉不明显,瞳孔圆,对光反射存在,IOL 位置好,后囊完整,眼底:重度豹纹眼底,视盘边界清楚,色淡,血管位置可,视杯大,但边界难以判定,视盘周围大的萎缩环,鼻下方萎缩环向周围蔓延,鼻上可见斑片状萎缩斑,视盘颞侧后极部弥漫性视网膜脉络膜萎缩,视网膜血管较细(图 3-1-0-5~ 图 3-1-0-8)。

【临床诊断】

双眼原发性开角型青光眼(primary open-angle glaucoma,POAG)

双眼病理性近视(pathological myopia)

双眼人工晶状体眼

左眼后发性白内障术后

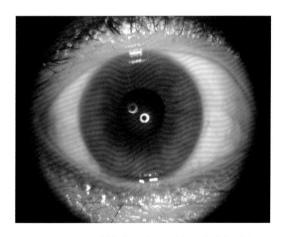

图 3-1-0-5　右眼结膜无充血,颞上透明角膜切口闭合好,前房中深,房水闪辉不明显,瞳孔圆,对光反射存在,IOL 位置好,后囊完整

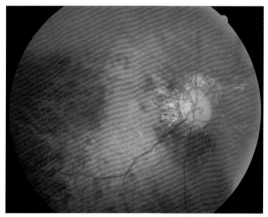

图 3-1-0-6　右眼眼底:重度豹纹眼底,视盘边界清楚,色淡,血管位置可,视杯大,但边界难以判定,视盘周围大的萎缩环,鼻下方萎缩环向周围蔓延,鼻上可见斑片状萎缩斑,视盘颞侧后极部弥漫性视网膜脉络膜萎缩,视网膜血管较细

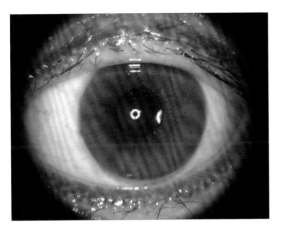

图 3-1-0-7　左眼结膜无充血，角膜透明，前房中深，房水闪辉不明显，瞳孔圆，对光反射存在，IOL 位置好，后囊中央见 3mm 激光切开孔洞

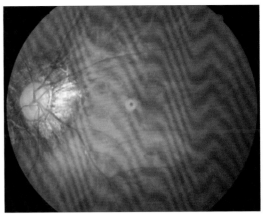

图 3-1-0-8　左眼眼底：重度豹纹，视盘边界清楚，色淡，血管移位不明显，视杯大，各个象限盘沿均消失，视盘周围大的萎缩环，视盘颞侧后极部弥漫性视网膜脉络膜萎缩，视网膜血管较细

【处理】

1. 双眼滴前列腺素类滴眼剂，每晚一次，嘱 2 周后复查眼底。

2. 完善眼底 OCT 及视野检查，以便进一步随访。

◆➤ 病例解析 ◆

1. 诊断依据

（1）眼底照相存在青光眼性视神经形态损害。

（2）眼压偏高。

（3）深前房与房角开放。

（4）眼底照相存在典型病理性近视眼底改变。

（5）屈光度 –14.00D。

（6）双眼白内障手术史及术后视力提高有限。

2. 病因分析　近视眼尤其是高度近视眼是原发性开角型青光眼的患病危险因素，目前已得到绝大多数研究的支持。许多以人群为基础的横断面研究均显示，近视眼患者患原发性开角型青光眼的风险是无近视眼者的 2~5 倍，近视程度越重，风险越高[1-2]。近视眼与青光眼患病相关，可能与下列因素有关：

（1）近视眼患者视盘旁巩膜较薄，视神经筛板的生物力学性质与正常人不同。

（2）较长的眼轴与较薄的中央角膜厚度相关。

（3）近视眼患者眼压较正常人高。

（4）近视眼眼轴牵张造成视盘较大、筛板变薄以及跨筛板压力差增大从而影响视盘的敏感性或影响眼血流等[2]。因此，对近视眼尤其是高度近视眼患者应注重青光眼筛查，在临床上需要注意对近视眼患者在到医院就诊时进行机会性筛查，其中眼底照相检查并建立个人健康档案，有条件的单位建立基于云平台的影像数据库是较好的筛查与随访方法。

3. 治疗原则与方法　病理性近视合并原发性开角型青光眼的治疗原则与普通原发性开角型青光眼相同。包括降眼压药物、激光小梁成形术、滤过性手术等。本例患者眼压数值稍高,首选用局部降眼压药物,尤其是滴药次数少、作用时间长的前列腺素类药物。对于需要滤过性手术治疗的病理性近视合并的青光眼,要注意手术前尽量降低眼压,术中注意角膜缘是否有扩张、薄变,制作巩膜瓣时小心分离,前房穿刺后缓慢放房水等。

4. 防范策略

• 高度近视合并白内障临床上较常见,白内障常需要手术治疗,但术前术后勿忘青光眼筛查,部分患者白内障手术后出现后发障时,需评估术后视力与后发障程度是否相符,应想到眼底异常或青光眼的可能,及时进行相应的检查及处理。眼底检查,现存在青光眼性视神经改变,及时补救给以相应处理。

• 高度近视眼合并青光眼者患病隐匿,患者的视觉症状容易被认为是近视眼进展所致,但切勿忽略了对青光眼的筛查。

• 高度近视尤其是病理性近视合并原发性开角型青光眼,在许多情况下做出原发性开角型青光眼诊断更为困难,因为:①病理性近视多合并有视盘倾斜、变形、旋转、视盘面积扩大、色淡,视杯较大且深度较浅,从而增加了其合并的原发性开角型青光眼的诊断难度[3];②宽大而苍白的视盘旁萎缩斑或萎缩弧,以及豹纹状眼底严重影响着对盘沿形态及视网膜神经纤维层缺损的评估;③近视眼的视盘旁萎缩与青光眼性视盘旁萎缩难以鉴别;④近视眼本身所致的视网膜神经纤维层薄变、豹纹状眼底以及后巩膜葡萄肿也严重影响对视网膜神经纤维层缺损的评估;⑤随着近视度数的增加,存在巩膜和角膜硬度降低,角膜厚度变薄的趋势,因而近视患者的眼压测量值常较正常人偏低。病理性近视合并原发性开角型青光眼患者眼压明显升高者较少,日间眼压往往稍高甚至在正常范围等[3]。⑥在视野检查方面,视盘萎缩弧和脉络膜视网膜病变等因素皆不同程度地降低了检查的灵敏性和特异性。

• 因此,对于高度近视眼以及病理性近视眼患者首先应进行眼底照相筛查,获得基线检查资料,并每半年到1年复查一次,每次检查时均应仔细进行眼底变化的分辨,对视盘出现的普遍褪色应考虑到可能是视杯扩大的结果;同时应根据视盘血管走行的变化仔细寻找视杯边缘,眼底立体照相观察以及用计算机软件进行图像配准、闪烁比较是观察视盘形态细微改变较好的方法,值得国内眼科推广。此外还应结合频域OCT定量检查视盘周围及黄斑区视网膜神经纤维层及节细胞复合体厚度、标准化自动视野检查以及眼压变化情况等综合进行判断分析。

（唐炘　李建军）

参考文献

1. Chang RT,Singh K.Myopia and glaucoma:diagnostic and therapeutic challenges. Curr Opin Ophthalmol,2013,24(2):96-101
2. Chang RT. Myopia and glaucoma. Int Ophthalmol Clin,2011,51(3):53-63
3. 傅培.高度近视合并原发性开角型青光眼诊断中的几个问题.眼科,2007,16(1):17-19

━━◆ 病例介绍 ◆━━

【简要病史】

患者男性,26 岁,10 年前发现双眼视物不清,不伴眼胀、眼痛,当时散瞳验光右眼 –15.00D=1.0,左眼 –15.00D=0.8。半年前偶然发现左眼失明就诊。曾于外院诊断为"双眼开角型青光眼",给予双眼拉坦前列素、盐酸卡替洛尔滴眼液、酒石酸溴莫尼定滴眼液、布林佐胺滴眼液点眼,并口服醋甲唑胺,眼压维持在右眼 14~24mmHg,左眼 15~19mmHg。2 个月前右眼眼压 43mmHg,左眼眼压 53mmHg,眼压用药不能控制,遂来我院治疗。

【眼科检查】

视力:裸眼视力:右眼指数 /10cm,–15.00DS=0.1,左眼无光感。

眼压:右眼:37mmHg,左眼:41mmHg

双眼结膜轻度充血,角膜清,前房深,前房闪辉(–),瞳孔圆,右眼瞳孔直径 3mm,左眼瞳孔直径 4mm,双眼晶状体清(图 3-1-0-9,图 3-1-0-10)。

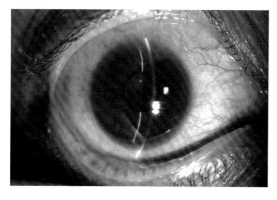

图 3-1-0-9　右眼角膜清,前房中深,前房闪辉(–),瞳孔圆,直径 3mm

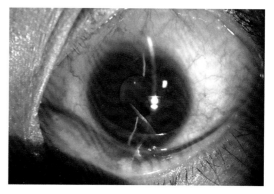

图 3-1-0-10　左眼角膜清,前房中深,前房闪辉(–),瞳孔圆,直径 3mm

眼底:双眼视盘界清、苍白,视盘颞侧 2PD 大小萎缩弧,视盘上方及下方盘沿变窄,视网膜神经纤维层弥漫性萎缩,视网膜及脉络膜萎缩,可透见白色巩膜,黄斑结构欠清(图 3-1-0-11,图 3-1-0-12)。

房角镜检查:双眼房角开放,色素Ⅱ级。

视野检查:右眼管状视野。

AB 超检查:右眼眼轴 32.77mm,左眼眼轴 32.45mm;双眼玻璃体混浊。

【临床诊断】

双眼 POAG

双眼高度近视视网膜病变

【处理】

右眼小梁切除术

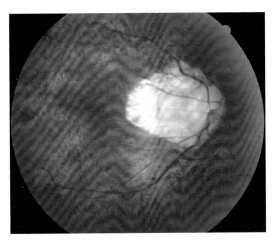
图 3-1-0-11　右眼视盘界清,苍白,C/D=0.9

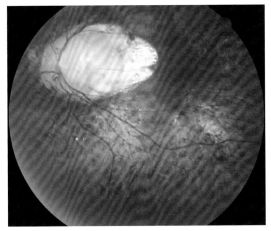
图 3-1-0-12　左眼视盘界清,苍白,C/D=0.4

病例解析

1. POAG 诊断依据

(1) 青年患者,有高度近视病史。

(2) 双眼眼压升高。

(3) 双眼盘沿变窄,视网膜神经纤维层缺损。开角型青光眼诊断的主要依据为特征性的视神经损害,主要表现为视盘盘沿组织丢失、视网膜神经纤维层缺损和视盘浅层线状出血,以及相对应的青光眼性视野损害。

(4) 右眼管状视野,左眼无光感。

(5) 双眼房角开放。

2. 治疗原则与方法

我国原发性青光眼诊断和治疗专家共识建议[1]:对于 POAG,根据患者视功能损害程度,设置目标眼压,制定治疗方案。

(1) 对早期及进展期患者采用药物保守治疗,定期随访,根据眼压、视野调整药物治疗方案。根据患者的眼压,视野和眼底条件,结合当地的医疗条件及医生的临床经验选择药物,激光或者滤过手术治疗。

(2) 降眼压药物:建议前列素类衍生剂作为 POAG 的一线药物。根据患者的目标眼压可以选择单一或者联合药物治疗。

(3) 选择性激光小梁成形术(selective laser trabeculoplasty,SLT)可以作为部分 POAG 患者的首选治疗。

(4) 对药物或激光治疗不能控制病情进展,眼压控制不佳,或视野进展时可以考虑手术治疗。此类患者如果用药条件下眼压控制不佳,或视野进展可考虑手术治疗。对晚期 POAG 特别是年轻患者,手术治疗是保护残存视功能的有效措施。

高度近视的 POAG 患者手术治疗时需注意:①选择滤过性手术时,术中需要联合使用抗代谢药物,以避免术后成纤维细胞增生导致滤过道瘢痕化。由于高度近视眼患者往往有眼轴的拉长以及巩膜厚度的变薄,部分患者伴有巩膜葡萄肿,术后滤过过强容易导致持续性低眼压而引起视力下降,所以不可过量使用抗代谢药物。②若小梁切除手术中不应用抗代谢药物,巩膜瓣厚度应略薄,以减少房水外流阻力,提高手术成功率。③此外也可以考虑引流阀植入术,晚期无光感伴眼痛患者可选择睫状体光凝手术治疗。

3. 防范策略

● 近视患者发生 POAG 的风险比非近视人群明显增高。高度近视患者伴有眼轴的增长及筛板变薄、后移、变形,高度近视中出现的筛板缺陷并发 POAG 时增加青光眼视神经损伤的风险。近视患者及眼科医生均应对青光眼保持足够的警惕性,定期检查眼压、眼底和视野,使 POAG 患者得到及时诊断和治疗。

● POAG 发生于高度近视眼患者,其临床体征不典型,具体表现参见前文病例 1。因此对于可疑 POAG 的高度近视患者,眼科医生应抓住诊断要点,密切随访,积极排查,早期诊断,及时治疗。

诊断要点包括:①高度关注视盘盘沿,特别是颞上、颞下有无丢失;②通过眼底照相,仔细辨认有无视网膜神经纤维层缺损;③利用 OCT 的随访比对[2,3],对视盘周围视网膜神经纤维层的分析,如果颞上、颞下等部位在随访过程中发现进行性变薄,可对青光眼诊断提供帮助;④将视野结果与眼底像表现结合起来分析,排除视网膜脉络膜萎缩灶对视野检查的影响;⑤观察眼压变化,并结合角膜厚度测量及 24 小时眼压测量结果。

(牟大鹏 唐炘)

参考文献

1. 中华医学会眼科学分会青光眼学组.我国原发性青光眼诊断和治疗专家共识.中华眼科杂志,2014,50(5):382-383

2. Hung KC,Wu PC,Chang HW,et al. Macular parameters of stratus optical coherence tomography forassessing glaucoma in high myopia.Clin Exp Optom,2015,98(1):39-44

3. Kita Y,Kita R,Takeyama A,et al.Effect of high myopia on glaucoma diagnostic parameters measured with optical coherence tomography.Clin Experiment Ophthalmol,2014,42(8):722-728

病例 3 双眼高度近视合并开角型青光眼

病例介绍

【简要病史】

患者女性,55 岁,15 年前因双眼视力下降就诊于外院,诊断为"双眼青光眼、双眼高度近视",给予噻吗洛尔点眼,具体眼压不详。8 年前自觉双眼视物不清加重,伴眼痛、虹视及头痛,当地医院监测右眼眼压最高 24mmHg,左眼最高眼压 30mmHg,给予双眼盐酸卡替洛尔滴眼液及酒石酸溴莫尼定滴眼液点眼。7 年前验光:右眼:-18.00DS/-5.00DC×180=0.2,左眼:-17.00DS/-7.00DC×10= 手动,于外院行双眼白内障超声乳化 + 人工晶状体植入术,术后给予双眼盐酸卡替洛尔滴眼液、酒石酸溴莫尼定滴眼液及拉坦前列素滴眼液点眼,双眼眼压控制在 15~18mmHg。近半年左眼眼压波动较大,加用布林佐胺滴眼液,眼压 30~40mmHg。2 天前因左眼痛伴头痛来我院就诊。

【眼科检查】

视力：右眼 0.2，左眼眼前手动，双眼视力矫正不提高。

眼压：右眼：11mmHg，左眼：50mmHg。

右眼结膜轻度充血，左眼混合性充血，双眼角膜清亮，前房中深，瞳孔圆，右眼瞳孔直径 3mm，左眼瞳孔直径 5mm，双眼人工晶状体在位，左眼后囊膜混浊（图 3-1-0-13，图 3-1-0-14）。

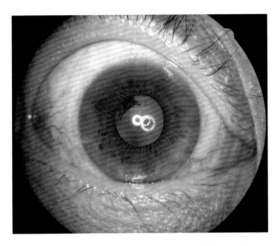 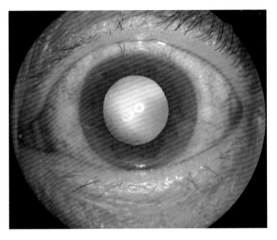

图 3-1-0-13　右眼前节照相显示结膜轻度充血，角膜清，前房中深，瞳孔圆，直径 3mm，人工晶状体在位

图 3-1-0-14　左眼前节照相显示混合性充血，角膜清，前房中深，瞳孔圆，直径 5mm，人工晶状体在位，后囊膜混浊

眼底检查：双眼豹纹状眼底，后极部视网膜萎缩，可见脉络膜大血管及白色巩膜，后巩膜葡萄肿；双眼视盘界清，视盘周围大片视网膜及脉络膜萎缩，右眼 C/D=0.3，左眼视盘色淡，C/D=0.6（图 3-1-0-15，图 3-1-0-16）。

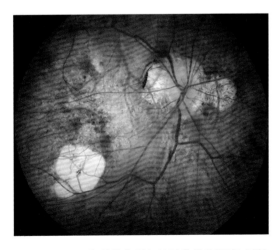 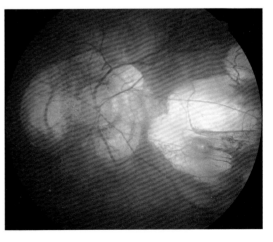

图 3-1-0-15　右眼眼底照相显示豹纹状眼底，可见脉络膜大血管及白色巩膜，后巩膜葡萄肿后极部视网膜萎缩，视盘界清，视盘周围大片视网膜及脉络膜萎缩，C/D=0.3

图 3-1-0-16　左眼眼底照相显示豹纹状眼底，可见脉络膜大血管及白色巩膜，后巩膜葡萄肿后极部视网膜萎缩，视盘界清，色淡，视盘周围大片视网膜及脉络膜萎缩，C/D=0.6

房角镜检查:双眼房角开放,色素Ⅰ级。

视野:右眼上方弓形缺损,左眼颞侧视岛。

眼轴:右眼 28.7mm,左眼 28.08mm

角膜厚度:右眼 558μm,左眼 563μm

【临床诊断】

双眼原发性开角型青光眼

双眼人工晶状体眼

左眼后发性白内障

双眼高度近视视网膜病变(high myopia retinopathy)

【处理】

建议左眼抗青光眼手术治疗

病例解析

1. POAG 诊断依据

(1) 双眼高度近视病史,白内障手术前双眼眼压升高。

(2) 眼压升高,右眼药物控制,左眼药物不控制。

(3) 双眼房角开放。

(4) 视野:右眼上方弓形缺损,左眼颞侧视岛。

2. 治疗原则与方法 该患者左眼眼压药物无法控制,并出现眼痛伴头痛症状,故可考虑手术治疗,术式可选择青光眼引流装置植入术或内镜下睫状体光凝术。青光眼引流装置植入术适用于滤过性手术失败和(或)药物治疗无效的青光眼以及人工晶状体眼。对于白内障术后无晶状体或人工晶状体青光眼、玻璃体切除术后青光眼、新生血管性青光眼、硅油眼继发青光眼等情况,如果行常规的小梁切除手术,其成功率较低,滤过通道极易在短期内发生瘢痕化,通常需采用青光眼引流阀植入术以提高手术成功率。在众多的青光眼引流装置中,Ahmed 青光眼引流阀使用较多,它是通过前房引流胶管、连接一个带单向压力阀门的引流盘,将房水从前房引流至位于赤道部的引流盘,进入引流盘周围的滤过泡,再通过渗透作用进入引流盘周围组织而被吸收,从而达到引流房水、降低眼压的目的。

3. POAG 防范策略 2016 年国际眼科理事会(International Council of Ophthalmology, ICO)青光眼防治指南指出[2],早期青光眼,有青光眼性视神经损伤,伴有或不伴有青光眼视野缺损,建议降眼压幅度 >25%,可采用药物或激光小梁成型术。中期青光眼,伴有青光眼视神经损伤及视野缺损,降压幅度为 25%~50%;治疗方式可以采取药物、激光小梁成型术、小梁切除术、引流阀植入术或睫状体光凝术。对于晚期(难治性青光眼),患者出现盲及眼痛症状,降压幅度为 25%~50%,治疗方式可以考虑药物或睫状体光凝术。

我国原发性青光眼诊断和治疗专家共识指出[3],对早期 POAG 合并白内障患者,如果用少量抗青光眼药物能够控制眼压,可先采用单独白内障手术,术后再用降眼压药物治疗。对于合并白内障的中晚期患者,如果视力大于 0.5,建议行小梁切除术;如果视力小于 0.5,建议行青光眼白内障联合手术,不建议行单纯白内障手术治疗此类患者。手术方式的选择应基于患者年龄、疾病程度、药物治疗反应等因素综合考虑以获得最大的益处。根据患者年龄、眼部情况,术中、术后选择应用抗代谢药物(如丝裂霉素 C、5- 氟尿嘧啶)可减少滤过手术失败的风险。

对于白内障手术后的青光眼患者也可采用内镜睫状体光凝术,该术式是治疗各种难治性青光眼的安全有效的手术方法。Chen 等对 86 例难治性青光眼行内镜睫状体光凝术的结果显示，术后 1 年成功率 94%，术后 2 年成功率 82%[1]，最终随访成功率 90%。Lima 等曾对 34 例难治性青光眼患者行 210°睫状体光凝，术后 2 年手术成功率为 73.5%。内镜能直接观察到睫状体，并在直视下进行光凝治疗，定位准确，光凝效果确切，避免了经巩膜睫状体光凝手术的盲目性，且内镜光凝所用激光能量低，术后炎症反应轻、并发症少，对于人工晶状体眼，多次手术失败的青光眼患者可以达到减少房水生成、降低眼压的效果，还可减少对其他眼内结构的破坏。

（牟大鹏　唐炘）

参考文献

1. Chen J. Cohn KA , Lin SC , et al. Endoscopie photocoagulation of cillary body for theatment of refractory glaucoma. Am J Ophthalmol , 1997 , 124（6）: 787-796
2. 国际眼科理事会（ICO）. 2016 国际眼科理事会（ICO）青光眼防治指南（中文版）[EB/OL].（2016-03-22）[2018-01-18]. http://guide.medlive.cn/guideline/12969
3. 中华医学会眼科学分会青光眼学组. 我国原发性青光眼诊断和治疗专家共识. 中华眼科杂志，2014，50（5）: 382-383

病例 4　双眼高度近视合并开角型青光眼

❖❖ 病例介绍 ❖❖

【简要病史】

患者男性，32 岁，主诉: 体检发现双眼眼压高 7 年，期间双眼眼压最高 27mmHg，诊为"双眼高眼压症"。未予降眼压药物治疗，定期随访观察。

近视病史 20 年，无青光眼家族史。

既往眼底检查如下（图 3-1-0-17~ 图 3-1-0-20）:

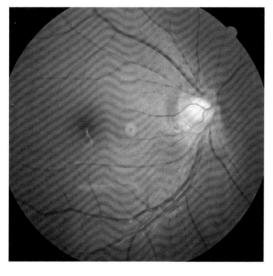
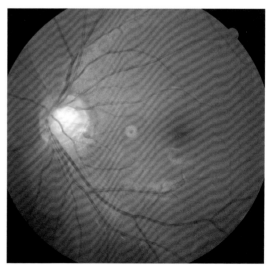

图 3-1-0-17　2007 年右眼眼底照相显示视盘界清色淡红，斜入，颞侧盘周可见萎缩弧，C/D=0.6

图 3-1-0-18　2007 年左眼眼底照相显示视盘界清色淡红，斜入，颞侧盘周可见萎缩弧，C/D=0.7

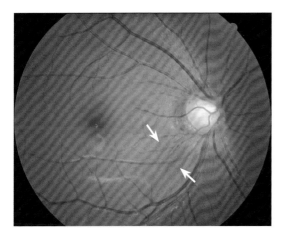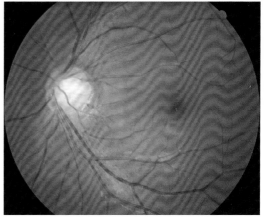

图 3-1-0-19 右眼 2011 年眼底照相显示与 2007 年对比,颞侧盘周萎缩弧增大(蓝色箭头),颞下方神经纤维层可疑变薄(白色箭头)

图 3-1-0-20 左眼 2011 年眼底照相显示与 2007 年对比,颞侧盘周萎缩弧增大(蓝色箭头)

双眼盘沿符合 ISNT 原则,未见视网膜神经纤维层缺损(retinal nerve fiber layer defect, RNFLD)。视网膜平伏在位,透见脉络膜血管,黄斑中心凹反光可见。

【眼科检查】

视力:右眼:裸眼视力 0.05,-5.75DS/+0.50DC=1.0

左眼:裸眼视力 0.05,-6.25DS/+0.50DC=1.0

眼压:右眼 16mmHg,左眼 17mmHg

双眼角膜透明,前房中深,前房闪辉(-),虹膜纹理清,可见虹膜后凹,瞳孔圆,直径 4mm,晶状体清。

眼底:双眼视盘界清色淡红,斜入,颞侧盘周可见萎缩弧,右眼 C/D=0.6,颞下方盘沿变窄,相应 RNFLD;左眼 C/D=0.7,未见 RNFLD。

视野:右眼上方旁中心暗点,左眼上方可疑暗点。

房角镜检查:双眼房角开放,色素 I 级。

角膜厚度:右眼 560μm,左眼 563μm。

24 小时眼压监测:

右眼:峰值(10:00):25.7mmHg;

谷值(2:00):20mmHg;波幅:5.7mmHg

左眼:峰值(10:00):23.7mmHg;

谷值(2:00):19mmHg;波幅:4.7mmHg

2014 年双眼裂隙灯检查、眼底照相、视野检查见图 3-1-0-21~ 图 3-1-0-26。

【临床诊断】

双眼原发性开角型青光眼

双眼屈光不正

【处理】

1. 降眼压拉坦前列素滴眼液点双眼,每日一次(患者因心理原因拒绝使用前列腺素类药物,自行改为盐酸卡替洛尔滴眼液点双眼,每日两次)。

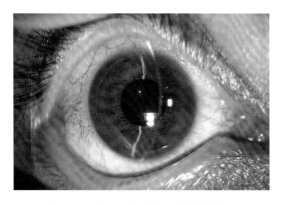

图 3-1-0-21　右眼 2014 年裂隙灯检查

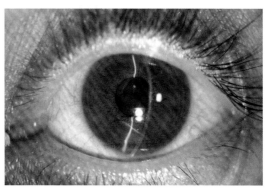

图 3-1-0-22　左眼 2014 年裂隙灯检查

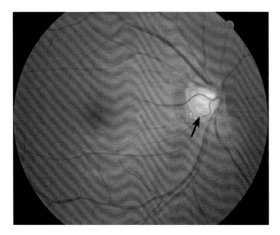

图 3-1-0-23　2014 年眼底照相(下方盘沿变窄)

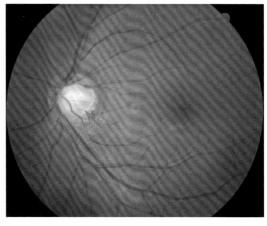

图 3-1-0-24　2014 年眼底照相(下方盘沿变窄)

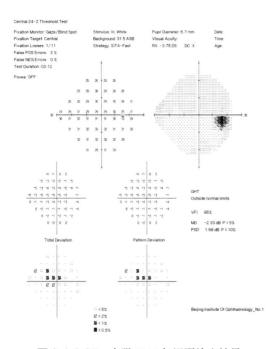

图 3-1-0-25　右眼 2014 年视野检查结果

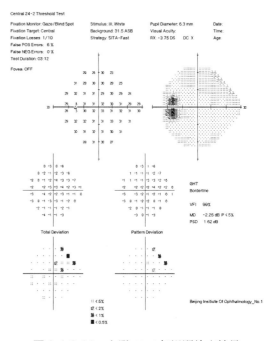

图 3-1-0-26　左眼 2014 年视野检查结果

2. 定期随访患者于外院随访 1 年,门诊就诊期间:右眼眼压波动范围:11.8mmHg 至 18mmHg;左眼眼压波动范围:10.8mmHg 至 14mmHg。

2015 年随访(我院):双眼眼底及视野检查见图 3-1-0-27~ 图 3-1-0-30。

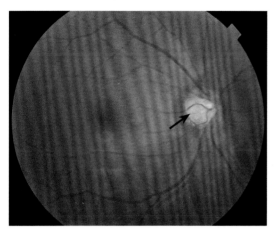

图 3-1-0-27　右眼 2015 年眼底照相显示与 2014 年相比,下方盘沿进一步变窄(箭头所示)

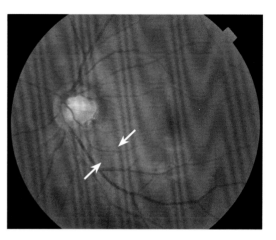

图 3-1-0-28　2015 年左眼眼底照相显示颞下方可疑 RNFLD(箭头所示)

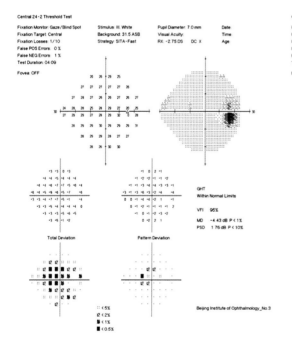

图 3-1-0-29　2015 年右眼视野显示上方暗点波动　　图 3-1-0-30　2015 年左眼视野显示上方暗点波动

2016 年随访:双眼眼底、眼底视盘 OCT 及视野检查见图 3-1-0-31~ 图 3-1-0-36。

行 24 小时眼压检测:

右眼:峰值(6:00):22.7mmHg;

　　　谷值(18:00):14.3mmHg;波幅:8.3mmHg

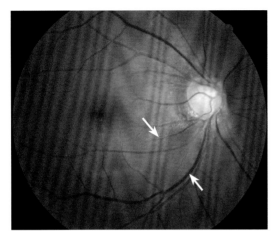

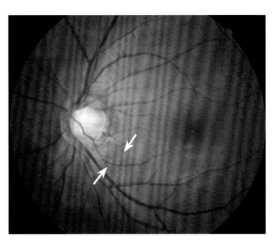

图 3-1-0-31 2016 年右眼眼底照相显示与 2015 年相比,右眼视杯进行性扩大,下方广泛视网膜神经纤维层缺损(箭头所示)

图 3-1-0-32 2016 年左眼眼底照相显示与 2015 年相比,左眼颞侧及下方盘沿变窄,相应处 RNFLD (箭头所示)

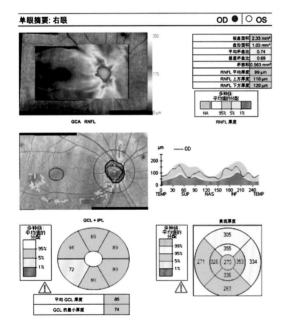

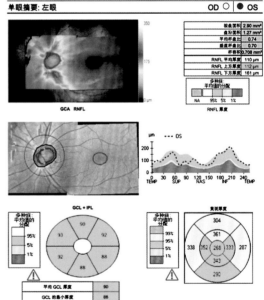

图 3-1-0-33 2016 年 OCT 检查结果显示右眼颞下方神经纤维层及相应黄斑区视网膜神经节细胞(retinal ganglion cells,RGCs)复合体层变薄

图 3-1-0-34 2016 年 OCT 检查结果显示左眼神经纤维层厚度尚可,但黄斑区视网膜神经节细胞(retinal ganglion cells,RGCs)复合体层变薄

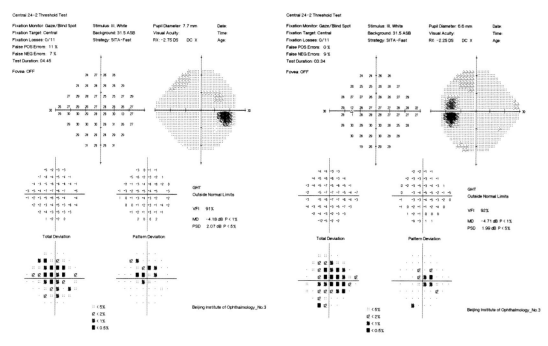

图 3-1-0-35　2016 年右眼视野显示上方暗点扩大　　　图 3-1-0-36　2016 年右眼视野显示上方旁中心暗点

左眼:峰值(6:00):22.0mmHg;

　　　谷值(18:00):14.7mmHg;波幅:7.7mmHg

治疗上停用盐酸卡替洛尔,改用拉坦前列素滴眼液点双眼,每日一次。

2017 年随访:双眼眼底、眼底视盘 OCT 及视野检查见图 3-1-0-37~ 图 3-1-0-42

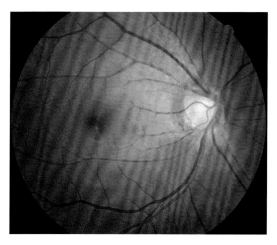

图 3-1-0-37　2017 年右眼眼底照相与 2016 年比较
未见明显变化

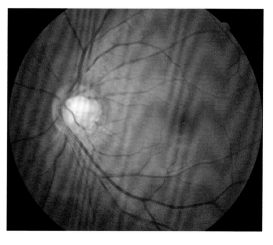

图 3-1-0-38　2017 年左眼眼底照相与 2016 年比较
未见明显变化

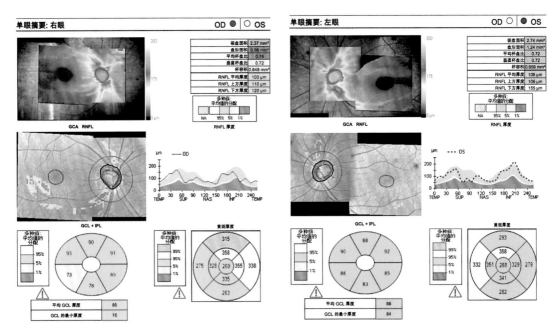

图 3-1-0-39　2017 年右眼 OCT 与 2016 年比较未见明显变化

图 3-1-0-40　2017 年左眼 OCT 与 2016 年比较未见明显变化

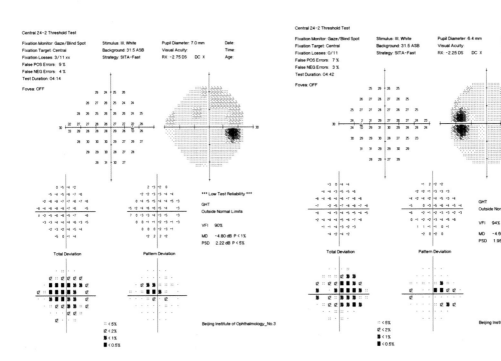

图 3-1-0-41　2017 年右眼视野与 2016 年比较未见明显变化

图 3-1-0-42　2017 年左眼视野与 2016 年比较未见明显变化

❖ 病例解析 ❖

患者初次就诊时,双眼眼压高,无青光眼性视神经损害及引起眼压升高的继发因素,故诊断为高眼压症。考虑到该患者存在近视、盘周萎缩弧等危险因素,对其进行了随访。在随访过程中,逐渐出现了青光眼性视神经损害和视野缺损,双眼 POAG 诊断成立。给予规范降眼压治疗后,视神经损害得到控制。回顾此病例,从高眼压症发展为 POAG 的过程中,早诊断、早治疗、对危险因素的辨认以及定期随访对疾病的控制起着至关重要的作用。

1. POAG 早期诊断从体征上看,包括[1]:

(1) 眼压≥21mmHg:对眼压进行分析时应考虑到 24 小时眼压的波动情况和角膜厚度对眼压的影响(即:以角膜厚度为 550um 为基准,厚度每增加 30um,眼压增高 1mmHg)。

(2) RNFLD:早期眼底像上可表现为尖端朝向或与视盘边缘接触的暗色楔形缺损,多在上、下弓形纤维束中。极早期呈细梳发样,后为稀疏梳发样并逐步进展为楔形。RNFLD 作为 POAG 典型的早期损害之一,应通过眼科医生阅片水平的提高,及时得到发现。

(3) 视盘改变:早期主要为视盘凹陷逐渐扩大、加深,可不伴有 RNFLD,应与生理性大凹陷相鉴别。在观察时注意盘沿的宽度是否符合 ISNT 原则、凹陷是否位于视盘中央,当凹陷偏向一侧时,应考虑为病理性。生理性大凹陷与遗传有关,可通过检查其直系亲属眼底情况,鉴别凹陷为先天性或是后天性改变。值得注意的是,双眼凹陷的对称性较凹陷大小更有意义,当双眼凹陷不对称≥0.2 时,应注意视野情况。后期若病情进展,可出现局限性盘沿变窄(多发生在视盘的上下级,颞下方最常见)、视盘血管向鼻侧移位、血管显露等改变。此外,盘沿出血、视盘旁 β 萎缩弧的存在及进行性扩大也与 POAG 的发生有关[2]。

(4) 房角:房角镜检查是 POAG 与色素性青光眼、剥脱综合征、房角后退等其他类型青光眼鉴别的重要手段。主要特点包括眼压升高时房角始终开放、可见功能性小梁网。双眼房角结构对称,色素为 I、II 级均匀分布,无虹膜前粘连及其他物质沉着。

另有其他辅助检查可以协助早期青光眼的诊断:

(1) OCT:研究表明,黄斑区视网膜神经节细胞(retinal ganglion cells,RGCs)可以更早期地反映青光眼造成的眼底损害[3]。通过 OCT 对 RGCs 和视网膜神经纤维层厚度测量,综合分析,有助于提高 POAG 早期诊断水平,分析疾病进展情况。

(2) 极早期青光眼在静态视野上可表现为弥漫性闪烁敏感度下降、光阈值增高,即位置不固定的可逆性波动暗点,双眼平均光阈值差异较大。青光眼半侧视野检测(glaucoma hemifield test,GHT)和模式偏差概率图(pattern deviation)可进一步明确 POAG 的早期损害,即旁中心暗点、鼻侧阶梯、颞侧楔形缺损等特征性视野损害。此外,相比于标准自动视野计,蓝 - 黄短波视野计和倍频视野计可分别通过检测视觉系统中短波视路的敏感性和造成青光眼早期损害的 RGCs 中的 M 细胞,更早地发现视野变化。

(3) 图像视网膜电图(pattern electroretinogram,PERG)可通过波幅的降低,反映 RGCs 的功能受损情况,协助青光眼的早期诊断。

(4) 多焦视觉诱发电位(multifocal visual evoked potential,mfVEP)基于视觉刺激产生的电信号传输到枕叶皮质后,被固定于枕骨的高敏电极捕获而形成电生理反应的原理,可以早期、客观地反映被检者的视野情况,在一定程度上降低了被检者的个体差异,并可用于不能配合自动视野计的儿童。

2. 治疗方法　美国 Ocular Hypertension Treatment Study(OHTS)研究示,高眼压症患者

降眼压治疗后,可将发展为 POAG 的风险从 9.5% 降低到 4.5%,有效的降压幅度应至少为患者基线眼压的 20%[4]。具体目标眼压应结合患者的实际情况和多次的随访结果,个体化制定。目前,降眼压的方式主要为局部药物点眼和选择性激光小梁成型术。依据最小用量、最有效、副作用最小的原则,结合患者的经济情况、依从性、全身情况等进行药物选择。现今,前列腺素类药物凭借增加房水的葡萄膜巩膜外流、不影响房水生成等降压机制,以及作用持续时间约 24 小时、无全身副作用、局部副作用小等特点,成为 POAG 一线用药。对于不能耐受前列腺素类引起的局部副作用的患者可采用 β 受体阻滞剂、碳酸酐酶抑制剂等其他降眼压药物,但规律用药、依从性良好,仍然是疾病控制的关键。

密切随访对可疑及早期明确诊断的青光眼患者,密切随访在疾病的诊断和治疗中发挥着巨大的作用。对病情进行分析时,应充分结合既往辅助检查,前后对比。

3. 防范策略　目前,我们将具有以下任一临床体征,并且无其他继发因素的房角开放个体定义为可疑原发性开角型青光眼。包括:

(1) 视盘或视网膜神经纤维层出现可疑青光眼病变。

(2) 可疑青光眼性视野损害(排除其他视神经及视网膜疾病)。

(3) 在视盘及视野正常的情况下出现连续的眼压升高(≥21mmHg)。

对于不能明确诊断,但携带危险因素,如:青光眼家族史、角膜厚度 <550μm、近视、睡眠呼吸暂停综合征、雷诺病、Ⅱ型糖尿病、心血管疾病、血液流变学异常、糖皮质激素高敏等个体,可积极降眼压治疗,定期随访。

本病例中,若单独分析该患者 2015 年之前的检查结果,右眼青光眼性视神经损害皆不明显。但如果前后对比观察,不难发现,在 2011 年时,患者已经出现右眼颞下方视网膜神经纤维层变薄的倾向。并且具有双眼眼压高、近视等危险因素,故应早期采取积极有效的药物治疗以防视神经进一步损害。

4. 总结　对可疑青光眼患者诊治时,应充分结合患者眼部和全身情况,综合分析、密切随访。重视体征和检查结果的前后对比,避免对病情的孤立判断。

(唐　炘)

参考文献

1. 葛坚,王宁利.眼科学.第 3 版.北京:人民卫生出版社,2015

2. Miki A,Ikuno Y,Weinreb RN,et al. Measurements of the parapapillary atrophy zones in en face optical coherence tomography images. PloS One,2017,12(4):e0175347

3. Hou HW,Lin C,Kaishun CL. Integrating macular ganglion cell inner plexiform layer and parapapillary retinal nerve fiber layer measurements to detect glaucoma progression. Ophthalmology,2018,Feb 9

4. Jr PB,Rosenberg LF,Gedde SJ,et al. Primary Open-Angle Glaucoma Preferred Practice Pattern(®) Guidelines. Ophthalmology,2015,123(1):P41-P111

第二章
近视合并眼底病病例图解

第一节
近视继发眼底病变病例

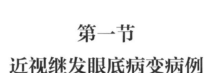

病例 1　近视合并视网膜格状变性的眼底激光治疗

◆◇◆ 病例介绍 ◆◇◆

【简要病史】

患者女性,24 岁,因"双眼屈光不正"拟行角膜屈光手术,术前检查发现"左眼眼底病变"3 天。

既往双眼屈光不正,右眼近视 –8.00DS,左眼 –6.50DS。

【眼科检查】

左眼裸眼视力:0.1,最佳矫正视力 1.0。眼压:右眼 12mmHg,左眼 11mmHg;眼前节检查正常,左眼视盘颞侧近视弧,豹纹状眼底;颞下周边视网膜 2 处灰白色病灶,病灶中血管闭塞呈白线状,可见色素沉着(图 3-2-1-1)。

【临床诊断】

左眼视网膜格状变性(lattice degeneration)

左眼病理性近视眼底

【处理】

左眼视网膜格状变性眼底激光治疗。左眼视网膜格状变性区周围激光光凝。方法:波长首选绿色、黄色波长激光,其次选择红色波长激光。激光参数设置:光斑直径 300~500μm,曝光时间 0.2~0.4s,Ⅲ级光斑反应。光凝范围:光凝斑包绕视网膜格状变性区 1~2 排(图 3-2-1-2)。

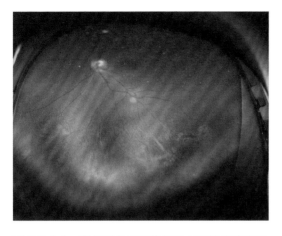

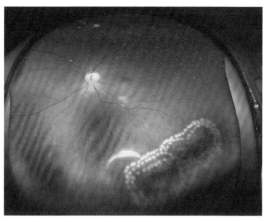

图 3-2-1-1　广角彩色眼底像显示左眼视网膜格状变性,左眼视盘颞侧近视弧,豹纹状眼底;颞下周边视网膜 2 处灰白色病灶,病灶中血管闭塞呈白线状,可见色素沉着

图 3-2-1-2　广角彩色眼底像显示治疗后左眼周边视网膜格状变性激光治疗,左眼颞下周边视网膜格状变性区周围激光光凝治疗,可见 2 排白色激光光斑包绕病灶

═══ 病例解析 ═══

1. 诊断依据

(1) 双眼高度近视:右眼近视 –8.00DS,左眼 –6.50DS。

(2) 双眼病理性近视眼底。

(3) 左眼眼底颞下周边视网膜薄变区,病变区内血管白线及色素沉着。

2. 原因分析　视网膜格状变性是周边部玻璃体视网膜退行性变的主要表现,主要见于近视眼,特别是病理性近视眼。其形成的主要原因为病理性近视视网膜变薄及玻璃体后脱离的牵拉。

3. 视网膜格状变性激光治疗原则及时机

(1) 视网膜格状变性及变性区内的视网膜萎缩孔可长期稳定存在,密切观察即可。在病理性近视,出现玻璃体变性、液化和后脱离时,牵拉视网膜易形成视网膜撕裂孔。液化的玻璃体易由视网膜裂孔进入视网膜下,进而诱发视网膜脱离。屈光手术增大了这种风险,因此,在屈光手术前应该对视网膜格状变性进行激光治疗。

(2) 治疗中注意事项:激光光凝治疗首先要确定激光器的波长。视网膜格状变性的激光治疗,目的是在格状变性区周围产生视网膜和脉络膜之间的炎性反应及粘连,在光斑反应上必须达到Ⅲ级,即激光的热效应由视网膜色素上皮热传导至内核层,深度达到脉络膜浅层至中层,绿色波长或黄色波长激光能够有效达到这一目的,因此作为首选。红色波长激光的作用可以达到脉络膜深层,导致严重的脉络膜萎缩,并在治疗过程中引发患者比较严重的疼痛,只能作为备选。其次,病理性近视视网膜较薄,应注意光斑反应适度,关于激光的三个参数,建议选择大光斑(直径 300~500μm),长曝光时间(0.2~0.4 秒),低功率(达到Ⅲ级光斑反应);小光斑、短曝光时间、高功率,可致使激光能量过于集中,引发过强激光光凝导致的医源性视网膜裂孔及出血。最后,关于激光光斑的分布,激光光斑包绕视网膜格状变性区 1~2 排,要使每 2 个光斑之间相连而不融合,才能达到最强的粘连反应,达到有效光凝治疗。

4. 防范策略

• 控制近视度数和眼轴增加,有助于防止视网膜格状变性的发生及加重。

• 屈光手术前对视网膜格状变性应进行预防性眼底激光治疗,则有助于防止屈光手术中形成视网膜裂孔及视网膜脱离。

（史雪辉）

病例 2　近视合并视网膜裂孔的激光治疗

❖ 病例介绍 ❖

【简要病史】

患者女性,42 岁,左眼"眼前闪光"1 个月余。

既往双眼屈光不正,右眼 –5.00DS,左眼近视 –6.00DS/–1.00DS×180。

【眼科检查】

视力:右眼 0.1,左眼 0.1。最佳矫正视力:右眼 1.0,左眼 0.8。眼压:右眼 19mmHg,左眼 21mmHg;眼前节检查正常,左眼视盘周萎缩,周边广泛脱色素,颞侧周边视网膜裂孔(图 3-2-1-3)。

【临床诊断】

左眼视网膜裂孔(retinal tear)

左眼病理性近视眼底

双眼屈光不正

【处理】

左眼视网膜裂孔激光光凝治疗。

视网膜裂孔周围正常视网膜上进行激光光凝。方法:波长首选绿色、黄色波长激光,其次选择红色波长激光。激光参数设置:光斑直径 300~500μm,曝光时间 0.2~0.4 秒,Ⅲ级光斑反应。光凝范围:视网膜裂孔周围正常视网膜光凝 2~3 排,Ⅲ级光斑反应为有效光斑(图 3-2-1-4)。

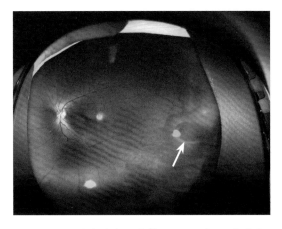

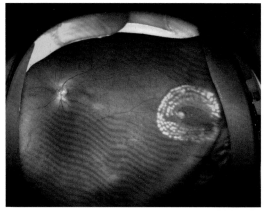

图3-2-1-3　广角彩色眼底像显示左眼视网膜裂孔,左眼视盘周萎缩,周边广泛脱色素,颞侧周边视网膜裂孔(箭头所示)

图3-2-1-4　广角彩色眼底像显示治疗后左眼视网膜裂孔激光治疗,左眼颞侧周边视网膜裂孔周围激光光凝治疗,2~3 排激光光斑包绕裂孔

❀ **病例解析** ❀

1. 诊断依据

(1) 双眼屈光不正,左眼 –6.00DS/–1.00DC×180。

(2) 左眼病理性近视眼底。

(3) 左眼眼底颞下周边视网膜裂孔,其前玻璃体内可见牵拉盖膜。

2. 原因分析　病理性近视眼中多存在周边视网膜格状变性、玻璃体变性和不完全后脱离,在玻璃体后脱离牵引下形成视网膜裂孔。

3. 视网膜裂孔激光治疗原则

(1) 病理性近视眼中,一旦发生视网膜裂孔,变性、液化的玻璃体易由裂孔进入视网膜下,会很快形成孔源性视网膜脱离。因此,对病理性近视眼中出现的视网膜裂孔应尽早进行眼底激光光凝治疗。

(2) 治疗中注意事项:关于激光波长选择及参数设定,注意事项与视网膜格状变性的治疗相同。此外,视网膜裂孔在激光治疗的方式上需注意,激光光凝斑包绕视网膜裂孔 2~3 排,每 2 个光斑相连但不融合,达到Ⅲ级光斑反应(图 3-2-1-5);治疗后 2~3 周复诊,光斑出现色素反应为有效光斑(图 3-2-1-6)。

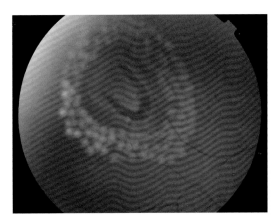 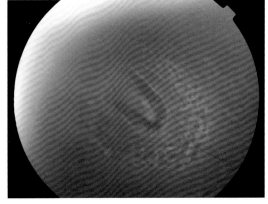

图 3-2-1-5　眼底彩色照相显示视网膜裂孔激光治疗。右眼颞上周边"马蹄形"视网膜裂孔激光光凝治疗,3 排激光光斑包绕裂孔,Ⅲ级光斑反应

图 3-2-1-6　眼底彩色照相显示视网膜裂孔激光治疗后。右眼颞上周边"马蹄形"视网膜裂孔激光光凝治疗后 1 个月复诊,3 排激光光斑,色素反应良好

4. 防范策略

• 病理性近视眼中,各种形态的视网膜裂孔均是视网膜脱离的危险因素。

• 对病理性近视的视网膜裂孔,无论是否屈光手术治疗,均应首先、尽快进行眼底激光治疗封闭视网膜裂孔,防止孔源性视网膜脱离。

(史雪辉)

病例 3　近视合并局限性视网膜脱离的眼底激光治疗二例

⊱⊰ 病例介绍（患者 1）⊱⊰

【简要病史】

患者男性，19 岁，角膜屈光手术前检查发现"右眼视网膜脱离"1 天。既往双眼屈光不正，右眼 –8.00DS。

【眼科检查】

视力：右眼 0.06，最佳矫正视力 1.0；眼压：右眼 24mmHg，左眼 20mmHg；眼前节检查正常，右眼视盘周萎缩，豹纹状眼底，上方及颞上周边视网膜裂孔，裂孔周少量色素沉着；颞上至鼻上周边视网膜浅脱离，脱离区部分已经自行复位（9 点方位）（图 3-2-1-7）。

【临床诊断】

右眼孔源性视网膜脱离（rhegmatogenous retinal detachment）

右眼病理性近视眼底

【处理】

右眼孔源性视网膜脱离激光凝治疗。

右眼视网膜脱离区外眼底激光光凝。方法：波长首选绿色、黄色波长激光，其次选择红色波长激光。激光参数设置：光斑直径 300~500μm，曝光时间 0.2~0.4 秒，Ⅲ级光斑反应。光凝范围：光凝斑包绕视网膜脱离区，在脱离区外正常视网膜光斑 3~4 排，Ⅲ级光斑反应（图 3-2-1-8）。

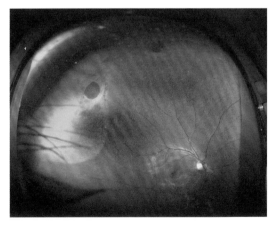 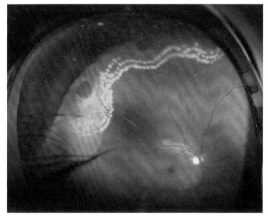

图 3-2-1-7　广角彩色眼底像显示右眼局限性孔源性视网膜脱离。右眼视盘周萎缩，豹纹状眼底；上方及颞上周边视网膜裂孔，裂孔周少量色素沉着；颞上至鼻上周边视网膜浅脱离，脱离区部分已经自行复位（9 点方位）

图 3-2-1-8　广角彩色眼底像显示右眼孔源性视网膜脱离激光治疗。右眼孔源性视网膜脱离激光治疗，在脱离区外正常视网膜光凝 3~4 排，Ⅲ级光斑反应；9 点周边部视网膜脱离自行复位区域光斑反应较淡

⊱⊰ 病例介绍（患者 2）⊱⊰

【简要病史】

患者女性，22 岁，角膜屈光手术前检查发现"右眼视网膜脱离"。

既往双眼屈光不正,右眼 –8.00DS。

【眼科检查】

右眼视力:0.06,最佳矫正视力 1.0;眼压:右眼 24mmHg,左眼 20mmHg;右眼前节检查正常,眼底视盘周萎缩,豹纹状眼底;颞上周边视网膜圆形裂孔,裂孔前玻璃体内白色"盖膜";颞上视网膜浅脱离(图 3-2-1-9)。

【临床诊断】

右眼孔源性视网膜脱离

右眼病理性近视眼底

【处理】

右眼孔源性视网膜脱离激光治疗。

右眼视网膜脱离区外眼底激光治疗。方法:波长首选绿色、黄色波长激光,其次选择红色波长激光。激光参数设置:光斑直径 300~500μm,曝光时间 0.2~0.4 秒,Ⅲ级光斑反应。光凝范围:光凝斑包绕视网膜脱离区,在脱离区外正常视网膜光斑 3~4 排,Ⅲ级光斑反应。复诊,治疗后 3~4 周可见明显的光斑色素反应,为有效光斑反应(图 3-2-1-10)。

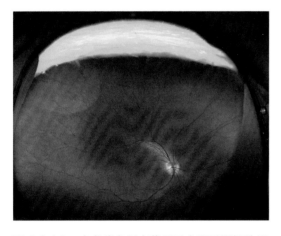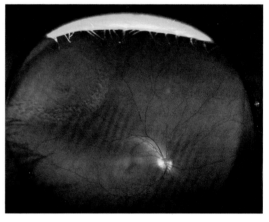

图 3-2-1-9　广角彩色眼底像显示右眼局限性孔源性视网膜脱离。右眼视盘周萎缩,豹纹状眼底;颞上周边视网膜圆形裂孔,裂孔前玻璃体内白色"盖膜";颞上视网膜浅脱离

图 3-2-1-10　广角彩色眼底像显示右眼孔源性视网膜脱离激光治疗后。右眼孔源性视网膜脱离激光治疗后 3 个月,在视网膜脱离区外 3~4 排激光光斑,光斑两两相连,色素反应好

※→ 病例解析 ←※

1. 诊断依据

(1) 患者高度近视。

(2) 病理性近视眼底。

(3) 周边视网膜裂孔(可有多发性视网膜裂孔),及视网膜脱离。

2. 原因分析　病理性近视眼多伴有玻璃体液化、混浊、后脱离,一旦合并视网膜裂孔,特别是受玻璃体后脱离牵拉的视网膜裂孔,液化的玻璃体进入视网膜下,形成视网膜脱离。

3. 孔源性视网膜脱离激光治疗原则[1-3]

(1) 对于周边局限性孔源性视网膜脱离,特别是脱离较浅时,及时的眼底激光治疗有助于限制脱离范围的扩大,部分患者视网膜脱离复位,可避免手术治疗。对视网膜脱离已经累及上、下血管弓内的病例,建议手术治疗。

（2）治疗中注意事项：关于波长的选择及参数设定,原理、要求及注意事项与视网膜格状变性和裂孔的治疗相同。此外需要注意的是,眼底激光治疗的光斑包绕视网膜脱离区 3~4 排,每 2 个光斑相连而不融合,强度达到Ⅲ级光斑反应;治疗后要求患者适当减少震动性活动,防止视网膜脱离范围扩大,并利于激光斑形成有效的视网膜 - 脉络膜间粘连;治疗后 2~3 周复诊,观察光斑的色素反应。

4. 防范策略 在病理性近视眼底,周边局限性视网膜脱离常常同视网膜格状变性一样,不引起患者明显的自觉不适,很多患者是在常规的眼底检查或屈光术前检查中发现了眼底病变。对发生在周边的局限性孔源性视网膜脱离,可以采用眼底激光治疗,防止视网膜脱离范围扩大。

（史雪辉）

参考文献

1. 文峰,易长贤. 临床眼底病（内科卷）. 北京：人民卫生出版社,2015
2. 张成芬. 眼底病学. 第 2 版. 北京：人民卫生出版社,2010
3. 魏文斌,史雪辉. 同仁眼底激光治疗手册. 北京：人民卫生出版社,2014

病例 4 病理性近视合并脉络膜新生血管的抗 VEGF 治疗

病例介绍

【简要病史】

患者女性,40 岁,左眼视物变形、视力下降 2 个月就诊。

既往双眼屈光不正,右眼近视 –4.00DS,左眼 –7.00DS。

【眼科检查】

视力：右眼 0.1,左眼 0.08,最佳矫正视力：右眼 1.0,左眼 0.3。眼压：右眼 18mmHg,左眼 13mmHg;眼前节检查正常。眼底检查左眼脉络膜新生血管,左眼豹纹状眼底,视盘颞侧近视弧,黄斑中部偏下可见 0.5PD 灰黄色隆起病灶（CNV）,并有小片出血（图 3-2-1-11）;FFA 检查见图 3-2-1-12;OCT 检查左眼脉络膜新生血管,左眼黄斑中心凹下型CNV,伴出血、神经上皮水肿（图 3-2-1-13）。

【临床诊断】

左眼脉络膜新生血管（choroidal neovas-

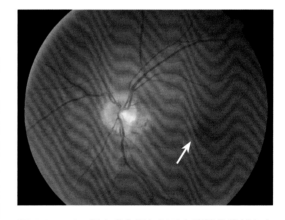

图 3-2-1-11 眼底彩色照相显示左眼脉络膜新生血管,左眼豹纹状眼底,视盘颞侧近视弧,黄斑中部偏下可见 0.5PD 灰黄色隆起病灶（CNV）,并有小片出血（箭头所示）

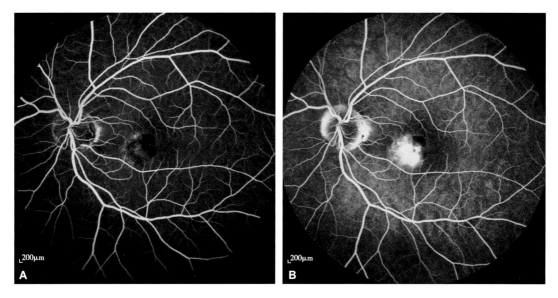

图 3-2-1-12　FFA 检查

A. 静脉期显示左眼脉络膜新生血管,左眼黄斑中部出血性荧光遮蔽。视盘颞侧近视弧弱荧光,黄斑中心偏鼻侧 CNV 为斑片状强荧光病灶　B. 晚期显示左眼脉络膜新生血管,左眼黄斑中部出血性荧光遮蔽。视盘盘缘荧光着染,黄斑 CNV 病灶荧光渗漏

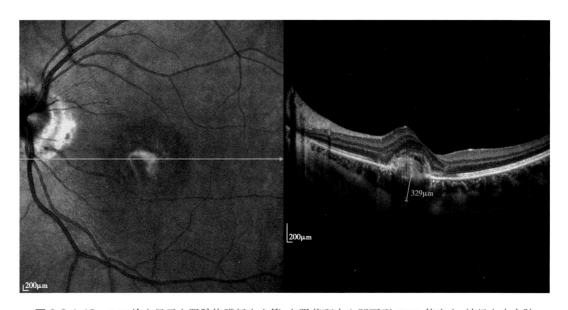

图 3-2-1-13　OCT 检查显示左眼脉络膜新生血管,左眼黄斑中心凹下型 CNV,伴出血、神经上皮水肿

cularization,CNV)

　　左眼病理性近视眼底

【处理】

左眼玻璃体注射抗 VEGF 药物(雷珠单抗)

治疗后每月复诊。

2 个月后最佳矫正视力 0.3,黄斑 CNV 瘢痕,出血吸收,水肿消退(图 3-2-1-14,图 3-2-1-15)。

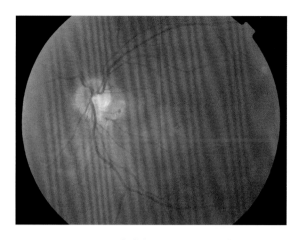

图 3-2-1-14　眼底彩色照相显示左眼黄斑瘢痕

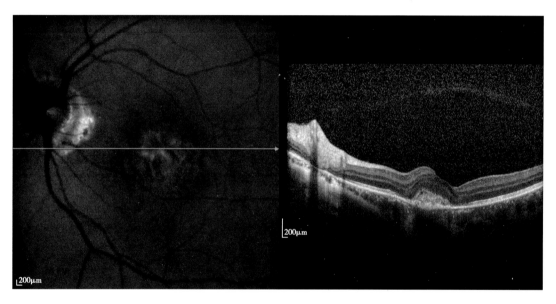

图 3-2-1-15　OCT 检查显示左眼黄斑瘢痕,左眼 CNV 瘢痕,形成致密高反射病灶;黄斑出血吸收,神经上皮水肿消退

※ 病例解析 ※

1. 诊断依据

(1) 高度近视。

(2) 病理性近视眼底。

(3) 黄斑部脉络膜新生血管(CNV)。

2. 原因分析　随着病理性近视眼轴的拉长,黄斑萎缩、RPE-Bruch 膜破裂,继发形成脉络膜新生血管。

3. 病理性近视 CNV 的治疗原则[1~3]

(1) CNV 是病理性近视常见的并发症,多位于黄斑中部,继发黄斑出血、水肿,预后黄斑瘢痕形成,引起患者视物变形、视力下降,导致视功能不可逆性损伤。对 CNV 尽早治疗,有利于减小黄斑瘢痕形成,挽留中心视力。

(2)治疗中注意事项:病理性近视 CNV 引发黄斑出血,在口服药物促进出血吸收的同时,需针对 CNV 进行根本性治疗。目前,对 CNV,特别是黄斑中心凹下及中心凹旁 CNV 首选抗新生血管药物治疗,如玻璃体腔内注射血管内皮生长因子抑制剂(抗 VEGF 药物,如雷珠单抗等),抑制 CNV 并促进 CNV 萎缩;而对于中心凹外 CNV,可以进行眼底激光治疗,通过激光的热效应使 CNV 闭塞和萎缩。该病例为黄斑中心凹下型 CNV,治疗首选抗 VEGF,治疗后 CNV 得到有效抑制,并逐渐纤维化形成黄斑瘢痕。

4. 防范策略

• 对于病理性近视 CNV,目前无有效的预防措施。

• 防止病理性近视的发生,防止眼轴和屈光度的增长,有利于降低病理性近视 CNV 的发生。

(史雪辉)

参考文献

1. Cheung MG,Arnold JJ,Holz FG,et al. Myopic choroidal neovascularization:review,guidance,and consensus statement on management. Ophthalmology,2017,124(11):1690-1711

2. Wong TY,Ohno-Matsui K,Leveziel N,et al. Myopic choroidal neovascularisation:current concepts and update on clinical management. Br J Ophthalmol,2015,99(3):289-296

3. Wu TT,Kung YH. Five-year outcomes of intravitreal injection of ranibizumab for the treatment of myopic choroidal neovascularization.Retina,2017,37(11):2056-2061

病例 5　近视合并孔源性视网膜脱离的手术治疗三例

病例介绍(患者 1)

【简要病史】

患者女性,27 岁,右眼下方视物遮挡 2 周。

既往"近视",屈光度数不清,未矫正治疗。

【眼科检查】

视力:右眼 0.3,显然验光:-3.25DS=1.0;眼压:右眼 16mmHg,左眼 19mmHg;右眼前节检查正常,眼底上方视网膜脱离,2 点方位周边视网膜裂孔(图 3-2-1-16)。

【临床诊断】

右眼孔源性视网膜脱离

右眼屈光不正

【处理】

右眼孔源性视网膜脱离手术治疗(巩膜外加压、冷凝、视网膜下液释放术)

手术后上方脱离的视网膜复位,鼻上视网膜裂孔贴附于巩膜外加压嵴上,裂孔周视网膜脱色素及色素沉着(图 3-2-1-17)。

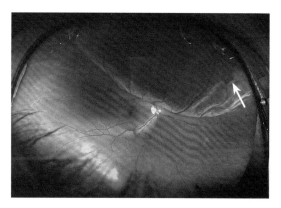 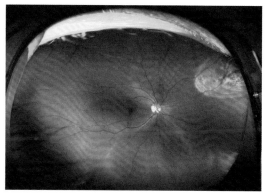

图 3-2-1-16　广角彩色眼底像显示右眼孔源性视网膜脱离。右眼上方视网膜脱离，2 点方位周边视网膜裂孔（箭头所示）

图 3-2-1-17　广角彩色眼底像显示右眼孔源性视网膜脱离手术后。右眼术后 1 个月，视网膜复位。鼻上周边弧形黄白色局部隆起为巩膜外加压嵴，视网膜裂孔贴附于加压嵴上，裂孔周视网膜脱色素及色素沉着

病例介绍（患者 2）

【简要病史】

患者男性，42 岁，发现右眼眼前暗影 2~3 周。

既往双眼屈光不正，右眼 −13.00DS。

【眼科检查】

视力：右眼 0.04，矫正视力 0.3；眼压：右眼 11mmHg，左眼 17mmHg；右眼前节检查正常，眼底视盘周萎缩，豹纹状眼底；下半视网膜脱离，4 点及 6 点周边视网膜裂孔（图 3-2-1-18）。

【临床诊断】

右眼孔源性视网膜脱离

右眼病理性近视眼底

【处理】

右眼孔源性视网膜脱离手术治疗（巩膜外环扎、外加压、冷凝、视网膜下液释放术）。

术后视网膜复位，视网膜裂孔贴附于外加压带上（图 3-2-1-19）。

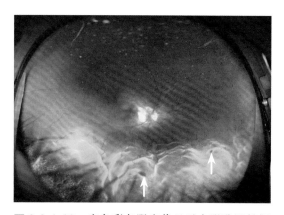 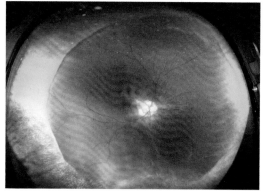

图 3-2-1-18　广角彩色眼底像显示右眼孔源性视网膜脱离。右眼视盘周萎缩，豹纹状眼底；下半视网膜脱离，4 点及 6 点周边视网膜裂孔（箭头所示）

图 3-2-1-19　广角彩色眼底像显示右眼孔源性视网膜脱离手术后。右眼手术后 1 个月，视网膜复位。周边环扎嵴隆起，下方外加压至中周，视网膜裂孔贴附于外加压带上

⟡ 病例介绍（患者 3） ⟡

【简要病史】

患者男性,47 岁,俯卧撑运动时突然发生右眼视物遮挡 12 天。

既往双眼屈光不正,右眼 −4.00DS 伴散光（度数不详）。

【眼科检查】

视力:右眼 0.06,矫正视力 0.6;眼压:右眼 24mmHg,左眼 20mmHg;右眼眼前节检查正常,眼底视盘周近视弧,豹纹状眼底,上半视网膜脱离累及黄斑,鼻上中周部视网膜裂孔,颞侧及颞下周边多片视网膜格状变性区（图 3-2-1-20）。

【临床诊断】

右眼孔源性视网膜脱离

右眼屈光不正

【处理】

右眼孔源性视网膜脱离手术治疗（玻璃体切除、眼内光凝、硅油充填术）

右眼术后视网膜复位,鼻上周边视网膜裂孔平复,裂孔周视网膜色素沉着（图 3-2-1-21）

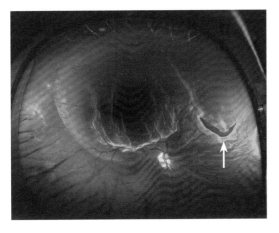
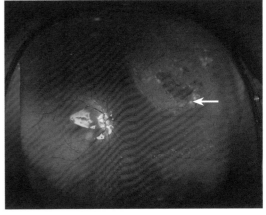

图 3-2-1-20　广角彩色眼底像显示右眼孔源性视网膜脱离。右眼视盘周近视弧,豹纹状眼底;上半视网膜脱离累及黄斑,鼻上中周部视网膜裂孔,颞侧及颞下周边多片视网膜格状变性区（箭头所示）

图 3-2-1-21　广角彩色眼底像显示右眼孔源性视网膜脱离激光治疗后。右眼术后 1 个月,视网膜复位,鼻上视网膜裂孔平复,裂孔周视网膜色素沉着（箭头所示）

⟡ 病例解析 ⟡

1. 诊断依据

（1）屈光不正。

（2）病理性近视眼底。

（3）视网膜脱离区内视网膜裂孔。

2. 原因分析　病理性近视眼中,玻璃体液化、混浊、后脱离时,如牵拉视网膜的部位合并有萎缩性裂孔,或是玻璃体后脱离牵拉形成了视网膜撕裂孔,液化的玻璃体进入视网膜下,均会形成孔源性视网膜脱离。

3. 孔源性视网膜脱离手术治疗原则[1,2]

（1）对于孔源性视网膜脱离，特别是邻近黄斑或已经累及黄斑者，应尽快手术治疗，封闭视网膜裂孔，使视网膜复位，以减少并发症，尽可能保留或挽救患者中心视力。

（2）治疗中注意事项：孔源性视网膜脱离的手术方式有多种，如巩膜外加压术、环扎术、玻璃体切除术等。手术治疗的目的是封闭视网膜裂孔，复位脱离的视网膜，以保留视功能，防止更为严重的并发症。手术应根据视网膜脱离时间、视网膜裂孔位置、数目及分布、是否伴有玻璃体视网膜增殖等并发症综合考虑，选择合适术式。

4. 防范策略

● 屈光手术前必须详细检查患者眼底。

● 对合并玻璃体后脱离牵拉视网膜、视网膜格状变性、视网膜裂孔等危险因素的患者，或已经发生了局限性视网膜脱离的患者，要及时进行预防性激光治疗，以有效防止孔源性视网膜脱离的发生或脱离区扩大。

● 一旦发现大范围的视网膜脱离，或视网膜脱离累及上、下血管弓，特别是即将累及或已经累及黄斑的患者，需尽早手术治疗。

（史雪辉）

参考文献

1. 魏文斌 . 玻璃体视网膜手术并发症 . 第 2 版 . 北京：人民军医出版社，2015
2. 魏文斌 . 同仁玻璃体视网膜手术手册 . 第 2 版 . 北京：人民卫生出版社，2014

病例 6 近视合并黄斑裂孔、黄斑裂孔视网膜脱离的手术治疗

病例介绍

【简要病史】

患者女性，54 岁，左眼视物模糊 30 余年，眼前黑影、视物不清加重 1 个月余。

既往"高度近视"，屈光度数不清，从未戴眼镜矫正。

【眼科检查】

视力：右眼 0.08，−16.00DS=0.2 左眼 0.02，矫正无提高；眼压：右眼 15mmHg，左眼 9mmHg；左眼角膜透明，晶状体皮质混浊，眼底视盘周视网膜脉络膜萎缩，黄斑裂孔，视网膜脱离（图 3-2-1-22）。

【临床诊断】

左眼黄斑裂孔（macular hole）视网膜脱离

左眼病理性近视眼底

左眼并发性白内障

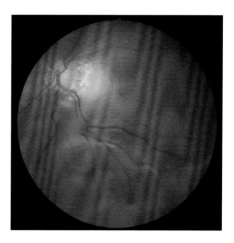

图 3-2-1-22 眼底彩色照相显示左眼黄斑裂孔视网膜脱离。左眼视盘周视网膜脉络膜萎缩，黄斑裂孔，视网膜脱离

【处理】

左眼黄斑裂孔视网膜脱离手术治疗（玻璃体切除、内界膜剥除、硅油充填术）

术后视网膜复位，黄斑裂孔闭合形成瘢痕（图 3-2-1-23）。

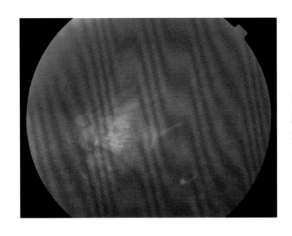

图 3-2-1-23　眼底彩色照相显示左眼黄斑裂孔视网膜脱离手术后。左眼硅油取出术后 1 个月，视网膜复位，黄斑裂孔闭合，黄斑瘢痕形成

病例解析

1. 诊断依据

（1）高度近视。

（2）病理性近视眼底。

（3）黄斑裂孔，视网膜脱离。

2. 原因分析　正常的生理状态下，黄斑部视网膜和玻璃体粘连紧密。病理性近视眼中，在眼轴进行性伸展拉长、脉络膜视网膜萎缩变薄、黄斑区萎缩变薄、玻璃体视网膜界面发生异常，以及玻璃体后脱离牵拉等多种因素的作用下，可发生玻璃体 - 黄斑牵引、形成黄斑裂孔，并进一步引发视网膜脱离。

3. 黄斑裂孔视网膜脱离手术治疗原则[1-3]

（1）对于黄斑裂孔视网膜脱离，手术不能明显改善视力。手术治疗的目的是使视网膜复位，减少并发症，防止眼球萎缩。

（2）治疗中注意事项：手术中需要彻底解除玻璃体 - 黄斑牵引，以眼内惰性气体或硅油充填以使黄斑裂孔及视网膜复位。术后部分患者黄斑裂孔闭合，视力稳定。

4. 防范策略

• 对屈光手术前合并黄斑病变的患者，不建议进行屈光手术。

• 对已经发生黄斑裂孔及黄斑裂孔视网膜脱离的患者，建议转眼底专科会诊，以决定是否玻璃体视网膜手术治疗。高度近视眼底，特别是病理性近视眼底，常伴发不同种类、不同程度、不同范围的眼底改变，屈光手术前进行全面、细致的眼底检查，有利于评估屈光手术风险及术后视力。

• 一旦发现视网膜格状变性、视网膜裂孔及局限性视网膜脱离等病变，应进行及时、有效的处置，有助于防止屈光手术中发生严重的眼底并发症，保障屈光手术安全进行。

• 对于并发的脉络膜新生血管、孔源性视网膜脱离等，应该暂停屈光手术，首先积极治疗眼底病，以保留患眼视功能。

（史雪辉）

参考文献

1. Ho TC,Ho A,Chen MS. Vitrectomy with a modified temporal inverted limiting membrane flap to reconstruct the foveolar architecture for macular hole retinal detachment in highly myopic eyes. Acta Ophthalmol,2018,96(1): e46-e53

2. Chuang LH,Chen YP,Wang NK,et al. Macular hole repair by vitrectomy and internal limiting membrane peeling in highly myopic eyes. Retina,2014,34(10):2021-2027

3. Gao X,Guo J,Meng X,et al. A meta-analysis of vitrectomy with or without internal limiting membrane peeling for macular hole retinal detachment in the highly myopic eyes. BMC Ophthalmol,2016,16:87

第二节
病理性近视眼底改变图解

病理性近视(pathological myopia,PM),又称变性性近视,是高度近视的一种严重的表现类型,多指在高度近视中,因眼轴增加而导致眼底发生多种退行性病理改变的患眼。病理性近视亦可偶见于非高度近视眼中,也是目前主要的致盲性眼病之一。

在病理性近视,由于眼球后段持续过度发育,后部巩膜伸展、变薄,眼轴逐渐延长,导致近视度数不断加深。脉络膜及视网膜随巩膜的伸展而同步被动性伸展,超出顺应能力后可导致脉络膜和视网膜变薄,继而引发一系列脉络膜、视网膜病理性改变。如后巩膜葡萄肿、后极部脉络膜视网膜萎缩变性、黄斑部漆裂纹、黄斑出血等。此外,眼底周边常见视网膜格状变性、视网膜裂孔,并进一步诱发孔源性视网膜脱离。病理性近视眼底有多种影像学检查,不同的眼底表现有不同的影像学特征。本章节简述并图解病理性近视各种眼底表现相关的彩色眼底照相、荧光素眼底血管造影(fundus fluorescein angiography,FFA)、吲哚青绿脉络膜血管造影(indocyanine green angiography, ICGA)及光学相干断层扫描检查(optical coherence tomography,OCT)的影像特征。

一、近视弧

在病理性近视,由于眼轴延伸,超过脉络膜视网膜的顺应伸展极限,视盘周脉络膜和视网膜色素上皮层萎缩,暴露巩膜。萎缩区多位于视盘颞侧,呈新月形,黄白色,称近视弧(conus)。近视弧偶见位于视盘鼻侧,少数病例表现为萎缩区环绕整个视盘,称视盘周围脉络膜视网膜萎缩(circum papillary choroiretinal atrophy)(图 3-2-2-1~图 3-2-2-4)。

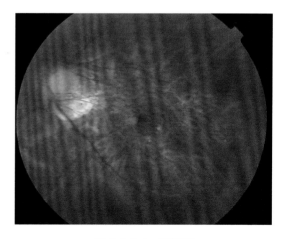

图 3-2-2-1 近视弧
眼底彩色照相显示病理性近视眼底,视盘颞侧视网膜脉络膜黄白色弧形萎缩,形成近视弧

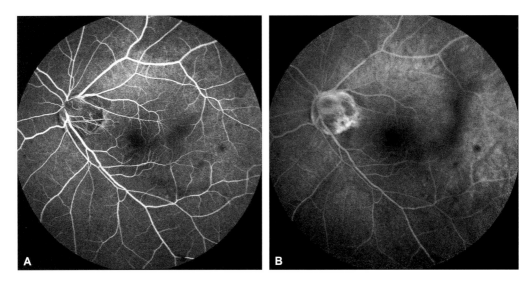

图 3-2-2-2　近视弧 FFA 检查

A.静脉期视盘颞侧弧形弱荧光　B.晚期近视弧内暴露的巩膜荧光着染,萎缩区边缘荧光着染明显

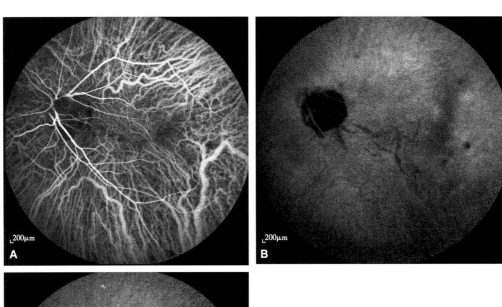

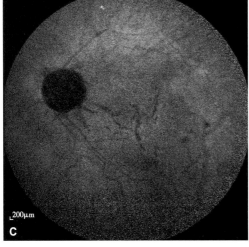

图 3-2-2-3　近视弧 ICGA 检查

A.早期视盘颞侧弧形弱荧光　B.中期视盘颞侧弧形弱荧光,黄斑区多发"漆裂纹"弱荧光 C.晚期视盘颞侧近视弧持续弱荧光,晚期黄斑部条纹状弱荧光提示视网膜色素上皮层(RPE)及脉络膜毛细血管萎缩

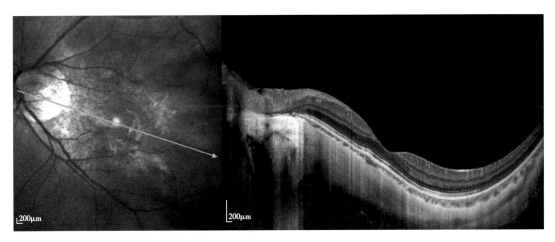

图 3-2-2-4 近视弧 OCT 检查

显示近视弧区域视网膜神经上皮外层、RPE 和脉络膜毛细血管层萎缩，巩膜光反射增强

二、豹纹状眼底

高度近视眼轴不断增长，导致视网膜色素上皮层萎缩，脉络膜毛细血管层及中血管层萎缩，暴露出走行清晰的橘红色脉络膜大血管，看似"豹纹"，称豹纹状眼底（tigroid fundus）（图 3-2-2-5~ 图 3-2-2-8）。

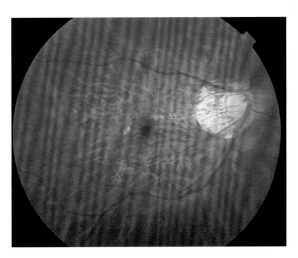

图 3-2-2-5 豹纹状眼底

眼底彩色照相显示右眼 RPE 广泛萎缩，暴露脉络膜大
血管呈"豹纹状"，同时可见视盘颞侧近视弧

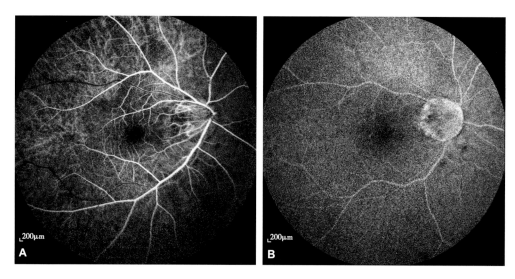

图 3-2-2-6 豹纹状眼底 FFA 检查
A. 静脉期早期可见脉络膜粗大血管　B. 晚期眼底背景荧光弥漫增强,脉络膜血管淹没

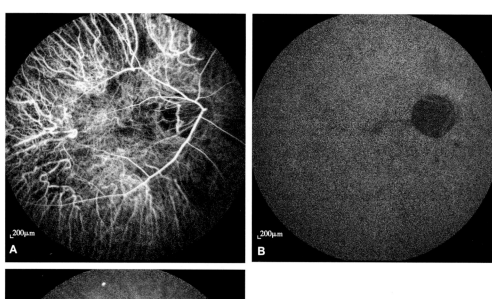

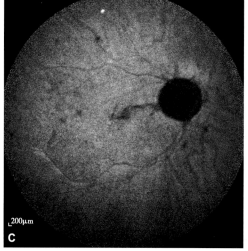

图 3-2-2-7 豹纹状眼底 ICGA 检查
A. 早期显示脉络膜大血管清晰显影,呈强荧光
B. 中期吲哚青绿渗漏,眼底弥漫强荧光　C. 查晚期显示脉络膜大血管内吲哚青绿荧光退行,可见脉络膜血管影

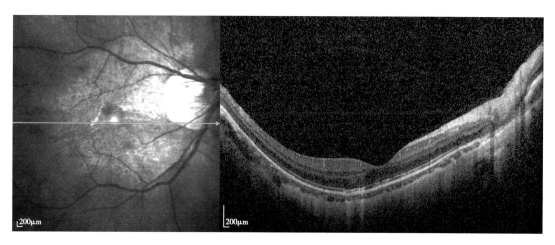

图 3-2-2-8　豹纹状眼底 OCT 检查

显示豹纹状眼底改变的区域范围内，RPE 和脉络膜毛细血管层萎缩

三、后巩膜葡萄肿

由于眼轴持续增长，后极部巩膜局限性扩张、变薄，形成后巩膜葡萄肿（posterior staphyloma）。眼底表现为后极部火山口状局限性凹陷，多发于黄斑区，凹陷区边缘为斜坡状，凹陷区环形边缘的视网膜色素紊乱。巩膜后葡萄肿凹陷区底部多有脉络膜视网膜萎缩，亦可伴有黄斑劈裂，或视网膜神经上皮脱离（图 3-2-2-9，图 3-2-2-10）。

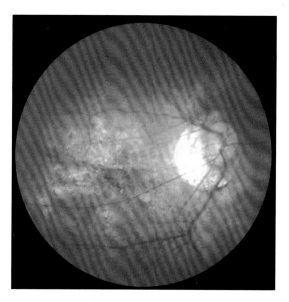

图 3-2-2-9　后巩膜葡萄肿

彩色眼底照相显示上下血管弓间后巩膜葡萄肿区域
因后凹，成像欠清晰，区域内脉络膜视网膜黄白色萎
缩；视盘颞侧近视弧，葡萄肿外眼底呈豹纹状

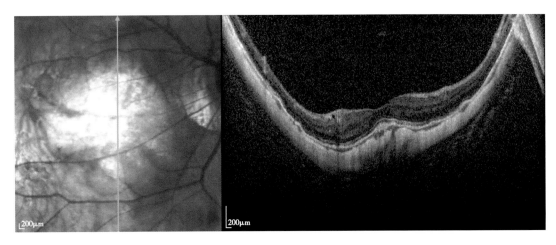

图 3-2-2-10　后巩膜葡萄肿 OCT 检查

显示后巩膜葡萄肿区域内 RPE 和脉络膜毛细血管层萎缩变薄,左图为红外成像,黄斑部 3PD 范围白色区域为后巩膜葡萄肿区域,视网膜、脉络膜、巩膜后凹

四、漆裂纹

高度近视眼球壁扩张,Bruch 膜不能同步伸展而破裂,形成眼底"漆裂纹"(lacquer cracks)样改变。眼底可见,"漆裂纹"多位于黄斑区和视盘周围,呈线条状、分支状或网状,宽窄不一。"漆裂纹"病变的深度层次不同,轻者表面 RPE 萎缩,脉络膜毛细血管层不同程度萎缩,条纹黄白色;重者伴有脉络膜弥漫性萎缩变薄,暴露巩膜时"漆裂纹"呈白色(图 3-2-2-11,图 3-2-2-12)。

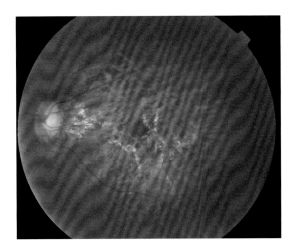

图 3-2-2-11　漆裂纹

眼底彩色照相显示黄斑部多条黄白色条纹,形似"漆裂";多同时可见"豹纹状"眼底和视盘颞侧近视弧

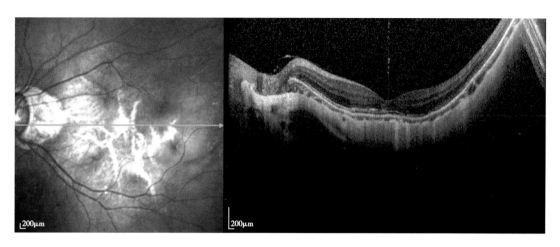

图 3-2-2-12　漆裂纹 OCT 检查
显示漆裂纹处视网膜神经上皮外层及 RPE 层反光带缺失;视盘颞侧近视弧区域 RPE 及脉络膜萎缩

五、脉络膜视网膜萎缩

由于眼球壁扩张,脉络膜视网膜被牵引变薄,在后极部,特别是黄斑区形成局部脉络膜视网膜萎缩(chorioretinal atrophy)病灶。眼底表现为后极部斑片状萎缩,单发或多发,病灶黄色或白色,病灶中暴露脉络膜大血管及巩膜,多伴有广泛的脱色素及色素沉着。随着病变进展,萎缩病灶扩大,多病灶融合,可见视盘周及后极部广泛萎缩(图 3-2-2-13~ 图 3-2-2-17)。

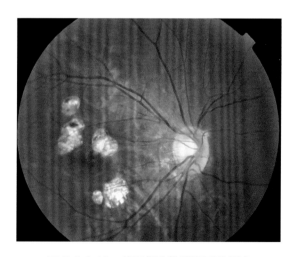

图 3-2-2-13　黄斑部脉络膜视网膜萎缩
眼底彩色照相显示黄斑部多片黄白色视网膜脉络膜萎缩病灶,暴露巩膜,病灶中可见脉络膜大血管,及少量色素;豹纹状眼底

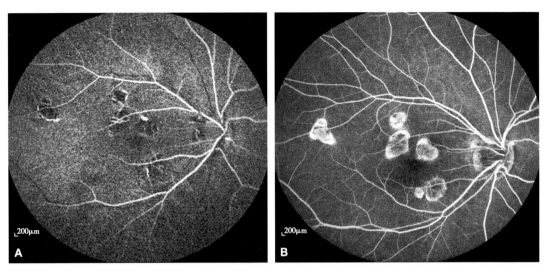

图 3-2-2-14　黄斑部脉络膜视网膜萎缩 FFA 检查
A.动静脉期萎缩区呈片状低荧光,可见粗大脉络膜血管显影　B.晚期萎缩区荧光着染

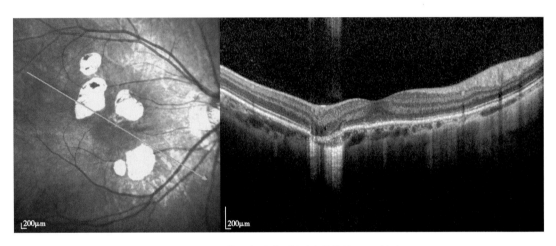

图 3-2-2-15　黄斑部脉络膜视网膜萎缩 OCT 检查
显示黄斑部视网膜脉络膜萎缩区神经上皮及 RPE 萎缩;脉络膜变薄,脉络膜毛细血管层萎缩

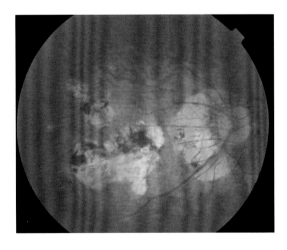

图 3-2-2-16　视盘周及黄斑视网膜脉络膜萎缩
眼底彩色照相显示黄斑部萎缩病灶融合,暴露巩膜,病灶中大量色素沉着;萎缩区外后极部眼底呈"豹纹状"

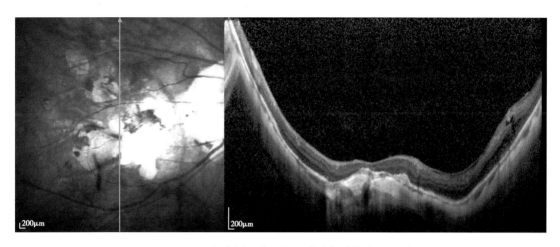

图 3-2-2-17　视盘周及黄斑视网膜脉络膜萎缩 OCT 检查
显示黄斑中部萎缩区神经上皮外层、RPE、脉络膜萎缩,神经上皮内层贴附于巩膜

六、黄斑出血

病理性近视引起的黄斑出血(macular hemorrhage)分为两种类型:①单纯性黄斑出血:在漆裂纹形成过程中,Bruch 膜和脉络膜毛细血管破裂,引起薄而色淡的黄斑出血;②脉络膜新生血管引发的黄斑出血:在 CNV 旁或环绕 CNV 的小片出血,颜色深(图 3-2-2-18~图 3-2-2-20)。

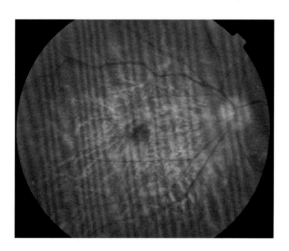

图 3-2-2-18　黄斑出血
眼底彩色照相显示右眼棕红色黄斑出血,豹纹状眼底

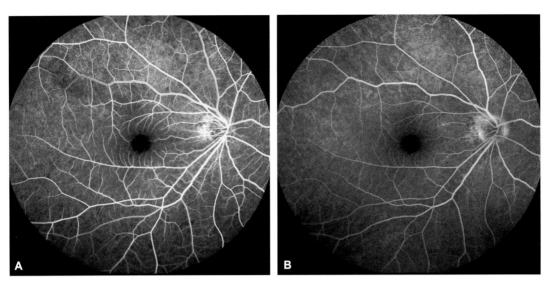

图 3-2-2-19　黄斑出血 FFA 检查
A.静脉期可见黄斑中部出血持续性荧光遮蔽　B.晚期病灶始终弱荧光,不见黄斑拱环结构

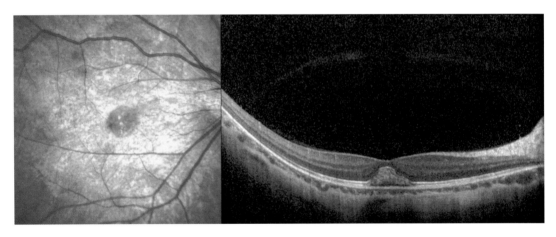

图 3-2-2-20　黄斑出血 OCT 检查
黄斑出血表现为中高反射病灶,边界清晰,RPE 连续,出血表面神经上皮无水肿

七、脉络膜新生血管

病理性近视黄斑部易发生脉络膜新生血管(choroidal neovascularization,CNV)。眼底检查可见,PM 诱发的 CNV 多在黄斑中部漆裂纹处或 RPE-Bruch 膜破裂萎缩处,呈灰白色或棕褐色隆起。由于病理性近视脉络膜毛细血管的萎缩,脉络膜变薄,CNV 形成较小,多 0.5 至 1PD(图 3-2-2-21~图 3-2-2-24),CNV 继发的出血及视网膜神经上皮水肿也相对较轻,后期形成的黄斑瘢痕较小(图 3-2-2-25~图 3-2-2-28)。

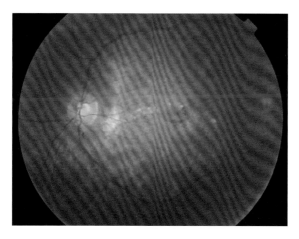

图 3-2-2-21　CNV
眼底彩色照相显示左眼黄斑中部 0.5PD 灰色隆起病灶，
表面小片出血；豹纹状眼底

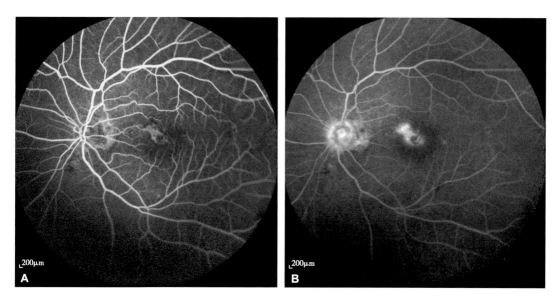

图 3-2-2-22　CNV FFA 检查
A. 早期黄斑中部偏鼻上 0.5×1PD，CNV 病灶呈斑片状强荧光，CNV 病灶中部及病灶周小片出血性荧光遮蔽
B. 晚期显示 CNV 病灶渗漏

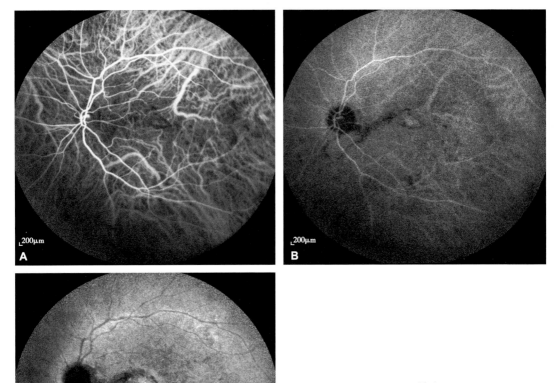

图 3-2-2-23　CNV ICGA 检查
A. 早期黄斑中部 CNV 病灶斑片状强荧光　B、C. 中晚期病灶持续荧光增强

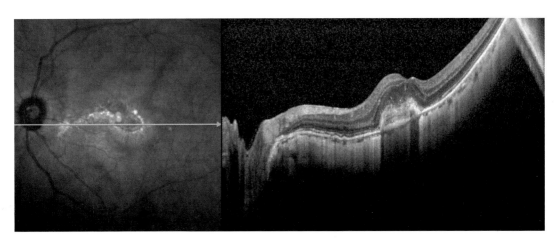

图 3-2-2-24　CNV OCT 检查
显示黄斑中部 CNV 病灶团块状，不均匀中高反射，由 RPE 突入视网膜神经上皮下，表面神经上皮水肿

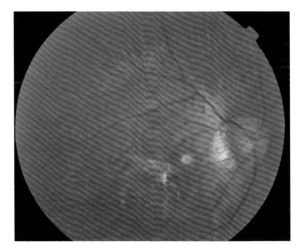

图 3-2-2-25 黄斑瘢痕
眼底彩色照相显示黄斑中心偏颞侧棕褐色瘢痕,中部多
片黄白色萎缩

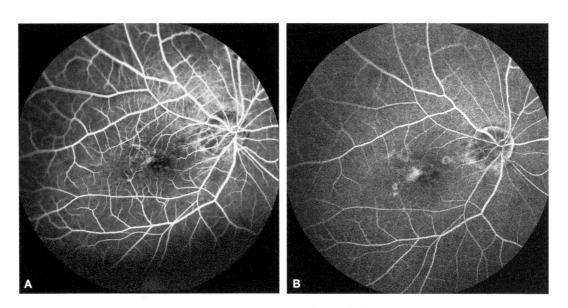

图 3-2-2-26 黄斑瘢痕 FFA 检查
A.静脉期显示黄斑瘢痕及萎缩病灶均呈斑片状弱荧光　B.晚期显示病灶不同程度荧光着染

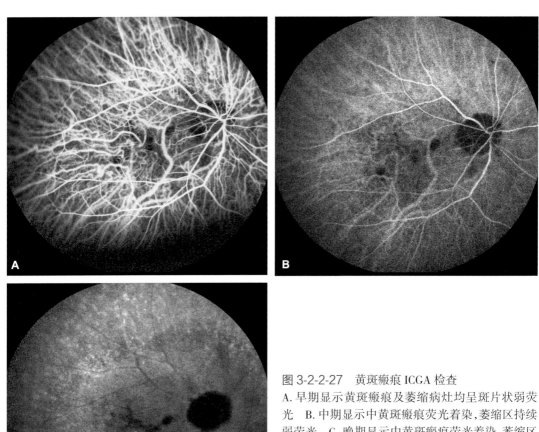

图 3-2-2-27　黄斑瘢痕 ICGA 检查
A. 早期显示黄斑瘢痕及萎缩病灶均呈斑片状弱荧
光　B. 中期显示中黄斑瘢痕荧光着染,萎缩区持续
弱荧光　C. 晚期显示中黄斑瘢痕荧光着染,萎缩区
持续弱荧光

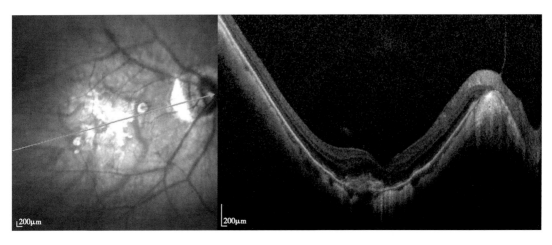

图 3-2-2-28　黄斑瘢痕 OCT 检查
显示黄斑瘢痕呈致密高反射病灶,其旁神经上皮外层及 RPE 萎缩;巩膜后葡萄肿

八、Fuchs 斑

Fuchs 斑（Fuch's spot）是指病理性近视黄斑部圆形或椭圆形的黑色斑片状色素沉着病灶，稍有隆起，小于 1 个视盘直径。Fuchs 斑多位于黄斑部萎缩区，其形成可能与局部反复出血、视网膜色素上皮增生有关（图 3-2-2-29，图 3-2-2-30）。

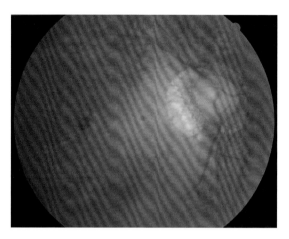

图 3-2-2-29　黄斑 Fuchs 斑
眼底彩色照相显示右眼黄斑中心颞下 1/4PD 色素性病灶，轻度隆起，其旁黄白色脱色素

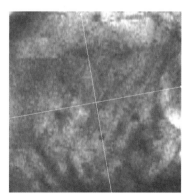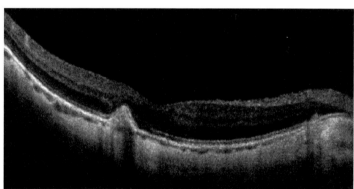

图 3-2-2-30　黄斑 Fuchs 斑 OCT 检查
显示黄斑 Fuchs 斑为右眼黄斑中心凹颞下部位病灶，由 RPE 向神经上皮隆起，呈致密高反射

九、黄斑劈裂

病理性近视眼轴拉长形成对黄斑区视网膜的向后牵引力，而玻璃体与黄斑区视网膜紧密粘连则可对抗这种向后的牵引力，二者缓慢长期作用可形成黄斑劈裂（macular retinoschisis）和黄斑脱离。眼底检查黄斑劈裂征象不明显，OCT 影像具有特征性，表现为黄斑部视网膜神经上皮层间分离（图 3-2-2-31~ 图 3-2-2-33）。

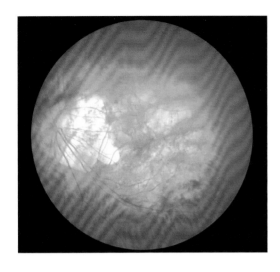

图 3-2-2-31 病理性近视黄斑劈裂
眼底彩色照相显示左眼后巩膜葡萄肿，视盘周及黄斑萎缩及脱色素；黄斑外豹纹状眼底；黄斑劈裂在眼底表现无特征性

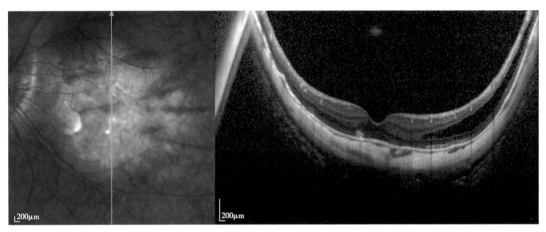

图 3-2-2-32 黄斑劈裂 OCT 检查
显示左眼黄斑中心上方近 1PD 以外区域，视网膜神经上皮层间分离呈低反射条带

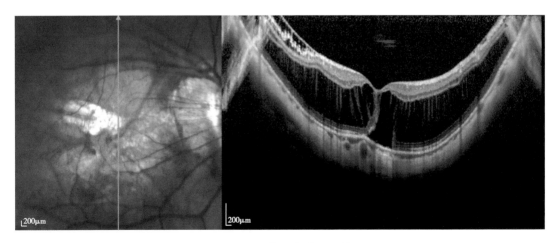

图 3-2-2-33 黄斑劈裂 OCT 检查
显示右眼黄斑部内丛状层至外界膜之间层间分离，呈低反射条带，分离层间由细密纵向丝状高反射组织相连，黄斑中部神经上皮外层萎缩

十、黄斑裂孔与黄斑裂孔视网膜脱离

病理性近视黄斑裂孔与眼轴拉长、玻璃体黄斑牵引、脉络膜萎缩等多种因素有关,可为黄斑板层裂孔及全层裂孔(macular hole),也多伴发黄斑劈裂。黄斑全层裂孔易引发后极部视网膜脱离甚至全视网膜脱离(retinal detachment)(图 3-2-2-34~ 图 3-2-2-37)。

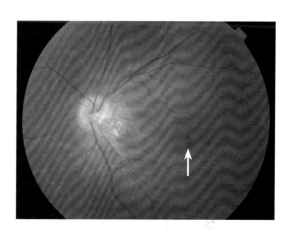

图 3-2-2-34　黄斑裂孔
眼底彩色照相显示左眼黄斑中部 0.5PD 红色病灶,近于圆形,边界清晰(箭头所示)

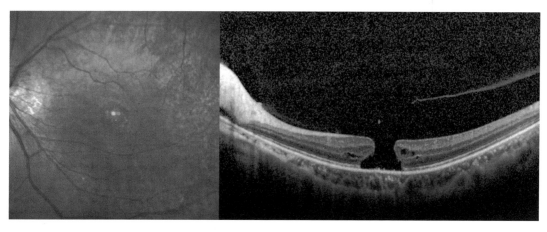

图 3-2-2-35　黄斑裂孔 OCT 检查
显示左眼黄斑中部神经上皮全层缺失

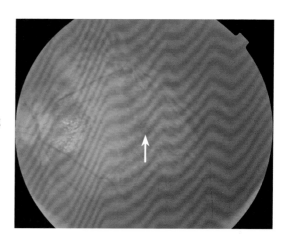

图 3-2-2-36　黄斑板层裂孔
眼底彩色照相显示左眼病理性近视眼底,黄斑中部 1/4PD 淡红色病灶(箭头所示)

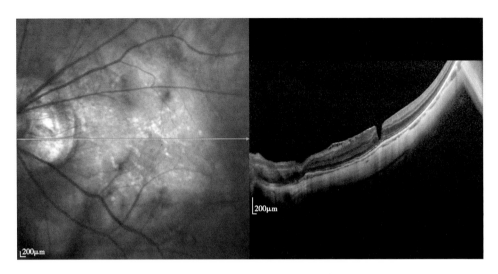

图 3-2-2-37　黄斑板层裂孔 OCT 检查
显示黄斑中部神经上皮内层部分缺失;伴黄斑前膜及神经上皮水肿增厚

十一、视网膜格状变性

周边视网膜变性在近视眼,特别是在高度近视多发,主要包括视网膜格状变性(lattice degeneration)、蜗牛迹样变性、铺路石样变性和非加压变白等。其中,视网膜格状变性易发生视网膜裂孔及视网膜脱离。视网膜格状变性多位于周边眼底,病变为椭圆形或不规则条带形,灰白色或棕灰色。病变区视网膜萎缩变薄,视网膜末梢血管闭塞呈白色格子状或网状线条,并可见灰黑色色素沉着(图 3-2-2-38)。

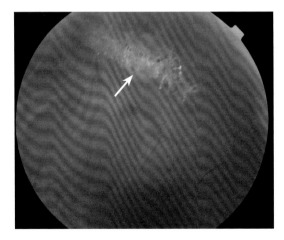

图 3-2-2-38　视网膜格状变性
眼底彩色照相显示左眼颞下周边病灶灰白色病灶,
轻度隆起,边界欠清,病灶中视网膜小血管闭塞呈白
色线条(箭头所示)

十二、视网膜裂孔

视网膜变性区组织变薄、萎缩，容易形成视网膜萎缩性圆孔；视网膜格状变性的边缘与玻璃体皮质紧密粘连，玻璃体后脱离牵拉撕裂视网膜，可形成马蹄形视网膜裂孔，继而孔源性引起视网膜脱离。视网膜裂孔有多种形态：视网膜撕裂孔（retinal tear）、视网膜萎缩孔（retinal hole）、锯齿缘断离（sawtooth break）等（图 3-2-2-39）。

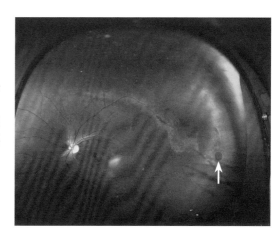

图 3-2-2-39　左眼视网膜裂孔及格状变性眼底全景像
显示视网膜裂孔位于颞侧周边，红色，圆形；颞侧至上方周边视网膜格状变性灰白色，呈弧形条带状，其间可见色素沉着（箭头所示）

十三、孔源性视网膜脱离

在高度近视，玻璃体易发生变性及不全后脱离，牵拉视网膜。视网膜裂孔形成后，液化的玻璃体由视网膜裂孔进入视网膜神经上皮下，导致孔源性视网膜脱离（rhegmatogenous retinal detachment）（图 3-2-2-40）。

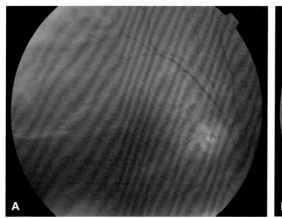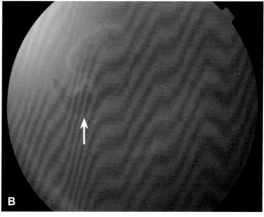

图 3-2-2-40　孔源性视网膜脱离眼底彩色照相
A. 右眼黄斑颞上颞侧至周边视网膜灰白色、波浪起伏样隆起　B. 颞上周边视网膜撕裂形成不规则裂孔（箭头所示）

（史雪辉）

索 引

后　序

　　与本著第一主编张丰菊教授认识已经多年了，我所知她是东北人，虽然外表似南方女性般秀气，但是骨子里却有着东北人的秉性："雷厉风行"，用北京话讲就叫"做事爽快"吧。也正是她的这种做事风格，才使得这本由国内众多知名专家参与编写的《近视矫治相关并发症病例图解与诊疗思维》专著如此高效地出版。

　　一年多前，张教授找到我，说要共同编写一本有关近视眼相关眼病病案分析的专著，而且内容会涉及一些术后并发症，尤其是感染性并发症。说实话，我当时心里还是有一点忐忑的。因为在最近几年中，每当我开始关注角膜屈光矫治及手术后的感染性并发症，多数情况下都会遭遇到职业生涯中的"黑天鹅"，所以，大凡会议请我去做"某某屈光角膜手术后感染"的讲座，或约写此类的稿件，我心里总会有一点小小的"阴影"。

　　记得那是在本世纪初的一个仲夏，在上海举办的第一届国际角膜塑形镜会议上，"不知深浅"的我在会议上报告了11例(12眼)角膜塑形镜相关角膜感染的病例，我的最后一张幻灯片还没有播完，就已经有十几名参会者，其中还包括两名国外与会者，几乎同时从座位上站起来冲到讲台前，向我提出不同意见，与我激烈"讨论"，真正让我在学术交流中第一次感受到"下不来台"的滋味。好在大会主席褚仁远教授解了围，我才得以下台。还有一次，在杭州的一次会议上，我报告了几例LASIK后角膜非结核分枝杆菌感染的病例，之后，刚刚出了会场就恰好碰到一位国内著名的屈光手术专家，他一改平日见面时的客气，当头一句："孙教授，请不要到处讲LASIK术后的感染，我到现在就没有发生一例术后感染"，我还没有回过神来，他已经转身消失在人群中。

　　这次，张丰菊教授组织编写的这本著作是第一次比较集中地将多种近视眼术后及戴角膜接触镜后发生的感染性并发症收录其中，尤其还包括最近几年在国内正普遍开展的全飞秒激光手术后的感染性并发症，这鲜明地反映了张教授科学的职业态度。

　　我们在学术交流、文章以及专著中客观地报告并发症，其目的只有一个，就是希望通过这些病例及其分析,使临床上尽量避免,或减少此类并发症的发生,使各项新的技术能够更好地开展,更安全地服务于病人。

在本著出版之际,再次感谢各位参编者的辛勤付出。

孙旭光

2018 年春于北京